Klangheilung mit Stimmgabeln

John Beaulieu

Klangheilung mit Stimmgabeln

at VERLAG

Die Originalausgabe dieses Buches ist unter dem Titel »Human Tuning« 2010 bei BioSonic Enterprises Ltd., High Falls, New York, erschienen.

Aus dem Amerikanischen übersetzt von Maria Buchwald,
Fachredaktion: Urs Honauer, Polarity Bildungszentrum Schweiz

4. Auflage, 2025

Lektorat: Karin Breyer, Freiburg i. Br.
Fotos: Lars Beaulieu
Druck und Bindearbeiten: Westermann Druck, Zwickau
Printed in Germany

MIX
Papier | Fördert gute Waldnutzung
FSC® C128922

ISBN 978-3-03800-596-4

Für Herstellung und Einfuhr in die EU: AT Verlag AG, Bahnhofstraße 41, 5000 Aarau, Schweiz, info@at-verlag.ch; AT Verlag Deutschland, c/o Liberté Buchservice GmbH, Fruchthof, Gotzinger Straße 52b, 81371 München, Deutschland, info@atverlag.de

www.at-verlag.ch

Der AT Verlag wird vom Bundesamt für Kultur
für die Jahre 2021–2025 unterstützt.

Inhalt

Wie es begann

Wir sind Klang

Stellen Sie sich das gesamte Universum vor – alles, was wir kennen: Autos, Computer, Flugzeuge, Gebäude, Seen, Ozeane, Kontinente, unsere Knochen, unser Fleisch oder unsere Nerven. Alles sind nur Traumbilder, die durch einen unterschwelligen Ton hervorgerufen und erhalten werden. Stellen Sie sich weiter vor, dass alles, was wir tun und denken, ob gut oder schlecht, moralisch oder unmoralisch, nur einen Versuch darstellt, diesen Ton zu suchen und mit ihm zu verschmelzen. Unser Ziel ist es, zur Quelle dieses Brunnens zurückzukehren. Obwohl wir uns mit den Erscheinungen bestimmter Werte identifizieren können, etwa einem Mann oder einer Frau, einem Auto usw., geht es letztlich um die Resonanz, die wir in der Gegenwart der Person oder Sache empfinden. Diese Erfahrung versetzt uns in Schwingung wie eine Stimmgabel und wird zum klangbezogenen Ziel, das unsere innere Reise steuert.

Stellen Sie sich außerdem vor, Sie sind ein Klangwesen, das sich aus vielen Tönen zusammensetzt. Ihre Form, Ihre Bewegungen, Ihre Wünsche und Motivationen entspringen einem inneren Konzert. Alles, was Sie wissen und fühlen, ist Klang. Dieses innere Konzert begleitet Sie überall hin. Wenn Sie tanzen, erzeugen Ihre Körperorgane Klänge, spielen Ihre Muskeln die passenden Töne dazu. Ihre Stimme singt Lobeshymnen, und die Sterne leuchten über Ihnen.

Der schalldichte Raum

Die Entdeckung des »Human Tuning« oder »das Stimmen von Menschen«

Im Jahr 1974 machte ich die Entdeckung, dass Stimmgabeln auch dazu verwendet werden können, das menschliche Nervensystem zu »stimmen«. Damals arbeitete ich dank einem Forschungsstipendium der New York University (NYU) in der psychiatrischen Klinik Bellevue in New York City. Ein ebenfalls dort arbeitender Psychologe wusste, dass ich mich für das Phänomen Klang interessierte. Er erzählte mir von einem schalldichten Raum, der sich im Psychologielabor der Universität befand. Ein schalldichter (reflexionsarmer) Raum ist ein wissenschaftlich akustischer Laborraum mit speziellen Wänden, von denen nahezu kein Schall reflektiert wird. Der Raum stand für komplette Ruhe und Dunkelheit. Ich erklärte mich sofort bereit, das Labor zu besichtigen, denn ich hatte große Lust, den Raum und seine Wirkung kennenzulernen.

Von schalldichten Räumen hatte ich in John Cages Buch »Silence«[1] gelesen. John Cage war ein Komponist aus dem Bereich der Neuen Musik, zudem Philosoph, Schriftsteller und ein Mann auf der Suche nach vollkommener Stille. In seinem Buch »Silence« erzählt er von seinen Erfahrungen, die er in einem schalldichten Raum an der renommierten Harvard University machte. Als er dort in völliger Stille und Dunkelheit saß, hörte er einen hohen und einen tiefen Ton. Nachdem er den Raum verlassen hatte, erklärte ihm der Ingenieur der Kammer, dass der hohe Ton die Reflexion seines Nervensystems und der tiefe Ton jene von seinem Blutkreislauf sei.

Als ich zum ersten Mal in dem schalldichten Raum der New York University saß, hörte ich sofort den hohen Ton meines Nervensystems und den tiefen

1 Neuste deutschsprachige Auflage: Cage, John: *Silence*, übersetzt von Ernst Jandl, Frankfurt 2011

Ton meines Blutkreislaufs. Nach einigen Minuten nahm ich Schluckgeräusche, Magenknurren, Mundbewegungen und Herzschläge wahr; ich hörte, wie Luft in meinen Mund und meine Nase hinein- und hinausströmte, hörte leises Knacken in den Gelenken meiner Wirbelsäule, ja sogar den Klang meiner Augenlider, wenn ich blinzelte. In den beiden darauffolgenden Jahren verbrachte ich mehr als fünfhundert Stunden in dem schalldichten Raum, um den Klängen meines Körpers zu lauschen. Ich experimentierte in dieser Zeit mit verschiedenen Stimmgabeln sowie mit Mantras und nuancierten Tönen und hielt die jeweiligen Wirkungen auf mein Nervensystem schriftlich fest.

Der Klang, für den ich mich am meisten interessierte, war der meines eigenen Nervensystems. Ich registrierte, dass dieser Klang direkt mit unterschiedlichen körperlichen, geistigen und emotionalen Zuständen zusammenhing. War ich beispielsweise ruhig, erzeugte mein Nervensystem einen tiefen, gleichmäßigen, leisen Ton. Eines Tages, nach einem Streit mit einem U-Bahn-Angestellten, stellte ich beim Sitzen im schalldichten Raum fest, dass der Klang meines Nervensystems höher und lauter als sonst, ja geradezu kreischend war.

Nachdem ich mehr als fünfhundert Stunden lang mein Nervensystem erforscht und in seine Klangqualität hineingehorcht hatte, erkannte ich plötzlich, dass es wie ein Musikinstrument gestimmt werden konnte. Ich ging in ein Musikgeschäft in Greenwich Village und kaufte C- und A-Stimmgabeln, die einzigen, die damals erhältlich waren. Danach, wieder im schalldichten Raum, richtete ich mich wieder am Klang meines Nervensystems aus. Nun klopfte ich mit den Stimmgabeln an meine Knie und hielt die Klangträger anschließend an meine Ohren. Die beiden Klänge verschmolzen sofort zu einem gemeinsamen »Puls«. Gleichzeitig stellte ich zwei sehr ausgeprägte und eindeutig zusammenhängende Veränderungen fest. Ich hörte, wie der Klang meines Nervensystems sich änderte und sich dem Klang der Stimmgabeln anpasste. Dann fiel mir auf, dass ich meinen Körper jetzt anders als sonst wahrnahm und sich die Haltung veränderte. Ich spürte ganz deutlich, dass mein Körper und der Klang meines Nervensystems eins geworden waren.

Mir wurde klar, dass ich noch weitere Stimmgabeln benötigte. Doch zu jener Zeit waren sie nicht so ohne Weiteres erhältlich.

Eines Tages war ich mit dem Auto auf dem Weg zu einer Konferenz im Norden New Yorks, als ein Polizist mich wegen Geschwindigkeitsüberschreitung stoppte. Er sah die beiden Stimmgabeln auf dem Nebensitz und fragte mich: »Wofür sind die?« Ich antwortete ein wenig irritiert, ich sei Therapeut in der psychiatrischen Klinik Bellevue und forschte an der NYU über das Phänomen »Klang und Nervensystem«. Vermutlich schrillte mein Nervensystem in diesem Augenblick sehr laut ... Zu meiner Überraschung bat mich der Polizist, in seinen Wagen zu steigen und meine Stimmgabeln mitzunehmen. Er notierte sich das

Kennzeichen meines Fahrzeugs – und dann geschah etwas völlig Unerwartetes: Er zeigte mir seine Stimmgabel. Er hatte eine 3000-Hertz-Stimmgabel, die er benutzte, um seine Radarpistole zu justieren, eben die, mit der er mich der Geschwindigkeitsüberschreitung ertappt hatte. Er brachte sie zum Schwingen und drehte an einer Einstellung an seiner Radarpistole, bis sie mit der Stimmgabel in Resonanz war. Dann drehte er die Radarpistole so, dass ich sie sehen konnte, und erzählte mir ganz genau, wie schnell jedes vorbeifahrende Auto fuhr. Er konnte die Radarpistole selbst nicht sehen und erklärte mir, wenn er selbst »richtig eingestellt« sei, dann wisse er, wann Autos zu schnell fuhren, ohne dabei auf seine Radarpistole schauen zu müssen.

Ich erzählte ihm vom schalldichten Raum und wie ich darin Stimmgabeln verwendete, um mein Nervensystem zu »stimmen«, und dass ich mir für meine speziellen Forschungspläne noch weitere Stimmgabeln besorgen wollte, was jedoch schwierig sei. Er erwiderte, er könne herausfinden, wer seine Stimmgabeln herstellte, und würde sich danach mit mir in Verbindung setzen. Zwei Wochen später erhielt ich eine telefonische Nachricht mit dem Namen und der Telefonnummer des Klanglabors. Ich rief damals gleich bei diesem Labor an, und sie stellten dort mein erstes Stimmgabel-Set her. Ich gab den zuständigen Leuten die Anweisung, die Gabeln auf die pythagoreischen Zahlenverhältnisse einzustellen und auf einen Grundton, der tiefer war als für den herkömmlichen Musikgebrauch üblich. – Bis zum heutigen Tag lassen wir dort unsere Stimmgabeln herstellen! Übrigens, falls es Sie interessiert: Der Polizist verzichtete nicht etwa darauf, mir einen Strafzettel wegen Geschwindigkeitsüberschreitung zu verpassen. Dieses Erlebnis habe ich niemals vergessen. An diesem Tag lernte ich eine wichtige Lektion: Wenn man mit Klängen arbeitet, sollte man »seine Füße auf dem Boden behalten und den Kopf in den Wolken«.

Die acht Stimmgabeln, die ich 1974 bestellte, sind dieselben, die zu jenem Set gehören, das wir unter der Bezeichnung »Solar Harmonic Spectrum« bis heute verwenden (siehe Seite 83). Meine forschende Arbeit im schalldichten Raum basierte auf systematischen Experimenten mit den pythagoreischen Intervallen. Diese Art von Forschung wird phänomenologische Forschung genannt. Sie beschäftigt sich mit den Wirkungen der Stimmgabeln auf das Bewusstsein. Meine Erfahrungen mit den Stimmgabeln notierte ich in einem Tagebuch. Ich hielt mich an bestimmte Abläufe, was mir half, meine Klangerlebnisse besser zu verstehen. Jede Woche saß ich im schalldichten Raum, vertiefte mich in ein Intervall und registrierte meine Erfahrungen. Dabei entspannte ich mich jedes Mal, lauschte auf mein Nervensystem und stellte mich auf ein Intervall ein. Ich begann zu erkennen, dass jedes Intervall ein Tor zu unterschiedlichen Zuständen des Bewusstseins war, die bestimmte Gedanken, Emotionen und Eindrücke umfassten.

Ich habe in diesem Buch an verschiedenen Stellen Beschreibungen von den damaligen Abläufen einfließen lassen, um Ihnen zu erleichtern, die Wirkungsweise der Stimmgabeln systematisch zu erfassen. Wir sollten nicht vergessen, dass die Wissenschaft und die Theorie zu den Stimmgabeln zwar wichtig sind, das Wesentliche jedoch in der Erfahrung mit dem Klang selbst liegt. Je mehr Sie mit Klängen arbeiten, desto mehr werden Sie erfahren und lernen. Die folgende Geschichte soll verdeutlichen, wie wichtig diese persönlichen Erfahrungen sind.

Im Jahr 2001 begab ich mich mit meinen Stimmgabeln in ein Labor der State University of New York in Albany, um ihre Wirkungen zu testen. Die Biochemiker waren zuerst voller Skepsis und trafen tagelang systematische Vorbereitungen zur Messung der Stimmgabeln. Doch dann geschah etwas Bemerkenswertes: Innerhalb weniger Sekunden zeigte die Computergrafik, dass Stickstoffmonoxid freigesetzt wurde, wenn wir die Otto-128-Stimmgabel anschlugen und eine Zellkultur zum Schwingen brachten. Dieses Experiment führten wir mehrmals durch. Nachdem offenkundig war, dass die Stimmgabeln eine Reaktion in Form von freigesetztem Stickstoffmonoxid auslöste, reichte ich allen Wissenschaftlern eine entsprechende Stimmgabel. Sie machten sich sofort daran, sie anzuschlagen und deren Wirkung bei sich selbst zu testen. Es war ein erstaunlicher Anblick, wie die drei Wissenschaftler in ihren weißen Kitteln die Stimmgabel an ihren Kopf hielten und den Effekt erforschten. Von da an hieß ich für sie nicht mehr wie bisher »Dr. John«, sondern erhielt den Spitznamen »Vibrierender John«.

Mit diesem Selbstexperiment hatte ich die Forschungen um die phänomenologische Ebene ergänzt. Je mehr ich mit den Stimmgabeln arbeitete, desto besser verstand ich den Klang meines eigenen Nervensystems. Und dadurch begann ich sukzessive, andere Menschen als Klang wahrzunehmen. Ich hielt das für etwas ungewöhnlich, bis ein Kollege mir von einem Patienten erzählte, den er als »stark angespannt« bezeichnete. Ich fragte ihn, wie er zu dieser Einschätzung und der gebrauchten Wortwahl käme. Er erwiderte, die Körperbewegungen dieses Menschen seien gespannt wie eine straffgezogene Saite, und er habe irgendwie das Gefühl, dass ein hoher schriller Ton von ihm ausginge. Ich begriff, dass es eigentlich etwas ganz Alltägliches ist, den Klang eines Menschen aufzunehmen, der von Körpertonus und Körperhaltung geprägt ist. Unsere Sprache ist voller Begriffe, die sich auf »den Klang« eines Menschen beziehen; wir sprechen von einer »schrillen Persönlichkeit« oder von einem »Leisetreter«, sind »angespannt«, »verstimmt« oder »im Einklang«.

Obwohl ich im schalldichten Raum die Beziehung zwischen Klang und Nervensystem, Körperhaltung und Bewusstsein erlebte, verstand ich damals noch nicht, auf welche Weise sie zusammenhingen. Heute, nach fünfunddreißig Jahren klinischer Praxis, Forschung und Experimenten mit den Stimmgabeln, weiß ich einiges mehr. Ziel dieses Buches ist es, Ihnen diese Kenntnisse mitzuteilen, damit Sie sich bei der eigenen Beschäftigung mit den Stimmgabeln auf einige begleitende Gedanken und Einblicke stützen können. Für mich gibt es viele Möglichkeiten, die Klänge der Stimmgabeln zu verstehen. Ich möchte, dass Sie möglichst viel aus meinen frühen Erfahrungen lernen können und dass der Klang Sie auf die nächste Stufe Ihres Weges hinführt.

Wenn Sie einen schalldichten Raum selbst einmal ausprobieren wollen – es gibt inzwischen Tausende solcher Räume auf der ganzen Welt, in unterschiedlichen Größen. Sie werden für alle möglichen Forschungen verwendet; man misst damit beispielsweise elektrische Geräusche oder stellt fest, wie viel Lärm von Autos erzeugt wird. Suchen Sie doch einmal nach solchen Räumen im Internet oder auf anderen Pfaden. Dabei können Sie mehr über ihre Art und die Verwendung erfahren. Vielleicht finden Sie einen und haben die Möglichkeit, sich einmal dort aufzuhalten. Sollte das nicht möglich sein, brauchen Sie nicht zu verzagen, es gibt auch andere Wege des Explorierens mit den Stimmgabeln.

Dem Klang des eigenen Nervensystems lauschen

Um sich dem Klang Ihres eigenen Nervensystems hinzugeben, sollten Sie einen ruhigen Platz finden, an dem Sie ungestört sind. Setzen Sie sich bequem hin und schließen Sie die Augen. Dabei sollten nur wenige oder noch besser gar keine äußeren Geräusche an Ihr Ohr dringen. Sitzen Sie ganz ruhig, atmen Sie ein paar Mal tief durch und nehmen Sie wahr, wie Ihr Brustkorb sich nach und nach auf natürliche Weise hebt und senkt. Sobald Sie sich entspannt und ruhig fühlen, sollten Sie Ihr Bewusstsein auf das Innere Ihres Kopfes lenken und auf einen hohen Ton horchen. Das ist der Ton Ihres Nervensystems. Er klingt ähnlich wie der hohe Hintergrundton eines Fernsehgeräts, ist aber noch höher. Wenn Sie gerade viel Stress ausgesetzt sind, wird der Klang Ihres Nervensystems in Ihren Ohren zu einem Klingeln oder Pfeifen. Meist bleibt der Klang jedoch im Hintergrund, und Sie brauchen sich nur zu entspannen, Ihren denkenden Geist von allem Unnötigen freizumachen und zu lauschen, um ihn wahrzunehmen.

Der Klang Ihres Nervensystems ist ein Hauptindikator für Ihre gegenwärtige innere Stimmung. Lauschen Sie dem Klang, als hörten Sie den Klang einer Stimmgabel. Der Klang des Nervensystems enthält zahlreiche Informationen. Hier sind einige Anregungen, mit deren Hilfe Sie den Klang Ihres Nervensystems wahrnehmen und seine Eigenschaften erkennen können. Sie können auch ein Tagebuch führen, das folgende Fragen beantwortet:

1. Ist der Klang Ihres Nervensystems laut, leise, schrill, schwankend, hämmernd oder fließend?

2. Hat der Klang Ihres Nervensystems eine Farbe? Ist er grün, gelb, blau, rot usw.?

3. Hat der Klang Ihres Nervensystems eine bestimmte Temperatur? Ist er kühl, heiß, warm oder kalt?

4. Kommen Ihnen irgendwelche Gedanken, während Sie dem Klang Ihres Nervensystems lauschen? Sagt Ihnen der Klang Ihres Nervensystems etwas?

5. Haben Sie bestimmte Emotionen, wenn Sie dem Klang Ihres Nervensystems lauschen? Will der Klang Ihres Nervensystems Ihnen irgendwelche Gefühle vermitteln?

6. Nimmt Ihr Nervensystem Sie mit auf eine Reise? Sind da Bilder, Erinnerungen, Geschichten oder Visionen?

7. Hören Sie mehr als nur einen einzigen Klang? Wenn ja, welche Beziehung besteht zwischen diesen Klängen? Harmonieren sie oder sind sie dissonant?

8. Wenn Sie mehr als nur einen Klang hören, dann sollten Sie jeden einzelnen erlauschen und die Schritte befolgen, die ich in den Punkten 1 bis 7 für jeden Klang aufgeführt habe. Gehen Sie danach die Schritte 1 bis 7 noch einmal durch, um die Beziehung zwischen den Klängen festzustellen.

Sobald Sie den Klang Ihres Nervensystems kennen, wird es Ihnen leichter fallen, ihm zuzuhören. Das können Sie beispielsweise tun, bevor Sie einschlafen, oder während Sie auf einer Reise sind oder nach einem Gespräch oder wann immer es Ihnen gefällt. Wenn Sie dem Klang auf diese Weise nachgehen, sollten Sie nicht versuchen, ihn zu verändern. Nehmen Sie ihn und seine Eigenschaften – ohne darüber zu urteilen – im Zusammenhang mit der Hörsituation einfach wahr. Das ist das Wesen phänomenologischer Wahrnehmung.

Durch diese Vorgänge werden Sie sich allmählich selbst besser verstehen und die unmittelbare Wirkung der Stimmgabeln erleben. Nutzen Sie dieses Lauschen auf das Nervensystem als Ausgangsbasis, um andere Menschen wahrzunehmen, verschiedene »Stimmungen« zu untersuchen und sich so den Zugang zu verschiedenen Bewusstseinsebenen zu erleichtern. Mit der Zeit werden Ihnen die in diesem Buch offerierten Informationen, Übungen und Beschreibungen von bestimmten Abläufen dabei helfen, sich selbst zu »stimmen« beziehungsweise neu zu stimmen, falls dies für eine heilsame Neuorientierung oder für eine spannende Lebensreise durch verschiedene Bewusstseinsebenen notwendig sein sollte.

Klang, Heilung und Energie

Vorspiel

Abfall auf der Straße, Papier und trockene Blätter, ein Windstoß nimmt sie auf und trägt sie in Spiralen nach oben, sich verflechtende, mäandernde Muster entstehen. Jedes der unterschiedlich geformten Papierstückchen, weggeworfen und unwichtig, wird plötzlich lebendig, pulsierend und beweglich durch die unsichtbare Verschmelzung mit fließender, abtauchender, gleitender, sich biegender und verflechtender Luft.

Höre!

Der spirituelle Meister ist überall.

Reflexionen im schalldichten Raum

Als ich im schalldichten Raum saß, war ich innerlich vorbereitet, eine Erfahrung von Isolation zu machen. Im Jahr 1969 hatte ich begonnen, Yoga zu praktizieren, und verbrachte viele Stunden mit geschlossenen Augen an ruhigen Orten, wo ich Mantras vor mich hinsprach. Ich nahm an Schweige- oder Stille-Retreats (Rückzüge zur Innenschau) teil, wo ich täglich zehn bis vierzehn Stunden allein meditierte und Yogaübungen machte. Mein Wunsch, Klang zu nutzen, um den Geist zu transzendieren, hatte viel mit diesem Meditationstraining zu tun. Durch meine Erfahrungen im schalldichten Raum war ich imstande, viele Bereiche meines Geistes zu erkunden. Jeder Ton ermöglichte mir den Zugang zu verschiedenen Bewusstseinsebenen, die ich »Einstimmungen« nannte – was ich treffender fand. Der Geist ist wie ein Radio- oder Fernsehgerät, und Stimmgabeln sind Instrumente, mit denen wir den Kanal verändern können, indem wir das Nervensystem auf eine bestimmte Art und Weise »stimmen«.

Während meiner vielen Stunden im schalldichten Raum wurden mir die Resonanzen bewusst, die in verschiedenen Zentren meines Gehirns pulsierten. Für mich waren diese Zentren wie kristallene Oszillatoren, die ganz bestimmte Energiewellen leiteten. Mithilfe verschiedener Klänge konnte ich diese Zentren aktivieren und erweitern. Indem ich mein Bewusstsein mit der fokussierten Welle verschmelzen ließ, hatte ich immer wieder Zugang zu anderen Wirklichkeiten und Dimensionen, wo ich mit anderen Wesen und Intelligenzen kommunizierte.

Eines Tages erkannte ich, dass all diese Wirklichkeiten und Zustände, mit denen ich mich beschäftigte, einer gemeinsamen Energiequelle entsprangen. Die Quelle war größer als mein Geist und sie war der

»Schlüssel«, der es erlaubte, mühelos durch verschiedene Erfahrungen, Dimensionen und Wirklichkeiten hindurchzugehen. Und damit verstand ich, dass es bei dem, was wir gemeinhin mit Heilen bezeichnen, um ständige Anpassung und um Kreativität geht; sie sind notwendig, um unser Nervensystem wieder in Einklang mit dieser Quelle zu bringen. Nach und nach verstand ich die moderne Auffassung von Quelle, und zwar anhand der vielen Namen, die auf der Disziplin basierten, die den Begriff entwickelte. In der Physik beispielsweise ist die Quelle das Konzept von einem Nullpunkt-Feld, in der Systemtheorie die Vorstellung von einem Suprasystem und in der Mengenlehre die Idee von einer Nullstellenmenge. Der Ausdruck, der mir am besten gefiel, war ganz einfach »universelles Energiefeld«.

Klang und universelle Energie

Das Konzept von einem universellen Energiefeld, das alles mit allem verbindet, ist nicht neu, auch wenn es in der Sprache der Wissenschaft als einzigartig gilt. Andere Kulturen haben es auf eher intuitive Weise entdeckt und ihm andere Namen gegeben. Die Bibel nennt das universelle Energiefeld »das Wort«:

> *»Im Anfang war das Wort, und das Wort war bei Gott,*
> *und das Wort war Gott.«*
> Johannes 1,1

Im Hinduismus wird dem universellen Energiefeld derselbe Klang zugeordnet wie dem heiligen Mantra »Om«. Die großen spirituellen Lehrer Indiens glaubten, das Om befinde sich im Einklang mit einer großen kosmischen Schwingung, so gewaltig und subtil und allumfassend, dass alles Sichtbare und Unsichtbare davon erfüllt sei. Die geheimnisvolle hermetische Schrift »Das Kybalion«[2] erklärt: »Da alles im All ist, ist es gleichermaßen wahr, dass das All in allem ist. Dem, der diese Wahrheit wirklich versteht, ist große Weisheit gekommen.«

Heute ist die Suche nach der Existenz des universellen Energiefelds von der modernen Wissenschaft aufgegriffen worden. Obwohl die wissenschaftliche Sprache weltlich und weniger intuitiv ist, bestätigt die Forschung über das universelle Energiefeld in ihrem Kern die Grundlagen der Klangheilung. Es ist gerade einmal hundert Jahre her, seit Albert Einstein mit seiner berühmten Gleichung $E = mc^2$ zeigte, dass Energie Materie ist und Materie Energie. Die restlichen Jahre seines Berufslebens verbrachte Einstein dann mit dem Versuch, die Existenz eines Feldes von Feldern zu beweisen, welches er das universelle Energiefeld nannte. Für ihn bestand Materie aus jenen Raumteilen, in denen das Feld sehr

2 Das Kybalion: *Die 7 hermetischen Gesetze. Drei Eingeweihte,* Hamburg 2009

dicht und stark wirksam ist. Er meinte, es gäbe in der Physik keinen Platz für Feld *und* Materie; kurz und bündig formulierte er: »Das Feld ist unsere einzige Wirklichkeit.«

Um das wissenschaftliche Konzept des universellen Energiefelds besser zu verstehen, sollten Sie sich einmal vorstellen, Sie lebten im Jahr 1492 und glaubten, die Erde sei eine Scheibe. Eines Tages erfahren Sie, dass die Erde rund ist. Sie sieht zwar flach aus, und alles, was Sie tun, beruht auf der Annahme, die Erde sei flach. Nun drängen sich Ihnen ganz automatisch Fragen auf wie: »Woher wissen wir, dass die Erde wirklich rund ist?« oder »Was bedeutet das für mich, wenn dem so ist?«

Das »Flache« dient als Metapher für die reduktionistische Wissenschaft. Die überwiegende Mehrheit der medizinischen Forschung basiert auf einem reduktionistischen Modell. Am besten erklärt man dieses Wissenschaftsmodell, indem man es der Systemwissenschaft gegenüberstellt, die das Wissenschaftsmodell des »Runden« ist. Die Systemwissenschaft ist das disziplinübergreifende Studium der abstrakten Struktur und Organisation von Phänomenen; es basiert auf einem Ganzen oder Feldern. Die Grundannahme der Systemwissenschaft lautet: Das Ganze (oder Feld) ist immer größer als die Summe seiner Teile. Das größte Feld in der Systemwissenschaft wird Suprasystem genannt und entspricht dem universellen Energiefeld.

Folgende Geschichte soll die Unterschiede zwischen der reduktionistischen Wissenschaft und der Systemwissenschaft veranschaulichen:

Einer Gruppe von Wissenschaftlern, die sich am reduktionistischen Ansatz orientierten, wurde (unabhängig voneinander) aufgetragen, Studien an einem Elefanten vorzunehmen. Sie wurden nicht darüber informiert, dass sie an einem Elefanten arbeiteten. Ein Spezialist beschäftigte sich mit der Funktionsweise der Füße. Ein anderer maß, wie schnell der Schwanz sich bewegte. Ein dritter untersuchte die chemische Zusammensetzung eines Zehennagels usw. Anschließend wurde die Arbeit der einzelnen Wissenschaftler in verschiedenen wissenschaftlichen Fachzeitschriften veröffentlicht, die jeweils einer bestimmten Disziplin zugehörten. Die Forscher hatten keine Ahnung, dass ihre Arbeiten miteinander in Verbindung standen, weil jeder in seinem speziellen Fachbereich tätig war.

Wissenschaftler können eine Hypothese entwickeln und dann ein Paradigma aufstellen, das auf dieser Hypothese beruht; dann stellen sie Forschungen über diese Hypothese an und gelangen zu Schlussfolgerungen, die messbare Ergebnisse hervorbringen. Vereinfacht ausgedrückt: Wenn wir im Auto sitzen und nach einem bestimmten Ort suchen, können wir eine flache Landkarte ausbreiten und herausfinden, wie wir hinkommen. Wenn wir die Karte ausbreiten, sieht die Straße zu unserem Zielort flach aus, wir nähern uns diesem Ort auf flachen Straßen und können so unser Ziel finden. Aber die Tatsache, dass wir es erreichen, indem wir eine flache Karte benutzen, die auf dem Modell einer flachen Erde beruht, beweist keineswegs, dass die Erde flach ist.

Dies leuchtet uns deshalb ein, weil wir heute wissen, dass die Erde rund ist. Aber im Jahr 1492 galten flache Karten als Beweis für eine flache Erde – eine Überzeugung, die von der Obrigkeit vertreten und jahrtausendelang gelehrt wurde. Es fiel den Menschen schwer, das Flache innerhalb des umfassenderen »Gesamtbildes« vom runden Weltmodell zu akzeptieren. Heute wissen wir, dass das Flache im weitreichenden Paradigma des Runden seine Funktion hat. Da wir seit fünfhundert Jahren darüber nachdenken, erscheint es uns nicht mehr ungewöhnlich.

Heute vertreten Stringtheorie-Physiker die Theorie, dass das universelle Energiefeld aus Tausenden von mikroskopisch kleinen vibrierenden eindimensionalen Objekten besteht. Diese Objekte oder Saiten vibrieren und erzeugen Muster, die den Kosmos ordnen, organisieren beziehungsweise orchestrieren. Was wir als festes Objekt wahrnehmen, ist in Wirklichkeit das Ergebnis einer schwingenden Saite oder eines schwingenden Tons. Würde die Schwingung aufhören, würde das Objekt verschwinden. Interessanterweise nahm auch Albert Einstein seine Geige überallhin mit. Wer weiß, vielleicht kam er auf seine Relativitätstheorie, während er darauf spielte.

Das Konzept von einem universellen Energiefeld, das durch schwingende Saiten orchestriert wird, ist nicht neu. Vor dreitausend Jahren stellten die Ägypter das Universum als schwingende Saiten dar, die ein blinder Harfenspieler zupfte. Der blinde Harfenspieler wusste und sah alles durch seine Saiten, die das Universum in unzähligen verschiedenen Klangmustern zum Schwingen brachten.

Pythagoras von Samos war ein griechischer Mathematiker, Philosoph und Musiker, der um 550 vor Christus lebte. Er entdeckte die nach ihm benannte Geometrie; ihm wird zugeschrieben, dass er die ersten Erkenntnisse in mathematischer Physik aufzeichnete. Pythagoras begriff das gesamte Universum als riesiges Musikinstrument. Er nannte die schwingenden Saiten des Universums die »Musik der Sphären« und entwickelte eine nach ihm benannte Tonleiter, die auf den universellen Harmonien beruhte.

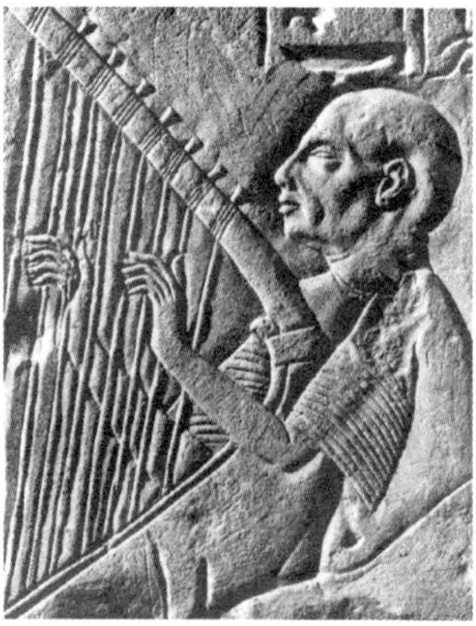

Der Vorstellung der griechischen Antike zufolge war Apollo der Gott der Musik und der Heilkunst; er zupfte die Saiten einer Leier, die nach der pythagoreischen Harmonik gestimmt war, und sandte tönende Wellen ins gesamte Universum hinaus. Apollo lebte in Delphi, »dem Nabel des Universums«, und seine akustischen Muster wurden mithilfe von Delfinen in alle vier Ecken des Universums getragen.

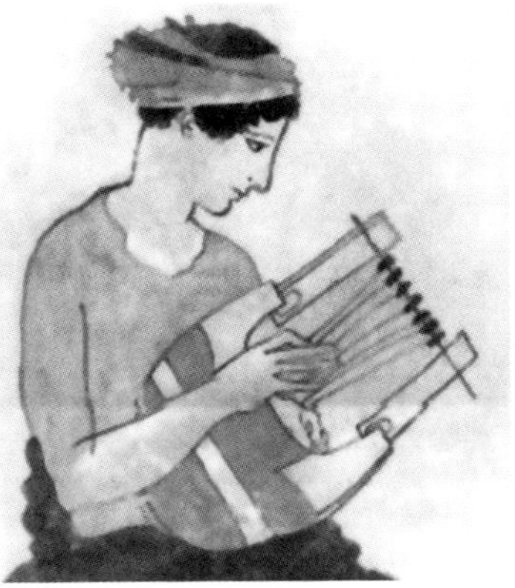

Die bemalte Innenseite einer in Delphi gefundenen weißen Keramikkylix, etwa 470 v. Chr.

In der Renaissance stellte sich der Mathematiker und Theologe Johannes Kepler das Universum als schwingende Saite eines Monochords vor. Ein Monochord ist ein Musikinstrument, das nur eine einzige Saite besitzt. Die Schwingung der Saite entsprach dem Wort Gottes oder dem Klang der Klänge, aus dem alles hervorging, auch der Mensch.

Randolph Stone, Begründer der Polarity-Therapie, erklärte die Vorstellung von den Saiten, die das Universum orchestrieren, auf sehr elegante Weise:

»Das Leben ist ein Lied. Es hat seinen eigenen harmonischen Rhythmus. Es ist eine Symphonie aller Dinge, die in Dur- und Molltonarten der Polarität vorkommen. Es führt die gegensätzlichen Dissonanzen in eine Harmonie über, die das Ganze in einer großartigen Symphonie des Lebens vereinigt. Das Ziel unseres Daseins ist, in diesem Leben durch Erfahrung zu lernen, sich der Symphonie und der Lehren des Lebens bewusst zu sein und mit dem Ganzen eins zu werden.« (Stone 2006)

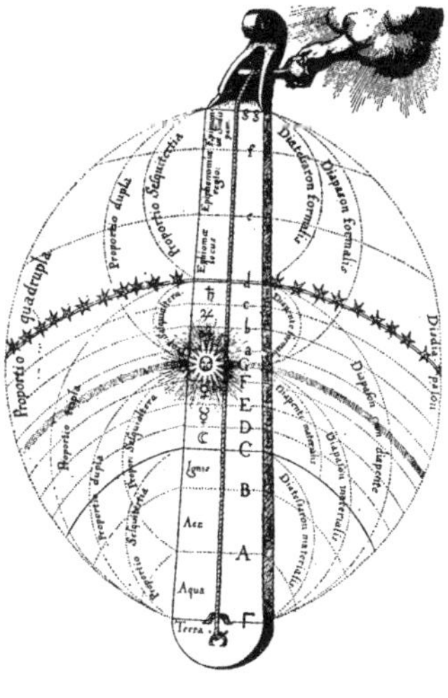

Das Konzept von einem schwingenden universellen Energiefeld hilft uns, die Erkenntnisse des indischen Musikers und Sufi Meisters Hazrat Inayat Kahn zu verstehen, wenn er sagt: »Viele sagen, das Leben gelange mithilfe der Musik in den menschlichen Körper. Doch in Wahrheit ist das Leben selbst Musik.« (Kahn 1995: 78)

Das Ziel der Klangheilung besteht darin, unser Leben und Handeln in jedem Moment in Harmonie mit dem universellen Energiefeld zu bringen. Abraham Maslow, einer der Begründer der Humanistischen Psychologie, nannte das Erleben von Einklang mit dem universellen Energiefeld »Seins-Erkenntnis in Gipfelerlebnissen«[3]. Er betonte, das Wesentliche in unserer Wahrnehmung, mit einem größeren Feld eins zu sein, sei ein Gefühl von Ganzheit und Verbunden-

3 Maslow, Abraham: *Psychologie des Seins*, Frankfurt/Main 1985

heit mit anderen Menschen, das als Vollkommenheit, Erfüllung, Leichtigkeit, Verspieltheit, Unkompliziertheit, Lebendigkeit und als tiefes Empfinden von Wahrhaftigkeit und Wohlergehen erfahren wird.

Wir alle kennen diese Zustände und haben sie schon erlebt. Sie beschreiben unser inneres Wesen und unser Befinden. Fernöstliche Mystiker bezeichnen mit diesen Worten den Zustand der Erleuchtung. Das Wort Mystiker kommt vom griechischen *myein,* was so viel bedeutet wie »die Augen schließen und lauschen«. Wir alle sind zu jeder Zeit erleuchtet. Wir müssen dafür nur lauschen, uns erinnern und zulassen, dass das größere Feld durch unser ganzes Selbst hindurchfließt, während wir unseren alltäglichen Verrichtungen nachgehen. Dadurch stellt sich eine Einheit zwischen den Polaritäten unserer inneren und unserer äußeren Sphäre ein, was zu einem grenzenlosen Wohlgefühl führt.

Zwischenspiel: Visualisierung der universellen Energie

Stellen Sie sich vor, Sie sitzen an einem warmen Tag am Strand und betrachten das Meer. Ihre Augen wandern allmählich von den kleinen Wellen der Strömung, die sich in alle Richtungen bewegen, zu den großen Wellen, die anschwellen und sich brechen, und dann zum Horizont, wo Meer und Himmel aufeinander treffen. Hier scheint sich das ganze Meer in einem langsamen Rhythmus sanft zu heben und zu senken. Seien Sie eins mit dem langsamen Rhythmus des Meeres, und fühlen Sie ihn in Ihrem Körper.

Beobachten Sie nun, wie die heranrollenden Wellen eins sind mit dem langsamen Rhythmus des Meeres und aus ihm emporsteigen. Betrachten Sie, wie sie auf den Strand zufließen. Schauen Sie zu, wie sich ihre Rhythmen verändern, wenn sie einander begegnen, sich auf und ab bewegen, und wie sie schneller zu werden scheinen. Mit einem Mal erheben sie sich, brechen und erzeugen dabei das typische Rauschen des Meeres, das in Form von Hunderttausenden von Wellen als Rhythmen innerhalb von Rhythmen zur Küste drängt.

Klang und Energiefeld

»Alles besteht aus Leere, und Form ist verdichtete Leere.«
Albert Einstein

Es gibt Energiefelder innerhalb von Energiefeldern, die vom universellen Energiefeld geschaffen und erhalten werden. Steht ein Energiefeld, sei es klein oder groß, nicht mehr im Einklang mit dem universellen Energiefeld, wird es Energie verlieren und schließlich aufhören zu existieren. Und umgekehrt: Je ausgeprägter der Einklang eines Energiefelds mit dem universellen Energiefeld ist, desto höher ist das Energieniveau, das durch dieses Feld fließt.

Ganz gleich, wie groß ein Energiefeld ist, letztlich wird es durch Energie aus dem universellen Energiefeld erzeugt. Daher entspricht es dem Wesen eines Energiefelds, Energie durch Resonanz mit größeren Feldern an sich zu ziehen, die wiederum mit noch größeren Feldern in Resonanz sind, um schließlich mit dem universellen Energiefeld resonant zu sein. Wie eine Pflanze, die der Sonne entgegen wächst, werden wir alles Notwendige tun, um in Resonanz, in Einklang mit dem universellen Energiefeld zu gelangen. Mit anderen Worten, alle Verhaltensweisen, egal wie funktional oder dysfunktional sie uns erscheinen, sind Versuche, mit dem universellen Energiefeld eins zu werden.

Es ist ein Grundprinzip der Klangheilung, dass körperliche, seelische und geistige Symptome von einem Energiefeld erzeugt werden, das ihnen zugrunde liegt. Wenn wir folglich das Energiefeld verändern, werden sich auch die körperlichen, seelischen und geistigen Verhaltensmuster ändern.

Wir können das Potenzial von Energiefeldern verstehen, wenn wir uns ansehen, wie unterschiedliche Arten der Umgebung auf uns wirken. Stellen Sie sich vor,

Sie leben in einem sogenannten urbanen Energiefeld. Tag für Tag läuft Ihnen die Nase, Ihre Augen tränen, Sie nehmen zahlreiche Medikamente ein, um durch den Tag zu kommen. Eines Tages beschließen Sie, Urlaub zu machen, und fahren in die Wüste. Nachdem Sie eine Woche dort zugebracht haben, merken Sie, dass Ihre Lunge rein geworden ist; Sie können wieder frei durch die Nase atmen – ohne Medikamente nehmen zu müssen. Nach der zweiten Woche fällt Ihnen auf, dass Sie anders denken und dass Sie emotional nicht mehr wie zuvor auf bestimmte Situationen reagieren.

Wenn wir in einer bestimmten Umgebung leben und die Gewohnheiten der Menschen betrachten, die sich in einer anderen Umgebung aufhalten, finden wir sie manchmal merkwürdig. Doch wenn wir eine Zeit lang in ihrer Umgebung leben, ändern wir uns und kommen in Einklang mit dem Lebensstil, der aus diesem Feld heraus kreiert und geprägt wurde. Beispielsweise tragen Menschen, die in einem kalten Klima leben, dicke Wintermäntel. Hier ist entscheidend, die richtige Winterkleidung zu kaufen, und die Menschen verbringen viel Zeit damit, über gute Winterkleidung zu reden. Doch wenn sie in ein Flugzeug steigen, in die Karibik reisen und dort von Bord gehen, ziehen sie natürlich ihre Winterkleidung aus. Und wenn sie für längere Zeit in der Karibik leben, werfen sie ihre warme Kleidung weg, und ihre Gespräche drehen sich plötzlich um leichte Textilien, beispielsweise Badeanzüge.

Ich fing an, über die Dynamik von sich verlagernden Energiefeldern nachzudenken, während ich Patientinnen und Patienten betreute, die an einer multiplen Persönlichkeitsstörung litten. Ich arbeitete mit einer Frau, die elf nachgewiesene Persönlichkeiten besaß. Im Laufe mehrerer Jahre lernte ich jede Persönlichkeit und die Momente kennen, in denen sie von einer Persönlichkeit zu einer anderen überwechselte. Eine Persönlichkeit kam zum Beispiel in mein Sprechzimmer, die auffallend an einer Erkältung litt. Als sie dann zu einer anderen Persönlichkeit geworden war, verschwand die Erkältung. Wir beobachten ähnliche Veränderungen bei Patienten mit Krebserkrankungen, die am Abklingen sind. An einem Tag haben sie noch Krebs, und am nächsten Tag ist er nicht mehr feststellbar. Aus energetischer Perspektive betrachtet, kann dieser Rückbildungsprozess – der auf der Verlagerung eines Feldes beruht – auf Anhieb stattfinden. Tritt das neue Feld in Erscheinung, vollziehen sich endogene biochemische Kaskaden – eine Tatsache, die dem Feld eigen ist –, welche die Krebszellen zerstören.

Aus wissenschaftlicher Perspektive ist ein Energiefeld ein Medium, das zwei oder mehr Punkte durch Energie im Raum miteinander verbindet, was sich dann als Ton oder Schwingung manifestiert. Die Dynamik eines Energiefelds zu verstehen, ist zweifelsohne eine Herausforderung, weil Energiefelder normalerweise unsichtbar sind und weil wir dazu neigen, eher ihre Wirkungen zu registrieren als den Klang, der sie erzeugt. Der Basler Naturforscher und Arzt Hans

Jenny hat die Technik der Kymatik entwickelt, die uns dabei hilft, Energiefelder und ihre Dynamik intuitiv zu verstehen.

Hans Jenny führte seine kymatischen Experimente durch, indem er Materialien wie Sand, Flüssigkeiten oder Pulver auf eine Stahlplatte tat. Diese Platte wurde anschließend mit einem Kristalloszillografen verbunden, einem Apparat, der Schwingungen erzeugt. Der Oszillograf wird von einem Frequenzgenerator kontrolliert, der den Oszillografen dazu bringt, die Materialien auf der Platte in verschiedenen Frequenzen vibrieren zu lassen.

Stellen Sie sich irgendeinen gewöhnlichen elektrischen Massagevibrator vor, oder gehen Sie in ein Kaufhaus und lassen Sie sich Massagegeräte zeigen. Nehmen Sie eines in die Hand und schalten Sie es ein: Es wird vibrieren oder oszillieren. Und dann halten Sie das Massagegerät an einen Knochen. Spüren Sie, wie die Vibrationen sich über den Körper verteilen. Wenn das Massagerät Ihren Knochen berührt, ist das so, als schließe Hans Jenny seinen Oszillator an einer Stahlplatte an. Die Platte macht genau das, was jetzt Ihre Knochen tun: Sie verstärkt die Schwingungen, die der Oszillator erzeugt.

Ein einfaches Massagegerät erzeugt nur eine einzige Schwingung, die als Summen hörbar ist. Das Summen, das Sie mit Ihren Ohren hören, und die Vibration, die Sie durch das Massagegerät spüren, haben dieselbe Frequenz. Im Unterschied zu einem Massagevibrator, der nur eine Vibration oder einen Klang erzeugen kann, war Hans Jennys Oszillator an einem Frequenzgenerator befestigt, der Tausende verschiedener Schwingungen oder Klänge hervorbringen konnte.

Wenn Hans Jenny am Einstellrad des Frequenzgenerators drehte, konnte er augenblicklich die Schwingungen ändern, die sich auf der Stahlplatte zeigten. Er hatte die Möglichkeit, in Echtzeit die Wirkungen verschiedener Schwingungen auf verschiedene Stoffe zu beobachten. Wenn er zusah, wie sich der Sand oder andere Stoffe auf der Stahlplatte zu verschiedenen Mustern formten, konnte er zudem den Klang hören, der vom Oszillator erzeugt wurde. Berührte er leicht die Platte, so spürte er die Schwingung in seinen Fingerspitzen.

Die mit einer Highspeed-Kamera von Hans Jenny aufgenommenen Fotos (siehe rechts) zeigen die Vibration von Sand und Wasser bei verschiedenen Frequenzen. Wäre jemand gemeinsam mit Hans Jenny im Raum gewesen, in dem die Experimente durchgeführt wurden, hätte diese Person gesehen, wie sich das geometrische Muster auf der Platte bildet, und gleichzeitig den Ton hören können. Hätte sie ihre Hand auf die Platte gelegt, wäre die Vibration erkennbar gewesen.

Wenn Sie jetzt die Fotos betrachten, sollten Sie daran denken, dass die geometrischen Muster, die aussehen, als wären sie fest, in Wirklichkeit von verschiedenen Klängen erzeugt werden: Sand und Wasser pulsieren auf der Platte.

In seinem Labor beobachtete Hans Jenny bei seiner Arbeit am Schwingungsfeld auf der Platte drei Grundprinzipien. Er schrieb: »Da die verschiede-

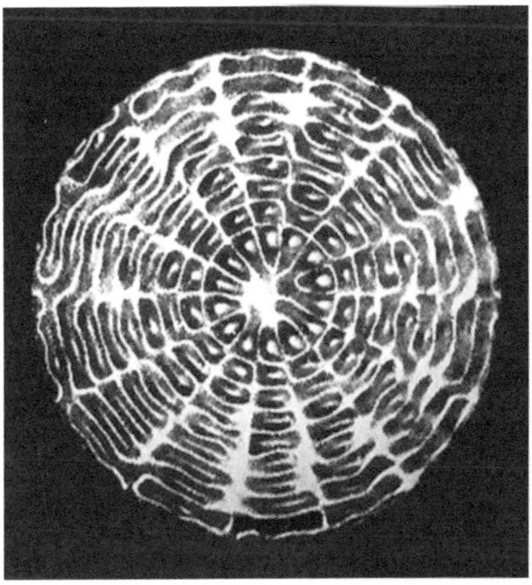
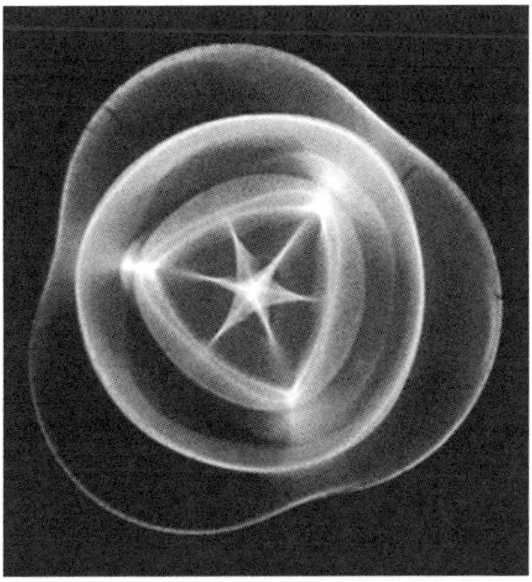
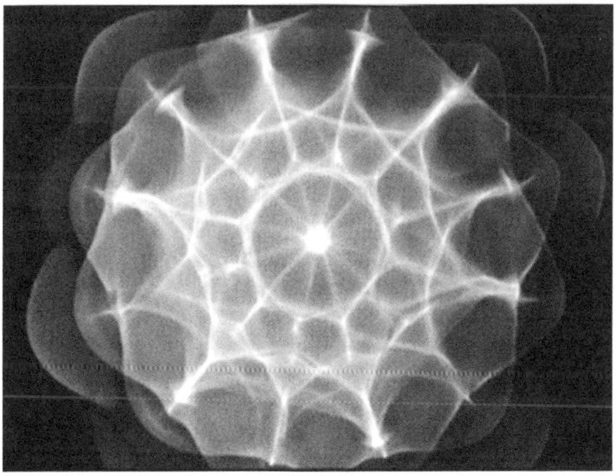
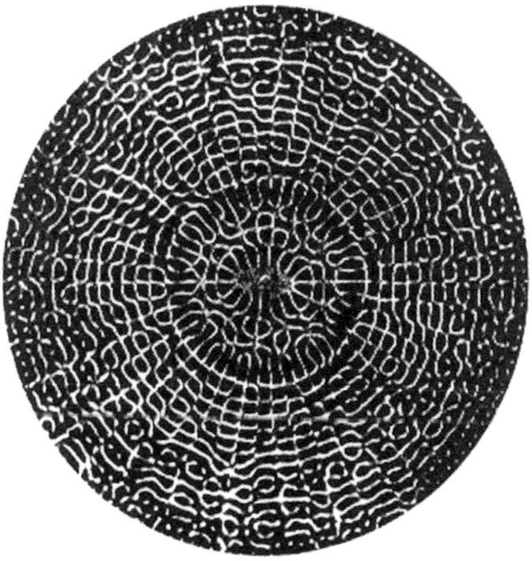

nen Aspekte dieser Erscheinungen schwingungsbedingt sind, haben wir es mit einem Kontinuum zu tun, das sich auf einem Pol des Erscheinungsbildes als eine strukturierte bildhafte Formation darbietet (Form) und auf dem Gegenpol als ein kynetisch-dynamischer Prozess (Welle). Dieses ganze System ist ein Produkt der Periodizität, die ihm zugrunde liegt.«[4]

Hans Jenny war davon überzeugt, dass der Klang als Welle hörbar ist. Er nannte dieses Phänomen den kinetisch-dynamischen Prozess. Das geometrische Muster, das der Klang auf der Platte erzeugt, ist sichtbar. Er bezeichnete dies auch als »strukturierte bildhafte Formation«. Wenn Hans Jenny die Platte berührte und deren Vibration spürte, nannte er dies den Pol, der die »zugrunde liegende Periodizität« erzeugt.

Alle drei Pole – Welle, Puls und Form – wirken zusammen, wenn sie ein Feld erzeugen. Es ist unmöglich, eine Form ohne Welle und Puls zu haben, oder eine Welle ohne Form und Puls. Wenn Sie beispielsweise versuchen, das geometrische Muster mit der Hand zu verändern, so kehrt der Sand unter gleichbleibenden Schwingungsbedingungen erneut in genau dasselbe Muster zurück. Mit anderen Worten, das geometrische Muster – auch wenn es von fester Beschaffenheit zu sein scheint – ist ein Teil des ganzen Feldes, das von einem ihm zugrunde liegenden Ton oder einer Schwingung erzeugt und erhalten wird.

Eine der besonders interessanten Dynamiken eines kymatischen Experiments betrifft jenen Bereich auf der vibrierenden Platte, der sich nicht bewegt und der als Knoten bezeichnet wird. Intuitiv meinen wir, wenn die ganze Platte vibriert, müsse jeder Bereich auf der Platte vibrieren. Doch das ist nicht der Fall. Das Wort Knoten ist ein wissenschaftlicher Ausdruck und bedeutet »ein Punkt, an dem das Ausmaß der Schwingung des stehenden Wellensystems gleich Null ist«.

Beim Beobachten eines Kymatik-Experiments können wir erkennen, dass der Sand innerhalb des Schwingungsfelds der Platte immer zu jenen Stellen hinstrebt, wo eine Null-Bewegung besteht. So, als komme der Sand einen Augenblick lang zur Ruhe und springe dann zurück in das Schwingungsfeld. Je weiter der Sand sich von den Knotenpunkten wegbewegt, desto weniger stimmt er mit den Linien des geometrischen Musters überein. In der Systemwissenschaft werden die Knoten Attraktoren genannt. Ein Attraktor ist ein Gebiet in einem oszillierenden Feld, das alles an sich zieht. Ein Attraktor ermöglicht uns, von einem Energiefeld zum anderen überzuwechseln.

In traditionellen Heilkünsten werden solche Attraktoren Stillpunkte genannt. Der Stillpunkt ist der Ort, an dem ein mentales/körperliches Muster in ein anderes übergeht, sich also ein Wandel vollzieht. Der Psychiater und Psychotherapeut Milton Erickson setzte in seiner Form von Heilkunst Hypnose und in-

4 Jenny 2003, zitiert in: Beaulieu 2010, S. 54

duzierte Trancezustände ein. Er nannte den Zustand der Trance einen neutralen Ort. »Neutral« ist einfach ein anderer Ausdruck für Stillpunkt. Milton Erickson glaubte, dass ein Mensch, der sich in irgendeiner Hinsicht ändern sollte, zuerst einmal in Trance fallen müsse. Dann könne die Begleitperson den Patienten mithilfe von Suggestionen in ein neues Lebensmuster leiten.

Sobald ein System zum Stillpunkt kommt, geschieht eine Veränderung des Musters, das sich um einen neuen Ton herum bildet. In der Hypnose führt der Behandelnde das neue Muster durch verbale Suggestionen ein. Dabei werden verschiedene verbale Methoden verwendet, um einen Stillpunkt herbeizuführen. In der Begleitung mit Stimmgabeln wird das neue Muster durch den hörbaren Ton der Stimmgabeln eingeladen. Die Stimmgabeln sind bewusst so gestimmt, dass es auf natürliche Weise zu einem Stillpunkt kommt.

Sobald der Stillpunkt sich einstellt und ein neuer Ton vorhanden ist, vollzieht sich ein Wechsel von einem alten Muster in ein neues; dieser Wechsel geht immer mit Chaos einher. Damit ein altes Energiefeld zu einem neuen Energiefeld wird, muss das ursprüngliche Energiefeld sich auflösen und zusammenbrechen. Wenn der neue Ton eingeführt ist, gerät das geometrische Muster optisch erst in Unordnung und wird zum Chaos, ehe es sich in eine neue geometrische Form verwandelt.

Der wissenschaftliche Terminus für diese Auflösung, den Zusammenbruch des alten Musters, ist Chaos. Für Chaos gibt es zwei Definitionen. Die erste definiert Chaos als »äußerste Verwirrung oder Unordnung, ganz und gar ohne Organisation oder Ordnung«.[5] Diese Definition beschreibt die Erfahrung von Chaos in unserem Leben. Alles scheint gut zu laufen, doch ganz plötzlich werden wir von irgendetwas »kalt erwischt«, und unser Leben gerät aus den Fugen. Wir beschreiben solche Zeiten mit Redensarten wie »Alles geht mir gegen den Strich«, »Mein Leben ist momentan ein einziges Ärgernis«, »Bei mir läuft momentan alles schief«, »Alles ist durcheinander«, »wahnwitzig« oder »Ich bin mit dem falschen Fuß aufgestanden«.

In der zweiten Definition wird Chaos als »Grenzenlosigkeit des Raums oder (als) formlose Materie« bezeichnet, »die vermutlich der Existenz des geordneten Universums vorausging«.[6] So betrachtet ist Chaos ein natürlicher Teil des Wachstums und der Evolution. Chaos ist notwendiger Bestandteil eines Kontinuums von Energiefeldern, die auseinanderfallen, sich zu neuen Energiefeldern formieren und damit zum universellen Energiefeld führen. Ohne Chaos ist weder Lernen noch Wachstum oder Heilung möglich. Ohne Chaos können auch keine höheren Bewusstseinszustände erreicht werden.

---

5 *Webster's New College Dictionary*, New York 1986, S. 187
6 Ebenda, S. 187

Ilya Prigogine, Nobelpreisträger für Physik, entdeckte die Bedeutung des Chaos in sich verändernden Energiefeldern, während er thermodynamische Systeme erforschte. Er fand heraus, dass alle lebenden Systeme mit der Zeit immer mehr Energie abbauen, was zu Dissonanzen innerhalb des jeweiligen Systems führt. Nach und nach werden diese Dissonanzen stärker, wodurch sich das System immer weiter weg vom Gleichgewicht entfernt. Bald beginnt alles zu wanken. Dieser Auflösungsprozess nimmt zu, bis die bestehende Ordnung innerhalb des Systems zerbricht, wodurch das System ins Chaos stürzt.

Sobald wir eine tief greifende Veränderung vornehmen, ändert sich alles. Wenn wir in unserem Leben die Erfahrung von Chaos machen, bedeutet dies, dass etwas in uns nach Veränderung strebt. Sträuben wir uns gegen das Chaos, ist es so, als versuchten wir beim Autofahren einen anderen Gang einzulegen, ohne vorher zuerst in den Leerlauf zu schalten, was auch wieder eine Form von »neutral« repräsentiert. Wir bezeichnen unser Leben manchmal als »Mühsal« oder als »Plackerei«, wenn es sich nicht in der Weise verändert, wie wir es gerne hätten. Im Idealfall sollten Veränderungen im Leben so leicht sein wie das Gangwechseln beim Autofahren. Das würde bedeuten: Beim Erkennen eines neuen Tons/eines neuen Musters in unserem Leben sollten wir ganz selbstverständlich »in den Leerlauf schalten«, damit aus der neutralen Ebene der neue Ton (beziehungsweise das neue Muster) sich entfalten kann. Wenn wir Auto fahren und im ersten Gang nicht mehr weiterkommen, spüren wir die Notwendigkeit, den Gang zu wechseln, und treten daraufhin auf die Kupplung, gehen durch die Position des Neutralen, um dann einen neuen Gang einzulegen.

Stimmgabeln sind Instrumente, mit denen wir mühelos Veränderungen in unserem Leben bewirken können. Ihre Töne entsprechen archetypischen Mustern, die sich spiralförmig um einen Stillpunkt herum bewegen. Wenn wir sie hören, werden wir zu einem Stillpunkt hingezogen und unser Nervensystem wechselt auf natürliche Weise in einen neuen Ton über.

Das Chaos, das durch diesen Wechsel entsteht, manifestiert sich zuweilen als unbehagliches Gefühl oder als Drang, die momentane Position des Stehens, Sitzens oder Liegens zu ändern. Dann ist es vorbei. Meist verändern wir uns, ohne das Chaos auch nur zu bemerken, weil unsere Wahrnehmung auf den neuen Ton fokussiert ist.

Klang und die fünf Elemente

Das universelle Energiefeld – das ähnlich wie eine Saite funktioniert, die geteilt wird, um verschiedene Töne zu erzeugen – teilt sich in fünf Energiefelder oder Elemente auf: Äther, Luft, Feuer, Wasser und Erde. Auf einer kosmischen Skala symbolisiert jedes Element ein Universalprinzip oder einen Archetypus. Die fünf Elemente kombinieren und vermischen sich auf verschiedene Weise wie musikalische Klänge und erzeugen Energieströme, die alles, was wir kennen und erleben, aufrechthalten – beispielsweise unsere Gedanken, Emotionen und den physischen Körper. Die alten Seher Indiens nannten die fünf Elemente *Shabda* oder heilige Laute. Randolph Stone, der bereits erwähnte Begründer der Polarity-Therapie, stellte sich die Punkte des 5-Stern-Musters als »Elementtöne« vor, die in verschiedener Intensität klingen und die Musik des Lebens erzeugen. Er nannte das 5-Stern-Muster »geometrische Klaviatur der Natur«[7].

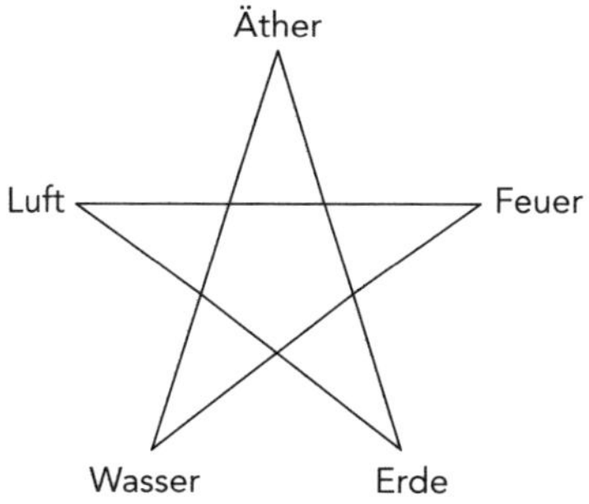

Archetypische Elemente werden in den philosophischen, religiösen und alten medizinischen Traditionen vieler Kulturen erwähnt. Alle sprechen von einer Hauptenergie, die sich teilt und sich in einem Verdichtungsprozess zu Elemente-

7 Randolph Stone, zitiert in Beaulieu 2010, S. 126, 127

qualitäten transformiert. Vasant Ladd beschreibt diesen Prozess der Aufteilung in verschiedene Qualitäten aus der Perspektive der ayurvedischen Medizin:

»Die indischen Weisen (Rishis) glaubten, dass am Anfang der Welt ein nichtmanifestes Bewusstsein stand. Dieses umfassende Bewusstsein erzeugt aus sich heraus die feinen Schwingungen des lautlosen kosmischen Urlautes Om. Aus dieser Schwingung entstand zuerst das Element Äther. Das Element Äther schuf durch seine subtilen Schwingungen die Luft, bei der es sich um Äther in Bewegung handelt. Die Luftbewegung ihrerseits schuf Reibung, diese wiederum kreierte Hitze. Teile der Hitzeenergie schlossen sich zu hellstem Licht zusammen – das Element Feuer war geboren. Und so manifestierte sich der Äther erst als Luft, dann als Feuer. Die Hitze des Feuers brachte nun einige der ätherischen Elemente zum Schmelzen. Über das Flüssigwerden entstand das Element Wasser und verdichtete sich später, um Moleküle der Erde zu formen. So erklärt sich das Vorhandensein des Äthers in allen vier Elementen: der Luft, dem Feuer, dem Wasser und der Erde.«[8]

Auch in der abendländischen Kultur war die besondere Bedeutung der Elemente bekannt. So basierte zum Beispiel die griechische Philosophie auf der Lehre von den Elementen, denen spezifische menschliche Eigenschaften zugeordnet wurden: Moral (Feuer), Ästhetik und Seele (Wasser), Verstand (Luft) und physischer Leib (Erde) wurden als Ausdrucksformen der Elemente gesehen. Hippokrates, der Begründer der heutigen westlichen Medizin, unterteilte die Menschen in vier Charaktere oder Temperamente: den Phlegmatiker (Erde), den Choleriker (Feuer), den Sanguiniker (Luft) und den Melancholiker (Wasser). Interessanterweise wurden die Elemente im Mittelalter und in der Renaissance wiederentdeckt und von drei hervorragenden Gelehrten mit der »Sphärenmusik« in Verbindung gebracht – dem Jesuitenpater Athanasius Kircher, dem englischen Rosenkreuzer Robert Fludd und dem Astronomen Johannes Kepler. Robert

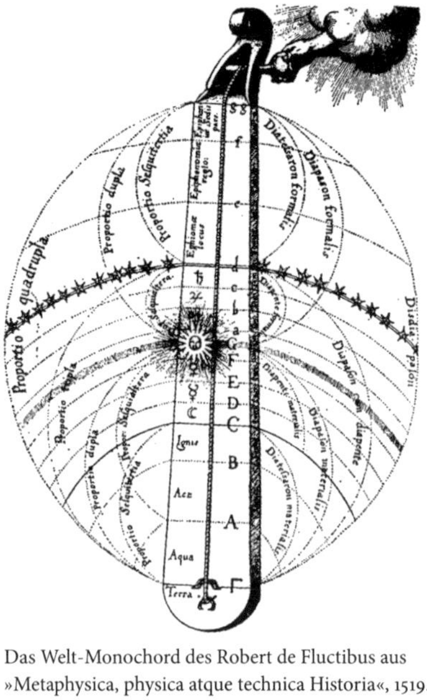

Das Welt-Monochord des Robert de Fluctibus aus »Metaphysica, physica atque technica Historia«, 1519.

8 Ladd, Vasant: *Selbstheilung mit Ayurveda. Das Standardbuch der indischen Heilkunde*, Frankfurt 2010. Zitiert in Beaulieu 2010, S. 36

Fludds Welt-Monochord verdeutlicht die Beziehung der Elemente zu Klang und Schöpfung.

In »Musik, Magie, Mystik« erläutert Fritz Stege, was wir uns unter dem Welt-Monochord vorzustellen haben:

»Das von Pythagoras entwickelte Tonmessgerät hatte die Form eines länglichen Resonanzkastens. Es galt mit der darüber gespannten Saite als in der Erde verankert. Pythagoras bestimmte mit seiner Hilfe die Intervalle. Der Einklang des Instruments entspricht dem Gammazeichen und somit dem Schlüsselton der mittelalterlichen Kompositionslehre. In dem nächstfolgenden Ton, der Sekunde, sind alle anderen Elemente vereint: Wasser, Feuer, Luft – und das entspricht der gesamten materiellen Welt.«[9]

Die folgende Grafik zeigt den Menschen in Beziehung zu den Elementen:

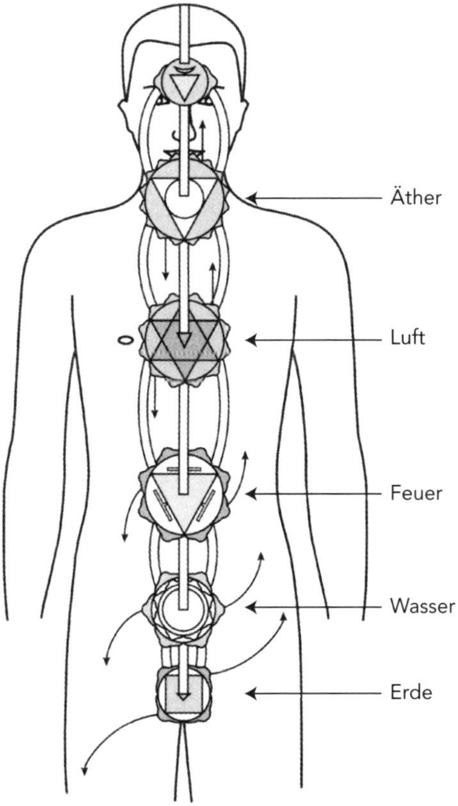

Quelle: R. Stone, »Polarity Therapie«

9 Hamel, Peter Michael: Durch Musik zum Selbst, München 1976, zitiert in Beaulieu 2010, S. 37

Im Zentrum der Illustration sind die drei Energieströme zu sehen. Der eine verläuft als vertikal durch die Mitte des Körpers, während die beiden anderen ineinander verflochtene Linien bilden. Gemeinsam formen sie das Symbol des Caduceus (Schlangenstab des Hermes). Der Caduceus war in der Antike das Insigne der ägyptischen und griechischen Ärzte.

Randolph Stone erklärt die Bedeutung des Caduceus-Symbols so:

»Die beiden Schlangen repräsentieren das Geistprinzip in seinen dualen Aspekten. Auf der rechten Seite fließt der feurige Atem der Sonne und bildet den positiven Pol und die vitale Energie, die von den Chinesen Yang genannt wird und von den Indern Pingala. Links strömt im Körper die kühlende Energie des Mondes und das Gegenstück von Yang. Die Chinesen bezeichnen diese Energie als Yin, die Inder als Ida.«[10]

Obwohl der Caduceus bis heute das Symbol der Ärzteschaft geblieben ist, wird seine energetische Bedeutung von der heutigen Medizin nicht mehr verstanden. Die durch den Schlangenstab symbolisierten Ströme lassen sich auch als Energiewellen sehen, die sich teilen, um im physischen und psychischen Körper des Menschen Kraftzentren der Elemente, oder auch Chakren genannt, zu schaffen. Der Begriff »Chakra« stammt aus dem Sanskrit und bedeutet «ein sich drehendes Energierad«. Die Chakren sind in der Abbildung auf der vorhergehenden Seite wie Lotusblüten mit jeweils abnehmender Anzahl Blätter abgebildet, was eine Verdichtung der Schwingung symbolisiert. In alten Darstellungen sind die Chakren wie Spinnräder und ohne jede symbolische Ausschmückung dargestellt.

10 Randolph Stone, zitiert in Beaulieu 2010, S. 39

Die fünf Elemente ins Gleichgewicht bringen

Es gibt kein Patentrezept, mit dessen allgemeingültiger Hilfe die Elemente bei einem Menschen ins Gleichgewicht zu bringen sind. Das Streben nach Gleichgewicht ist eine bewegliche, sich ständig verändernde Wechselwirkung der Elemente zwischen dem Selbst, der äußeren Umgebung und dem Kosmos. Es gibt nur unsere Fähigkeit, mit jedem Element zur richtigen Zeit daran teilzunehmen. Wenn die Beweglichkeit der Elemente verloren geht, werden wir krank. Eine gute Metapher für das Verständnis unserer Beziehung zu den fünf Elementen ist das Bild vom Drachenflieger. Es mag so aussehen, als schwebe der Drachenflieger mühelos dahin; doch bei näherer Betrachtung wird erkennbar, dass er sich Tausende Male an die sich verändernden Luftströme anpasst. Der Drachenflieger achtet auf die Luftströmungen, weil er weiß, dass er abstürzt, wenn er sich nicht auf sie einstellt. Ändern sich die Luftströmungen, ist der Drachenflieger sofort in Alarmbereitschaft und passt sich augenblicklich den veränderten Bedingungen an. Für uns als Zuschauer sieht es so aus, als gleite er mühelos dahin. Doch diese scheinbare »Mühelosigkeit« erfordert eine Menge Wissen, spezifisches Training, Übung, Kondition und die richtige innere Einstellung.

Das ideale Gleichgewicht der Elemente wird dadurch erreicht, dass wir uns unaufhörlich an den fünf Elementen orientieren. Eine Skala für jedes Element kann uns helfen, die Beziehung zwischen den verschiedenen Elemente-Kombinationen und die jeweilige Ausrichtung darauf besser zu verstehen. Jedem Element können auf der Skala, die von der geringsten bis zur höchsten Intensität reicht, zum Beispiel die Stufen 1 bis 10 zugeordnet werden. Stufe 1 ist die schwächste und Stufe 10 die intensivste Ausdrucksform eines Elements. Unsere täglichen Handlungen müssen mit den Elemente-Strömen übereinstimmen, die zum jeweiligen Vorkommnis führen. Lassen Sie mich das an einem Beispiel illustrieren: Sie gehen zu einer Bank. Das erfordert ein Elemente-Muster, das aus 8 auf der Erd-Skala, 4 auf der Wasser-Skala, 3 auf der Feuer- und 1 auf der Luft-Skala besteht. Dem Bankbeamten Ihr Anliegen vorzubringen, erfordert eine Veränderung hin zu einer 6 bei der Erde, einer 3 beim Wasser, einer 7 beim Feuer und einer 2 bei der Luft. Dem Bankbeamten schließlich zu danken, erfordert eine weitere Veränderung hin zu einer 3 bei der Erde, einer 5 bei dem Wasser, einer 4 beim Feuer und einer 2 bei der Luft. Anschließend nach Hause zu fahren, verlangt nach einer 2 bei der Erde, einer 1 beim Wasser, einer 9 beim Feuer und einer 7 bei der Luft.

Manchmal stehen unsere Handlungen nicht im Einklang mit dem Fluss der fünf Elemente. Ich kenne einen Film über die Samurai, in dem die Hauptfigur ein Krieger ist, der seine Männer mit +10 Feuer anleitet. Seine Stimme klingt laut, von einem Staccato-Rhythmus getragen. Mit großem Erfolg brüllt er Kommandos aufs Schlachtfeld, feuert seine Leute an und wird von seinen Männern hoch geachtet. Danach folgt ein Szenenwechsel: Der Mann befindet sich nun nicht mehr auf dem Schlachtfeld, sondern in seinem Bambushaus, wo er mit seiner Ehefrau, einer Geisha, auf einer Reismatte liegt. Beide schauen sich gegenseitig in die Augen, die Szene wirkt spontan und spielerisch. Das Element Wasser ist bei Stufe +8 und im Begriff, noch weiter anzusteigen. Plötzlich spricht er in einer hier völlig unangebrachten +10 Feuer-Stimme zu ihr, so, als befinde er sich auf dem Schlachtfeld und befehlige seine Männer. Sie senkt den Kopf, und zur gleichen Zeit zeigt die Kamera eine Blume, die welkt – als sei das gesamte Wasser durch das überschüssige Feuer verdampft worden.

Die fünf Elemente sind Bestandteile der traditionellen westlichen und östlichen Heilkünste. Die moderne Wissenschaft ihrerseits verlangt danach, sich im Leben Veränderungen anzupassen. Der mehrfach für den Nobelpreis nominierte Mediziner Hans Selye definiert Stress als Anpassung an Veränderung. Wenn uns dieser Anpassungsprozess nicht gelingt, tragen wir Belastungen in unser Leben. Menschen, die sich mühelos auf Veränderungen einstellen, werden Wechsel als etwas Spannendes, Neues und dadurch als euphorischen Stress erleben, den Selye Eu-Stress bezeichnet.

Vergegenwärtigen Sie sich den Drachenflieger, der durch die Lüfte schwebt. Plötzlich ändert sich der Wind, und der Flieger versäumt es, sich sofort daran anzupassen. In seinem Körper wird unverzüglich ein Alarm ausgelöst, die sogenannte Biochemie des Stresses. Er kann diesen Alarm ignorieren; doch die Alarmreaktion wird stärker werden. Das ist so, als wolle jemand den Wecker überhören, obwohl er lautstark klingelt. Der Samurai-Krieger befand sich auf dem Schlachtfeld im Eu-Stress – einem Ort, an dem viele andere Menschen größte Qualen erleben. In seinem eigenen Schlafzimmer spürte er jedoch Dis-Stress. Das mag seltsam anmuten; doch aus der Fünf-Elemente-Perspektive betrachtet, ist der Samurai ein Beispiel für einen Menschen, der auch lernen muss, sich besser ans Wasser-Element anzupassen, wenn dieses situationsbedingt einen hohen Skalenwert hat.

Die moderne wissenschaftliche Stresstheorie und die Fünf-Elemente-Lehre sind sich sehr ähnlich. Beide betonen die Bedeutung situationsbezogener Anpassung, und auf Grund von beiden Modellen wurden therapeutische Methoden entwickelt, die diese Einstimmung erleichtern. Im Kern sind die Ansätze identisch. Der Unterschied liegt lediglich in der spezifisch anders fundierten Theorie. Die Stresstheorie basiert auf dem, was ich eine reduktionistische Wissenschaft bezeichne, und konzentriert sich auf erlebte Veränderungen. So fragt ein Therapeut zum Beispiel eine Person, ob sie in letzter Zeit ein Familienmitglied verloren, ob sie die Arbeitsstelle gewechselt, ob sie ein Haus gekauft oder Urlaub gemacht habe. Dann ordnet er der Energie, die nötig ist, um die jeweilige Veränderung gut zu bewältigen, einen Skalenwert zu. Je höher die Zahl ist, desto größer ist das Stressniveau für die betroffene Person.

Die Fünf-Elemente-Lehre ist hingegen mehr als systemorientierter Zugang zu verstehen und fokussiert auf Energiefelder, welche die Dynamik von Lebensereignissen erst erzeugen. Beide Methoden, die systemtheoretische und die reduktionistische, erfordern die Fähigkeit, das Leben und die damit verbundenen Ereignisse und Verhaltensweisen zu beobachten und treffend einzuschätzen. Die Fünf-Elemente-Lehre verlangt noch einen zusätzlichen Schritt: Das Beobachtete muss intern in Elemente übertragen werden. Sobald ein bestimmtes Elemente-Muster verstanden worden ist, wird es zur Grundlage für die Wahl von passenden Vorgehensweisen, die der aktuellen Situation angemessen sind. Das einem bestimmten Verhalten zugrunde liegende Elemente-Energiemuster wird außerdem zu einem »Instrument«, mit dem wir uns auf zukünftige Veränderungen vorbereiten können.

Im Sinne einer klareren Darstellung und einem verständlichen Lernprozess wird im Folgenden jedes Element einzeln aufgeführt. Diese Aufteilung in reine einzelne Elemente ist insofern künstlich, zumal alle in verschiedenen Kombinationen jederzeit in unserem Leben präsent sind. Im Kapitel über die pythagoreischen Stimmgabeln und die fünf Elemente werden Wege zum Evaluieren und Kombinieren der Elemente vorgestellt, dank denen Behandlungen gestaltet werden können. Zunächst möchte ich aber die charakteristischen Eigenschaften der Elemente umschreiben und erklären. Das wird Ihnen den sachkundigen Umgang mit den Tönen, die jeweils mit den einzelnen Elementen assoziiert werden, erleichtern. Egal, ob Sie mit den Stimmgabeln Klänge selbst erzeugen oder nur zuhören. Ich empfehle Ihnen, die einzelnen Elemente und die dazu gehörenden Informationen genau zu studieren und die vorgeschlagenen Anwendungen auszuprobieren. Das ist eine wertvolle Vorbereitung für die spätere Durchführung komplexer Elemente-Sitzungen. Ich schlage zudem vor, dass Sie sich jeweils Farbe und »Gefühlston« eines Elements vorstellen, bevor Sie die Abläufe durcharbeiten. Dafür können Sie die Stimmgabel jeweils an Ihrem Knie anschlagen oder wenn es mehrere Gabeln sind, direkt aneinander (Oberton anschlagen).

Element Äther

Äther Stimmgabel Anwendung/Ablauf	C–C512 C–G C–C512
Schlüsselwort	Vision, Raum
Farbe	blau
Emotion	(–) Kummer, Verlust, Reue, Leid (+) Ekstase, Glücksgefühl, Freude, Fröhlichkeit
Beschaffenheit des Gewebes	(–) schlaff, weich, matt (+) Ausdehnung; entspannt, sanft und zugleich fest; spannkräftig/elastisch
Profil	(–) Verlust, Verwirrung, Herumwandern ohne Ziel (+) eine Vision haben, intensives Wohlbefinden, Gleichgewicht; Raum, damit Dinge geschehen können; alles ist gerade richtig so; Jubel; Botschaften von einer höheren Instanz
Bewegung	offen

ERLÄUTERUNG

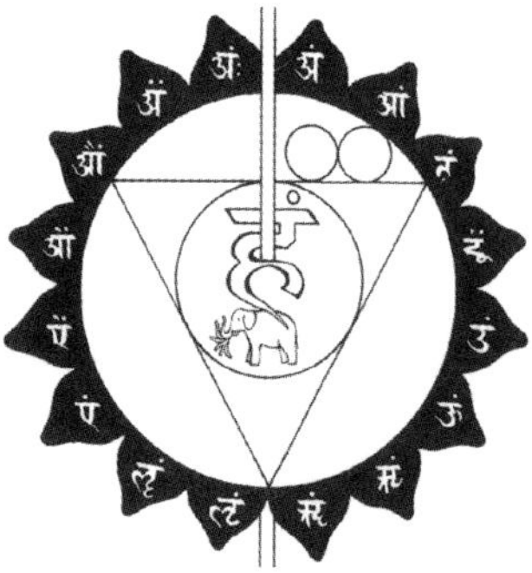

Äther ist Raum. Es gibt viele verschiedene Eigenschaften von Äther in unserem Leben, die durch zahlreiche Arten des Raums repräsentiert werden. Jeder Raum hat seine eigenen Dimensionen, in denen verschiedene Aktivitäten stattfinden. Die Aktivitäten innerhalb des Äther-Raums sind die vier Elemente Luft, Feuer, Wasser und Erde, die sich fortwährend in verschiedenen Kombinationen miteinander mischen. Wir können Räume für vielerlei Mischformen schaffen, innere emotionale Räume für Glück, Trauer, Wut, Leid, Freude und Frieden – und ebenso mentale Räume für unsere Gedanken. Manchmal sagen wir »Ich brauche einfach etwas Raum, um darüber nachzudenken« oder »Gib mir bitte etwas mehr Raum«.

Wir suchen in unserem Leben zu verschiedenen Zeiten verschiedene Räume auf. Manchmal haben wir das Bedürfnis nach Räumen im Freien, nach Räumen im Inneren, nach offenen oder geschlossenen Räumen, nach großen oder nach kleinen Räumen. Wir suchen uns warme oder kalte Räume, helle, dunkle oder bunte Räume. Manchmal benötigen wir einen ruhigen, friedlichen Raum oder wir fühlen uns von einem geräuschvollen oder chaotischen Raum angezogen.

Als ich 1973 von Indiana nach New York zog, suchte ich nach einem Raum, in dem ich leben konnte. Ich schaute mir ein kleines Apartment an und hatte das Gefühl, ich würde darin ersticken. Als ich das Haus verließ, atmete ich erst einmal tief durch. Die Immobilienmaklerin sagte zu mir, Menschen, die aus Landesgegenden wie Indiana kämen, bräuchten mehr Raum. Sie fuhr mit mir in den Süden Manhattans und zeigte mir großflächige Lofts. Ich fand eines – es war nicht besonders schön, aber äußerst geräumig. Zu meiner Überraschung wollte zu jener Zeit niemand in großen Räumlichkeiten wohnen. Ich aber wusste, dass ich hier frei atmen und dank diesem offenen Raum entspannt leben konnte.

Kolleginnen und Kollegen aus dem Krankenhaus, in dem ich damals arbeitete, reagierten sehr unterschiedlich auf den Raum. Eine Krankenschwester meinte: »Dieser Raum ist zu groß. Er macht mir richtig Angst. Fühlen Sie sich nicht verloren hier drin?« Ein Psychiater sagte: »In einem solchen Raum war ich noch nie. Meine Patienten würden hier ausflippen.« Doch ein Kollege, der ebenfalls als Musiktherapeut arbeitete und in Texas aufgewachsen war, verstand mein Bedürfnis nach Geräumigkeit und fand den Raum fantastisch.

Raum ist überall in unserem Leben. Und es gibt Räume innerhalb von Räumen. Beispielsweise sind wir in einem Raum, das heißt, in unserem Zimmer, das sich wiederum in unserem Haus, ebenfalls einem Raum, befindet. Unser Haus steht auf unserem Grundstück und unser Grundstück innerhalb des Raumes, der unsere Stadt bildet. Unsere Stadt ist im Bereich, das heißt, im Raum unseres Landkreises, und unser Landkreis im Raum unseres Bundeslandes, das sich wiederum im Raum unseres Landes befindet. Unser Land ist im Raum unserer Welt, die wiederum im Raum unseres Sonnensystems ist, das sich wiederum im Raum unseres Universums befindet – und so weiter.

Wir bewegen uns fortwährend von einem Raum in einen anderen. Manchmal hat es den Anschein, als seien wir auf einer endlosen Suche nach dem passenden Raum. Wenn wir keine Lust mehr haben, uns im Raum unseres Zimmers aufzuhalten, gehen wir in einen anderen Raum unseres Hauses. Wir nehmen zuerst eine Veränderung vor, die unseren äußeren Raum betrifft, danach aber auch unseren inneren. Wenn wir einen anderen Raum betreten, ändern sich unsere Gedanken, Emotionen und unser Körper. Schriftsteller sind immer auf der Suche nach dem perfekten Raum, in dem sie schreiben können. Maler brauchen einen Raum mit dem richtigen Licht, um malen zu können.

Räume zu wechseln ist eine Form, sich selbst zu »stimmen«. Vielleicht ist das der Grund, warum das Äther-Element mit Klang assoziiert wird. Als ich einmal Tonaufnahmen machte, befanden wir uns in einem schalldichten Raum. Die Mikrofone waren alle nach oben gerichtet worden, damit sie die feinen Obertöne der Stimmgabeln aufnehmen konnten. Als wir uns die Aufnahme anhörten, war da noch immer ein Ton erkennbar, der nicht von den Stimmgabeln stammte. Ich fragte den Toningenieur, was dieses Summen im Hintergrund sei, und er erwiderte, das sei der Raumton des Aufnahmestudios. Er erklärte mir, dass jedes Aufnahmestudio einen anderen Eigenklang habe.

Räume in unserem Körper werden vom Äther-Element bestimmt. Wenn der Raum zwischen den Gelenken unseres Körpers zu eng oder zu schlaff ist, entsteht eine Dissonanz in unserem harmonischen Feld. Das ruft eine Veränderung in unseren Gedanken, Emotionen und in unserem physischen Körper hervor. Beispielsweise kann ein verengter Raum im Gelenk des Zeigefingers oder in einer Gelenkfuge unseres Schädels eine Auswirkung auf den gesamten Energiefluss in unserem Körper haben.

Wenn wir die Rolle des Äthers verstehen und damit arbeiten, wird uns oft bewusst, wie wichtig Raum in unserem Leben ist. Beispielsweise fühlen wir uns gestresst und machen deshalb in der Karibik Urlaub. Wir verlassen also den kleinen Raum unseres Büros und betreten den weiten Raum eines Strandes. Durch unsere Arbeit mit Äther können wir etwas tun, was unseren Raum verändert, um eine harmonische Veränderung in den Wellenmustern der anderen vier Elemente zu erreichen.

Element Luft

Luft Stimmgabel Anwendung/Ablauf	C–G C–C512 C–F C–G
Schlüsselwort	Verstand und Intellekt
Emotion	(–) Verhandeln, Lust (+) Mitgefühl
Beschaffenheit des Gewebes	(–) schnelle, fahrige Bewegung; flatterhaft (+) heiter; schnelle Bewegung, bei der ständig die Richtung gewechselt wird; leicht; hell; fließend
Profil	(–) verwirrt, zerstreut; Unfähigkeit, Entscheidungen zu treffen; eine Sache sagen und eine andere tun; ungeduldig und wertend (+) klares Denken; Ziele setzen; hervorragend in Problemlösung; kommt leicht ins Gespräch; Fähigkeit zur Hingabe; Ideenreichtum; hochgestimmte oder leichte Lebensart
Bewegung	leicht, schnell, wendig, fliegend

ERLÄUTERUNG

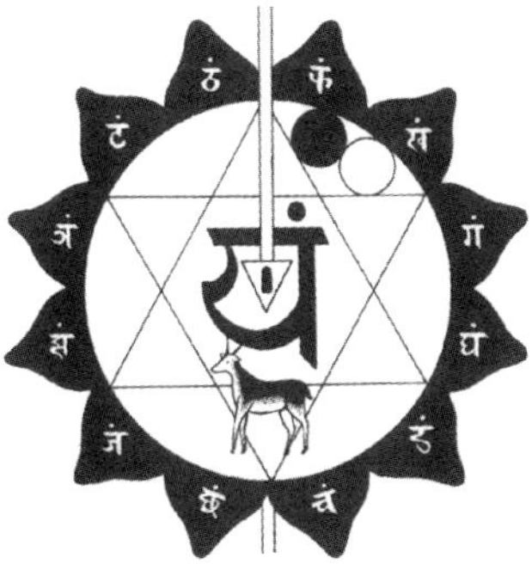

Luft ist überall. Wenn wir auf diese Welt kommen, holen wir als Erstes tief Luft. Wo immer wir hingehen, benötigen wir Luft. Selbst wenn wir im Flugzeug fliegen, atmen wir Luft ein und aus. Wir schwimmen unter Wasser und atmen dabei mithilfe einer Tauchflasche, und wir atmen, wenn wir schlafen. Überall, wo wir sind, brauchen wir Luft zur Erhaltung unseres Lebens. Luft hat viele verschiedene Eigenschaften: Sie kann frisch oder verbraucht, kalt oder heiß, feucht oder trocken sein; es gibt Meeresluft, Gebirgsluft und Stadtluft. Luft kann sich ausdehnen, aufsteigen und sich schnell in Strömungen bewegen, was wir dann etwa als Brise, Wind, Luftstrom, Sturm, Zyklon oder Böe bezeichnen.

Wenn jemand wirklichkeitsfremd ist und sich treiben lässt, sagen wir »Er ist ein Luftmensch. Er ist irgendwo, aber nicht auf dem Boden«. Einen Menschen, der ständig in seinen Gedanken ist, nennen wir einen »Hans-Guck-in-die-Luft«.

Luft steht für Intellekt und Gedankenprozesse. Das Luft-Element liebt es, sich frei zu bewegen, und kann sich unbehaglich oder gefangen fühlen, wenn es sein Tempo verringern muss. Die Luft in einem Ballon scheint von fester Beschaffenheit zu sein, aber in Wirklichkeit ist sie viel Druck ausgesetzt. Platzt der Ballon, explodiert die Luft. Menschen mit ausgeprägten Eigenschaften des Luft-Elements wirken manchmal ruhig, doch innerlich wälzen sie häufig viele Gedanken und setzen sich selbst oft unter Druck. Wenn ein Mensch unzählige Ideen hat und sie niemals umzusetzen scheint, sagen wir in der Sprache der Elemente, er sei ein »Luftikus« oder er habe »seinen Kopf in den Wolken«. Wenn uns das, was jemand sagt, missfällt, dann sagen wir manchmal »Ach, das ist nur eine Menge heiße Luft«.

Das Bewegungsmuster der Luft besteht aus Geschwindigkeit und Zickzackbewegungen, die in verschiedene Richtungen gehen. Zuweilen sagen wir zu Kindern, die sich auf diese Weise bewegen, sie hätten »Ameisen in den Hosen«. Wenn Erwachsene Luft als Element intensiv ausleben, fällt es ihnen oft schwer, Entscheidungen zu treffen. Sie gehen dann manchmal unruhig auf und ab und von einem Zimmer ins andere. Wenn in einer Gruppe von Menschen zu viel Luft ist, dann sagen wir, sie sei »ruhelos«. Wenn diese Luft gehalten und gesteuert wird, finden wir, die Gruppe sei »konzentriert und hellwach«.

Spricht ein Mensch mit einem anderen, der ebenfalls ein Luft-Muster aufweist, dann sprechen beide schnell und manchmal ziellos und springen von einem Thema zum nächsten. Beispielsweise sagt eine Person: »Ich finde, wir sollten ins

Kino gehen, wir können aber auch zu Hause bleiben. Oder – machen wir doch lieber einen Spaziergang. Wir können aber auch einen kleinen Spaziergang machen, uns dann im Kino einen Film ansehen und danach nach Hause gehen. Statt einen Spaziergang zu machen, können wir erst essen gehen und dann ins Kino. Oder vielleicht sollten wir lieber zu Hause essen und uns dann einen Film im Fernsehen anschauen.« Während sie sprechen, bewegen sich ihre Körper wahrscheinlich in einem schnellen Rhythmus und lassen immer mehr Erregung erkennen.

LUFT-ELEMENT IN DER WERBUNG

Luft-Infomercials reden Ihnen ein, Sie könnten einfach alles tun, was Sie nur wollten. Sie bräuchten es nur auszusprechen. So gibt es Werbespots für Reisen, die Ihnen suggerieren, dass Sie nach Hawaii reisen und dabei Zwischenstation in Utah machen können, um dort Ski zu fahren. Auf Hawaii können Sie dann einen Vulkan besichtigen, an den Strand gehen, Golf spielen, in ausgezeichneten Restaurants essen und sich an drei verschiedenen Orten bei abendlichen Veranstaltungen amüsieren. Außerdem können Sie wandern, mit dem Helikopter fliegen, segeln, schnorcheln und surfen. Am Ende des Spots erklärt der Sprecher in einem atemberaubenden Tempo, wie man das Ticket kauft und welche Einschränkungen dafür gelten. Die Restriktionen, die zum Element Erde gehören, sind nicht so wichtig, was vor allem zählt, ist die Fantasie des Luft-Elements.

Element Feuer

Feuer Stimmgabel Anwendung/Ablauf	C–G C–E C–A
Schlüsselwort	Bewegung, Motivation
Emotion	(–) Ärger, Wut (+) Versöhnung, Motivation
Beschaffenheit des Gewebes	(–) Beben; übermäßige Hitze; Reibung; Gefühl, sich an etwas zu reiben (+) Lebendigkeit; Wärme; Gefühl, zu glühen
Profil	(–) kann sich nicht durchsetzen; Aggression, will immer mit Gewalt seinen Weg bahnen oder sich durchsetzen; dominant, herrisch; Theatralik (+) unternehmend, aktionsbereit; Wärme; Eintreten für sich und seine Ideale; versöhnlich; viel Theatralik als Vergnügen
Bewegung	zielgerichtet

ERLÄUTERUNG

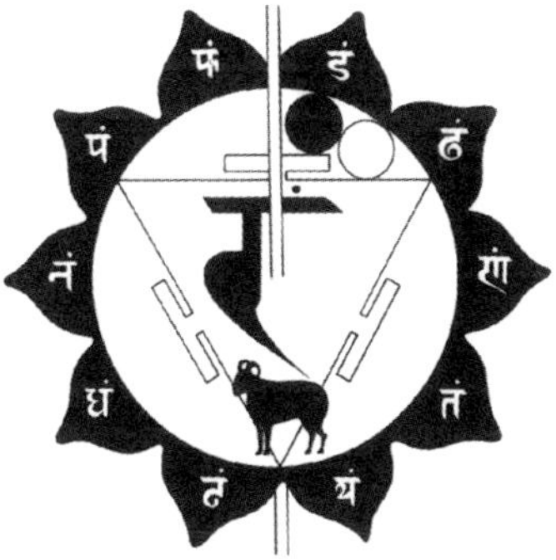

Feuer ist Motivation. Feuer schießt aufwärts und tut dies, ohne nachzudenken. Der Werbespot der Firma Nike, der beschwört »Just do it« (Tu's einfach!), erfasst das Wesen des Elements Feuer sehr treffend. Es gibt viele verschiedene Arten und Eigenschaften von Feuer. Wir können in unserem Kamin ein sanftes Ascheglühen oder ein prasselndes Feuer haben. Stets lautet die Frage: »Welche Art und Eigenschaft des Feuers benötigen wir?« Die Antwort liegt in unserer Einbildungskraft und in unserer Erfahrung mit unterschiedlichen Feuern. Vielleicht brauchen wir, um gut zu schlafen, ein sanftes, warmes, glühendes Aschenfeuer. Wenn wir Sport treiben, brauchen wir vielleicht ein starkes, helles, loderndes Feuer. Um uns selbst zum Malen oder Schreiben zu motivieren, brauchen wir einen Feuerfunken, der unsere Kreativität anfacht.

Wenn wir wirklich wütend auf jemanden sind, sagen wir »Dieser Mensch bringt mich zur Weißglut«. Wenn wir etwas unbedingt wollen, sagen wir »Ich brenne darauf« oder »Ich bin heiß darauf«. Wenn uns für etwas die Motivation fehlt, sagen wir manchmal »Heute habe ich gar keine Energie, keinen Antrieb«. Wenn wir in unserer Arbeit eine Veränderung vornehmen müssen und deshalb jemanden entlassen, »feuern« wir ihn. Bei einem kriegerischen Angriff »feuern« Soldaten auf die Gegner.

Wenn unser gesamtes inneres Feuer erloschen ist, leiden wir unter »Burnout« – ein Krankheitsbild, das für Ausgebranntsein steht. Unsere Körpertemperatur ist im Idealfall ein gleichmäßiges »Feuer«. Hohes Fieber ist wie ein tobendes Feuer, und bei einer Temperatur, die zu niedrig ist, fehlt es uns an Feuer. Wenn wir jemandem begegnen, der uns inspiriert und erfolgreich Dinge in Bewegung bringt, dann sagen wir von ihm »Er ist wirklich ein feuriger Mensch«. Wenn aber jemand zu viel agiert und nicht weiß, wann er aufhören soll, sagen wir »Er hat zu viel Feuer«.

Während eines Polarity-Kurses im nördlichen Bundesstaat New York organisierten wir einen Feuertag. Die Teilnehmer fokussierten bei der Polarity-Körperarbeit aufs Feuer-Element und erzeugten mit den vorhandenen Stimmgabeln Feuer-Klänge. Draußen, etwa siebzig Meter vom Seminarraum entfernt, errichtete ich für den Abend eine große Feuerstelle. Ich ging völlig in meiner Tätigkeit auf und stapelte die Holzscheite so hoch, dass sie mich überragten. Plötzlich hatte ich einen zündenden Gedanken. Er kam mir einfach so, und ich stellte ihn nicht in Frage, auch wenn ich es eigentlich besser hätte wissen müssen.

Ich ging in die Garage, holte den Kanister mit dem Benzin für den Rasenmäher und goss Benzin auf das Holz. Ich dachte, ich hätte nur ganz wenig darauf geschüttet, gerade genug, um das Feuer in Gang zu bringen. Dann trat ich ein Stück zurück und warf ein Streichholz auf den riesigen Holzstoß. Das Nächste, was ich registrierte, war ein lautes »Wommm«. Ich wurde einen Meter nach hinten geschleudert und fiel um. Die Fenster des Seminarraums erzitterten durch die Schockwelle. Die Kursteilnehmer, die mitten in ihrer Feuer-Körperarbeit waren, sprangen auf. Wie sie aus dem Fenster schauten, sahen sie ein riesiges, loderndes Feuer. Alle waren im Feuer-Element, und alles schien so zu sein, wie es sein sollte. Ich rappelte mich hoch und dachte dabei: »Nach all diesen Jahren, in denen du mit Feuer gearbeitet hast, hättest du vorsichtiger sein müssen. Du hättest dich nicht so mitreißen lassen dürfen.«

FEUER-ELEMENT IN DER WERBUNG

Fitnesstrainer mit muskulösen (Feuer-)Körpern verkaufen Übungsprogramme und Geräte mit enormer Feuerenergie. Sie sind Motivatoren, die uns mit aufmunternden Worten anregen, wie »Na los, komm schon, komm schon!«. Sie animieren langsame, vom Erd-Element geprägte Menschen und seichte, vom Wasser-Element geformte Personen dazu, mehr Feuer in ihr Leben zu bringen. Wenn Sie sich von diesen Feuer-Trainern mitreißen lassen, können Sie Gewichte stemmen, rennen, Berge erklimmen und eine spezielle, energiefördernde Nahrung zu sich nehmen. Und alles können Sie »jetzt gleich« tun!

Element Wasser

Wasser Stimmgabel Anwendung/Ablauf	C–G C–D C–B
Schlüsselwort	Bindung, Kreativität
Emotion	(–) Eifersucht, Besitzstreben, Neid, Anhänglichkeit (+) nährend, liebevoll, fürsorglich
Beschaffenheit des Gewebes	(–) wässrig, fließend, flüssig, Bewegung (+) sprudelnd, quellend, schwammig, breiig, kalt
Profil	(–) hält an etwas/jemandem fest, eifersüchtig, besitzergreifend; kann sich abwenden und jemandem die kalte Schulter zeigen; geheimniskrämerisch, bedeckt (+) kreativ; lässt Menschen/Dinge kommen und gehen; Mühelosigkeit; ungezwungene Interaktion; Loyalität

ERLÄUTERUNG

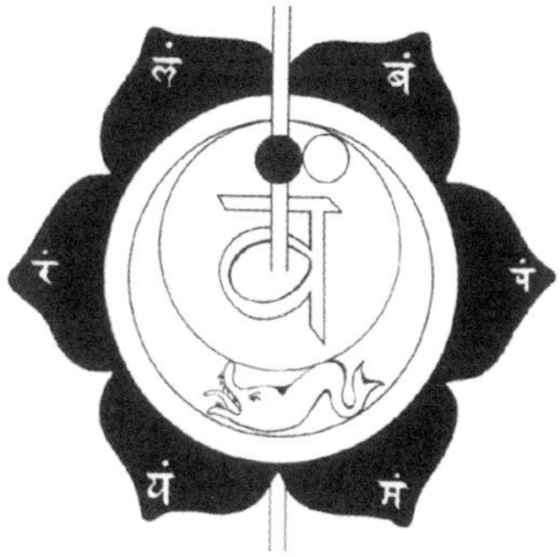

Wasser fließt auf verschiedenste Weise. Es kann ein sich sanft dahinschlängelnder Bach oder eine reißende Flut sein. Wasser kann quellen, spritzen und wogen. Wir können Wasser gießen und verschütten. Wasser erzeugt Wellen, Fontänen, Kräusel, Strudel, Strömungen, Soge, Sturzwellen, Wogen, Wirbel und speist Becken.

Wasser hat Tausende von Eigenschaften: Es gibt kochendes Wasser, heißes Wasser und warmes Wasser, lauwarmes Wasser, kühles Wasser, eiskaltes Wasser und sprudelndes Wasser. Es gibt Gewässer wie Teiche, Bäche, Flüsse, Priele, Ozeane, Golfe, Meere, Zuflüsse und Reservoirs.

Wasser ist etwas Vergnügliches. Wir schwimmen im Wasser, stellen aus Wasser Getränke her, freuen uns über kühle Regenschauer an einem heißen Tag und betreiben alle möglichen Wassersportarten. Auf gefrorenem Wasser fahren wir Ski und Schlittschuhe, und wir inhalieren heißes Wasser in Dampfbädern. Doch Wasser ist auch gefährlich. Wasser kann uns ertränken. Rettungsschwimmer lernen, dass ein Mensch schon dann ertrinken kann, wenn nur seine Nase und sein Mund mit Wasser bedeckt sind. Wasser kann uns forttreiben, auf und abwogende Meereswellen können uns seekrank machen.

Wasser ist lebensnotwendig. Ponce de Leon verbrachte Jahre damit, um nach dem mythischen Jungbrunnen zu suchen; bis in unsere Zeit suchen Menschen auf der ganzen Welt Heilquellen auf. Ohne Wasser würden wir austrocknen. Wenn ein Mensch keine Ideen hat oder bei einer Tätigkeit nicht weiterkommt, sagt er manchmal »Ich bin wie ausgedörrt«.

Wasser hat auch mit Flow und Kreativität zu tun. Wenn wir dabei sind, ein bestimmtes Vorhaben auszuführen und es einfach zu passieren scheint, sagen wir »Ich bin im Flow«. Wasser fließt überallhin, außer es hat klar gesetzte Grenzen. Wenn ein Mensch viel plappert und kein Ende finden kann, sagen wir »Er sagt nichts Substanzielles, er verwässert alles«. In der Elemente-Sprache ist die Person enorm »wässrig«. Hierzu ein Beispiel:

»Ich habe Mark wirklich gern, weil er ein guter Mensch ist. Er bringt mir Lebensmittel aus dem Supermarkt mit und rechnet immer ganz genau ab. Ich kann mich immer darauf verlassen, dass Mark pünktlich da ist. Ich bin sicher, dass Mark intelligent ist, und ich weiß, dass er ein guter Junge ist …«

Jetzt versuchen Sie, die sprechende Person in ihrem Redefluss zu unterbrechen, und sagen: »Aber Mark wird morgen nicht kommen, er hat gekündigt!« Aber der Redefluss geht ohne Pause weiter, als hätten Sie zu einer Wand gesprochen:

»Ach so, nun, ich bin mir sicher, dass er seine Gründe hat. Er ist so ein guter Junge, und er hat meine Lebensmittel immer pünktlich geliefert. Ich bin sicher, er macht jetzt etwas anderes. Ich frage mich, was er wohl als Nächstes tun wird …«

WASSER-ELEMENT IN DER WERBUNG

Werbespots über das Wasser-Element bringen uns immer näher zusammen, erzeugen Bindungen und bringen eine ganz bestimmte Art von Flow in unser Leben. Leise Musik ist stets ein guter Verkäufer des Wasser-Elements. Wir sehen Bilder von einem Paar, das sich an den Händen hält und einen Strand entlanggeht, und hören dabei »romantische Klassiker«. Werbesendungen, die von Sex und Intimität handeln, zeigen einen glücklichen Mann, der die Hand seiner – sexuell befriedigten – Ehefrau in seiner hält und uns von den wunderbaren Wirkungen des Potenzmittels Viagra erzählt. Es gibt in den USA einen Wasser-Werbespot, der speziell für Investoren geschaffen wurde und einen an Burnout leidenden Börsenmakler zeigt (zu viel Feuer), der von einem »Aquariumvideo« lernt (Wasser). Er schaut einem Fisch beim Schwimmen im Aquarium zu und gerät dabei in einen Wasser-Zustand, wobei er sich entspannen und neue Ideen und Hoffnungen für sein Leben entwickeln kann.

Element Erde

Erde	C 128 Summton mit der Otto-Tuner-Stimmgabel
Schlüsselwort	geerdet und zentriert
Emotion	(–) Furcht, Schrecken, besitzergreifend, Langeweile (+) Sicherheit, Vertrauen, Geduld
Energie	(–) zusammengezogen, gehalten, streng, reserviert, kalt
Beschaffenheit des Gewebes	(+) stark, fest, unerschütterlich
Profil	(–) hat Angst, loszulassen; gehemmt, sehr beherrscht, abgetrennt von Gefühlen oder Teilen des Lebens; festes Glaubenssystem und fixierte Denkmuster, ausgeprägtes Richtig-Falsch-Denken; Scheu vor zu viel Nähe, erzwingt Distanz (+) klare Stellungnahme; direktes und unkompliziertes Knüpfen von Beziehungen; erfasst Tatsachen sofort; ist fähig, Informationen zu ordnen; ausgeprägtes Empfinden von Sicherheit und Vertrauen, strahlt Sicherheit aus, klare Grenzen

ERLÄUTERUNG

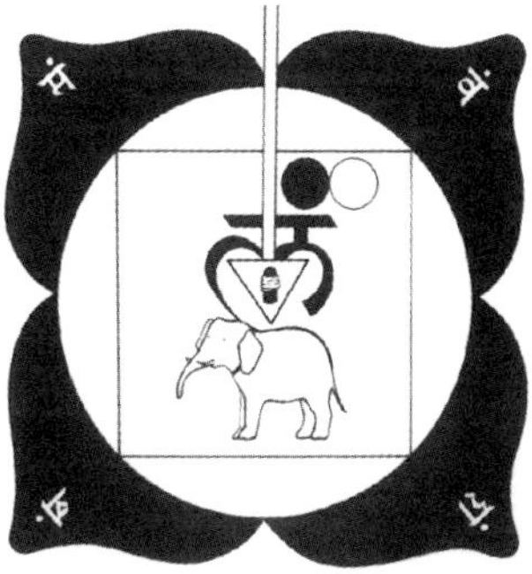

Die Erde ist unsere Mutter und der Boden, auf dem wir stehen. Wenn wir sterben, kehrt unser Körper zur Mutter Erde zurück, und unser Geist steigt auf zu unserem Vater im Himmel. Die Erde hat zahlreiche Eigenschaften. Wir kennen feste Erde, harte Erde, weiche Erde, matschige Erde, heiße Erde, kalte Erde, gefrorene Erde, gespaltene Erde, zerbröckelte Erde, trockene Erde, ausgedörrte Erde, feuchte Erde, schlammige Erde und fruchtbare Erde. Landwirte schauen sich die Erde an, berühren die Erde, riechen an ihr und betasten sie, um die richtige Zeit für die Saat zu bestimmen. Die Erde bringt viele Dinge hervor: Berge, Hügel, Höhlen, Schluchten, Täler, Gärten, Pfade, Felsen, Geröllblöcke, Gesteine, Flussbecken, See- und Teichböden und Meeresgründe.

Erde macht Spaß. Wir rennen und springen auf der Erde herum. Kinder spielen im Dreck und rutschen matschbedeckte Abhänge hinunter. Wir »backen« Kuchen aus Schlamm und stellen Töpferware aus Ton her. Wir bauen Häuser aus Lehm, und es gibt Menschen, die wohnen in unterirdischen Erdbauten. Wir tollen auf Erdhaufen herum, werfen mit Erdklumpen und schleudern Steine übers Wasser. Große Mengen Erde werden mit Baggern transportiert, und kleine Jungen sehen dabei mit großen Augen zu. Wir legen unsere Gärten in guter Erde an und sind stundenlang mit Hacke und Schaufel beschäftigt, um alles nach unseren Wünschen zu gestalten.

Wenn wir gut organisiert und fokussiert sein müssen, wenden wir uns dem Element Erde zu, »um wieder festen Boden unter den Füßen zu haben«. Sind wir zerstreut, sagt man uns, wir sollten »in die Hufe kommen« – eine andere Art und Weise zu sagen, wir sollten uns organisieren. Wenn wir uns über das, was wir gerade tun, Klarheit verschaffen müssen, »erden wir uns selbst«. Begegnen wir jemandem, der klar und mit langsamer und ruhiger Stimme spricht, sagen wir »Dieser Mensch ist wirklich gut geerdet« oder »Dieser Mensch steht mit beiden Beinen auf dem Boden«.

Ich höre gern guten Radiomoderatoren zu, die anderen Menschen bei der Lösung ihrer Probleme helfen. Mein Lieblingsmoderator war ein Mann namens Bernard Meltzner, der viele Jahre lang eine Radiosendung in New York City leitete. Wenn er auf Sendung ging, sagte er jedes Mal mit tiefer, klangvoller, langsamer, klarer Stimme: »Hallo, hier spricht Dr. Bernard Meltzner. Betrachten Sie mich als Ihren Onkel Bernard. Lassen Sie uns jetzt über Ihre Probleme sprechen und sie lösen.« Immer wenn ich seine tiefe, erdnahe Stimme hörte, überkam mich ein tiefes Gefühl von Sicherheit. Es war so, als wenn alle Probleme, mit denen ich zu kämpfen hatte, im Erdboden verschwinden würden. Ich stellte mir immer vor, dass die Menschen Bernard Meltzner nur deshalb anriefen, um seine Stimme zu hören; was er dann inhaltlich sagte, war im Grunde sekundär.

Eines Tages rief eine Frau an, die völlig aufgelöst war und mit sehr schneller Stimme sprach. Sie redete pausenlos ohne Punkt und Komma. Plötzlich schaltete sich Bernard Meltzner ein und sagte mit seiner tiefen Stimme: »Stopp. Nun mal langsam, meine Liebe. Das kriegen wir hin.« Es war geradezu unglaublich, wie verändert die Stimme der Frau klang, als sie nun in klarem und viel ruhigerem Tonfall »Wirklich?« antwortete. Darauf erwiderte Bernard Meltzner mit seinem ganzen erdhaften Selbstvertrauen »Aber sicher!«.

Erde als Element gibt uns Grenzen und Sicherheit. Im Mittelalter wurden aus Felsblöcken Burgen erbaut, die man Festungen nannte. Wenn eine Gefahr drohte, suchten alle Menschen im Inneren der mächtigen Burgmauern Schutz. Im Zweiten Weltkrieg bauten die Menschen unterirdische, weit in die Tiefe reichende Bunker, um sich vor Bomben zu schützen. Heute haben die Schweiz und auch andere Länder ganze Berge ausgehöhlt, damit die Menschen im Fall eines Atomangriffs darin Zuflucht finden können.

ERDE-ELEMENT IN DER WERBUNG

Werbespots, die das Element Erde ansprechen, zeigen desorganisierte Menschen (zu viel Luft), die, nachdem sie ein bestimmtes Produkt gekauft haben, wieder besser organisiert sind (Erde). Solche Spots führen Zeitplaner, Küchenplanung, Dateien-Ordnung oder optimiert geordnete Keller vor. Sie beginnen mit chaotischen, desorganisierten Menschen mit zu viel Luft als dominierendem Element. Diese entdecken das angepriesene Produkt und bringen sofort Ordnung in ihr Chaos. Meine bevorzugten Spots sind die, in denen es um Finanzverwaltung geht und die einen gut gekleideten älteren Mann (Erde) zeigen, der uns mit tiefer, ruhiger Stimme fragt, ob wir seinem Finanzunternehmen unser Geld zur Verwaltung (Organisation) überlassen wollen.

Fünf-Elemente-Reise – Interludium

BEVOR ALLES BEGANN

Stellen Sie sich vor, bevor Sie als Mensch zu leben begannen, existierte ein Potenzial, das Sie sein werden und das in einem pulsierenden, wogenden Meer aus universeller Energie treibt. Ihr Potenzial ist grenzenlos, frei und kann sich mühelos in alle Richtungen und Dimensionen ausdehnen. Eines Tages werden Sie, einem Küken gleich, das aus dem Ei schlüpft, zu einem Schmetterling, der aus seinem Raupenkokon schlüpft, oder zu einem Parzival, der den dunklen Wald verlässt. Sie erkennen, dass es an der Zeit ist, eine kosmische Reise anzutreten. Sofort zieht sich Ihr Potenzial zusammen, und Sie werden als menschliches Wesen gezeugt und empfangen. Die Reise beginnt. Als Mensch sind wir ständig im Begriff, uns weiterzuentwickeln, und streben danach, mit dem großen Meer des Klangs oder mit dem universellen Energiefeld in Einklang zu gelangen.

ÄTHER

Während Sie sich nach dem ersten Zusammenziehen wieder ausdehnen, betreten Sie den Raum des Äthers. Ihr freier Spirit beginnt im Raum eine Form zu erkunden. Zuvor waren Sie Potenzial, jetzt sind Sie etwas. Zum ersten Mal erleben Sie Ansätze von Grenzen. Sie wissen nicht, was eine Grenze ist, doch Sie spüren, dass Ihr Raum definiert ist. Sie erleben Ihre erste Emotion: Sehnsucht. Sie haben die Reinheit Ihres Potenzials verloren, und Ihre Sehnsucht ist so stark, dass es unerträglich erscheint zu bleiben. Sie wollen zurück, aber es gibt kein Zurück.

LUFT

Äther zieht sich unwillkürlich zusammen und dehnt sich dann aus. Sie atmen den Kosmos und entdecken das Element Luft. Zum ersten Mal fühlen Sie die Emotion Begierde. Sie begehren Ihren Spirit, Sie wollen ihn zurückhaben und wünschen, alles möge wieder so sein wie zuvor. Die Suche nach Ihrem Spirit beginnt; Sie suchen überall, in großer Eile. Ihre Begierde wird immer stärker, Sie suchen weiter, Sie bewegen sich dabei so schnell Sie nur können in alle Richtungen.

FEUER

Sie dehnen sich aus. Für einen Augenblick empfinden Sie Erleichterung. Während Sie sich wieder zusammenziehen, ist Ihre Suche so fieberhaft, dass Ihre Bewegung an der ätherischen Substanz »scheuert«, wobei eine Reibung entsteht, und damit betreten Sie das Element Feuer. Die Hitze wird immer stärker aufgrund der Energie freisetzenden Frustration darüber, dass Sie Ihr Potenzial nicht finden. Sie brennen, und zum ersten Mal empfinden Sie die Emotion Wut. Feuer und Wut werden heftiger und gipfeln in dem Urschrei: »Ich will meinen Spirit zurück!«

WASSER

Die Energie dehnt sich aus, und Sie empfinden ein Gefühl der Erleichterung, da es den Anschein macht, dass Sie zu Ihrem Potenzial zurückgekehrt sind. Dann, ohne Vorwarnung, zieht die Energie sich wieder zusammen, und Sie betreten das Element Wasser. Die starke Hitze Ihres Feuers hat die ätherische Substanz, die in der Luft enthalten ist, schmelzen lassen und sie in Wasser verwandelt. Alles beginnt sich abzukühlen, und das Element Wasser formt nun allmählich ein Bild Ihres verlorenen Spirits heraus. Sofort fühlen Sie die Emotion Anbindung. Sie sind in das Bild verliebt, das Sie geschaffen haben, und wie Narziss, der sein im Wasser reflektiertes Spiegelbild betrachtet, sind Sie in Trance.

ERDE

Sie entspannen sich und dehnen sich aus, und unwillkürlich zieht sich die Energie wieder zusammen. Sie können Ihr Bild nicht loslassen und verlieren Ihren Spirit erneut. Ganz automatisch fühlen Sie die Emotion Angst. Sie spannen sich an, um an Ihrem Bild festzuhalten. Durch Ihre Angst zieht sich Ihr Bild zusammen und verleiht ihm eine feste Form. Ihr Bild ist real und Sie erleben das Element Erde.

Body Tuner – Stimmgabeln zur Regulation des Nervensystems

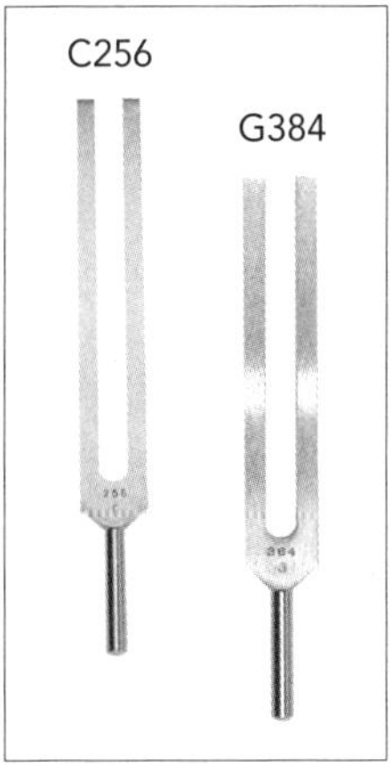

Die reine Quinte, die von C bis G geht, ist das Intervall der idealen »Stimmung« des Nervensystems. Die reine Quinte bringt alle Teile unseres Selbst in eine umfassende Harmonie. Wir wissen intuitiv, dass wir »richtig gestimmt« sind, weil wir hundertprozentig engagiert und gleichzeitig entspannt sind und alles sich in unserem Sinne zu gestalten scheint. Die Empfindung, »optimal gestimmt« beziehungsweise »verstimmt« zu sein, beschreiben wir auf vielerlei Arten. Hat beispielsweise jemand ein schrill tönendes Nervensystem, so sagen wir von ihm, er sei hochgespannt, angeregt oder nervös. Hat jemand ein erdig tönendes Nervensystem, so sagen wir, er sei zurückhaltend oder entspannt.

Die ideale Tonhöhe des Nervensystems, bei der das perfekte Maß an Spannung besteht, nicht zu viel und nicht zu wenig, wird als »optimierte Stimmung« bezeichnet. Für Athleten und darstellende Künstler bedeutet »optimiert gestimmt sein« das Erleben einer tiefen inneren Entspannung, die sich einstellt, wenn sie im Wettkampf oder bei ihrem Auftritt die höchstmögliche Qualität erreichen. Menschen, die ihnen zusehen, sagen dann oft, die Darbietenden seien »hoch fokussiert« oder »in äußerster Hingabe in einer eigenen Welt« gewesen.

Das Wort »rein« in der reinen Quinte bezieht sich auf den harmonischen Klang, der Gegensätze eint. Der chinesische Philosoph Laotse bezeichnete die reine Quinte als Klang der universellen Harmonie zwischen den Kräften Yin und Yang. In Indien heißt es, dass die reine Quinte einen Ton erzeugt, mit dem Shiva, das männliche Prinzip, Shakti, das weibliche Prinzip, zum Tanz des Lebens auffordert. Die Alchemisten nannten die reine Quinte »Crux ansata« und betrachteten sie als den Punkt, an dem Materie in Geist übergeht. Dieses »Crux ansata« wurde von den Ägyptern auch »Anch« genannt; sie stellten es sich als einen Ruhepunkt (Stillpunkt) vor, wo die Erde endet und unser Aufstieg in den Spirit beginnt. Für sie war die Zahl fünf die perfekte Kombination von gerade (zwei) und ungerade (drei) und verkörperte die Einheit von Spirit und Erde.

Das Konzept des Zahlenverhältnisses ist ein wichtiger Schlüssel, um die Harmonik der reinen Quinte und die »Stimmung« des Nervensystems zu verstehen. Ein Zahlenverhältnis ist die Gegenüberstellung von zwei Zahlen, die eine Beziehung zwischen Zahlenwerten darstellen. Ein Zahlenverhältnis zeigt sich auf zwei Arten: Erstens als Zahl, auf die ein Schrägstrich und eine andere Zahl folgt, zum Beispiel ⅔. Das Gleiche kann auch mit 2 zu 3 ausgedrückt werden. Das Zahlenverhältnis zwischen Klängen kann anhand verschiedener Methoden bestimmt werden. Die moderne Methode besteht darin, die Klänge in Zyklen (Schwingungen) pro Sekunde zu messen; beispielsweise hat der Ton C 256 Zyklen und G hat 384 Zyklen. $^{256}/_{384}$ reduziert sich also auf ein Zahlenverhältnis von zwei zu drei (⅔). Die Zyklen beziehungsweise Schwingungen pro Sekunde werden heute allgemein in Hertz – benannt nach ihrem Entdecker, dem deutschen Physiker Heinrich Hertz – angegeben.

Im Altertum war es noch nicht möglich, die Zyklen eines Tons pro Sekunde zu messen. Um sein Zahlenverhältnis zu messen, benutzte Pythagoras ein spezielles Instrument, ein sogenanntes Monochord. Das Monochord bestand aus einem Resonanzkasten mit einer einzigen Saite, die über einen beweglichen Steg gespannt war. Die Lage des Stegs wurde von einer Zahlenskala bestimmt, die an der Seite des Resonanzkastens angebracht war. Die sich ergebende klangliche Beziehung basierte auf der Lage des Stegs, und die Zahlenverhältnisse wurden von einer Zahlenskala bestimmt.

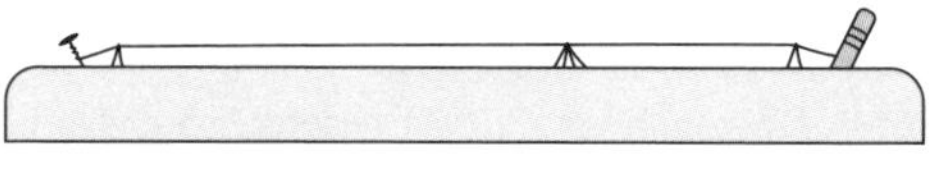

Ein sehr einfaches Modell von einem Monochord lässt sich herstellen, indem man ein Gummiband oder eine Saite über zwei Nägel spannt. Alternativ kann auch eine einzige Saite einer Gitarre oder eines anderen Saiteninstruments als Monochord genommen werden. Die Saite kann jede beliebige Länge, Dicke oder Spannung haben, solange sie beim Zupfen einen Klang erzeugt.

Zupfen Sie die Saite eines Monochords und lauschen Sie dem Ton. Der Ton der vibrierenden Saite – als Ganze, ohne Teilung – wird Grundton genannt. Dieser Ton stellt die Zahl 1 dar, weil es der Ton von einer Saite ist.

Nehmen Sie als Nächstes ein Lineal, messen Sie die ganze Saite, und halbieren Sie diese dann in der Mitte. Wenn die ganze Saite 15,24 Zentimeter lang ist, dann sollten Sie sie genau in der Mitte – beziehungsweise bei 7,62 Zentimetern – nach unten drücken. Zupfen Sie die Saite jetzt auf beiden Seiten des Mittelpunktes. Passen Sie die beiden Töne Ihrem Gehör nach einander an, bis sie genau gleich klingen – dann haben Sie den genauen Mittelpunkt der Saite. Wenn der mittlere Punkt in Beziehung zum Klang der ganzen Saite steht, wird ein Zahlenverhältnis von 1 zu 2 (½) erzeugt, eine Oktave. Das Monochord lässt uns anhand visueller Harmonik erkennen, dass die Länge der Oktavsaite 7,62 Zentimeter beträgt. Die Länge der gesamten Saite beträgt 15,24 Zentimeter; 3/6 reduziert sich auf ein Zahlenverhältnis von 1 zu 2 (½).

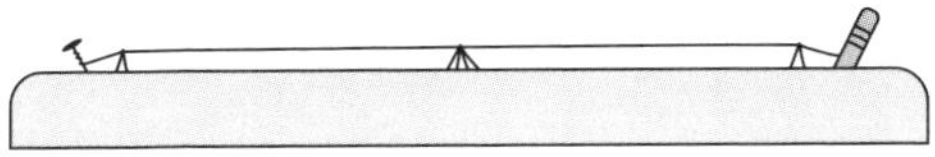

Und nun teilen Sie die Monochord-Saite in drei gleiche Teile zu je 5,08 Zentimetern. Drücken Sie die Saite nach dem ersten Drittel der gesamten Saitenlänge nach unten.

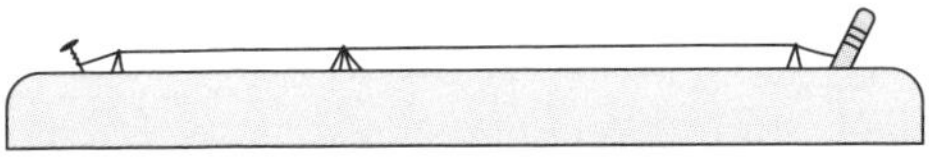

Der Klang der Saite erzeugt am Punkt des ersten Drittels das Zahlenverhältnis 2 zu 3 (⅔) oder eine reine Quinte. Die visuelle Perspektive zeigt uns, dass die Saitenlänge der reinen Quinte 5,08 Zentimeter beträgt und die Länge der Oktavsaite 7,62 Zentimeter, was wiederum einem Zahlenverhältnis von 2 zu 3 entspricht (⅔).

Die Abbildung rechts zeigt einen Greifzirkel (Tasterzirkel) mit einem festen Zahlenverhältnis von ⅔. Die lange Linie und die kurze Linie stehen immer – egal, ob der Greifzirkel geöffnet ist oder nicht – in einem Zahlenverhältnis von 2 zu 3 (⅔). Der Schenkel in der Mitte des Greifzirkels stellt den »Punkt« dar, an dem die beiden Linien zusammentreffen. Er ist wie der Schrägstrich (/), der ein Zahlenverhältnis bestimmt.

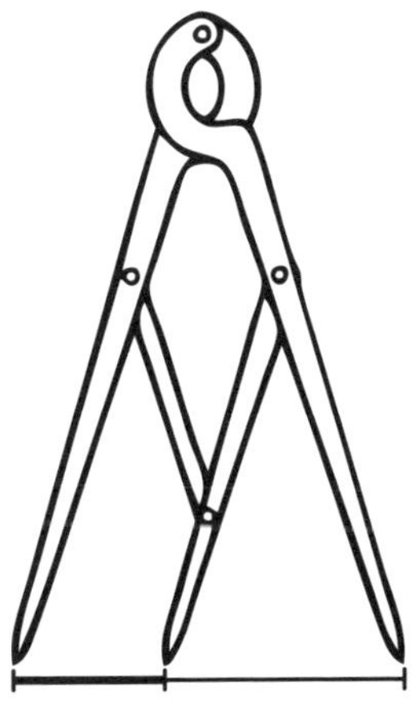

Dieser Punkt des Zusammenkommens kann als leerer Kreis dargestellt werden, der die beiden Linien miteinander verbindet.

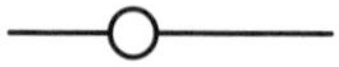

Diese grafische Darstellung soll zeigen, dass der Treffpunkt beider Linien ein Stillpunkt (Ruhepunkt) ist, der beide Linien mittels eines neutralen Energiefelds miteinander verbindet. In der Klangtheorie wird dieser Punkt »Knoten« genannt: eine Stelle, an der keinerlei Schwingung auftritt (Nullvibration). So ein Nullpunkt fungiert wie ein bewegliches Gelenk, das Bewegung in mehrere Richtungen und Dimensionen erlaubt. Auf den folgenden Abbildungen sind die langen und die kurzen Linien durch einen Hohlpunkt miteinander verbunden, der die »Stille« innerhalb des Klangs darstellt.

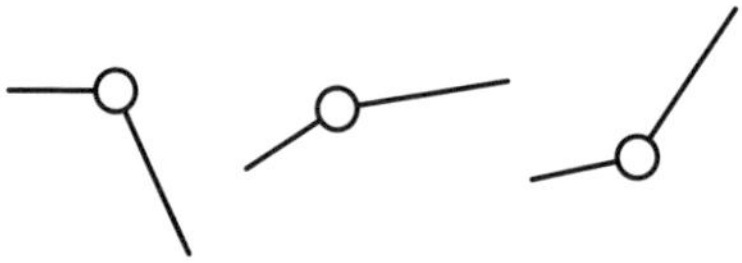

Die folgende Abbildung zeigt, wie auch die Körpergelenke in ⅔-Verhältnissen miteinander verbunden sind. Jeder Punkt kann als Stillpunkt betrachtet werden, welcher es der ⅔-Welle ermöglicht, durch den ganzen Körper auf- und abzusteigen.

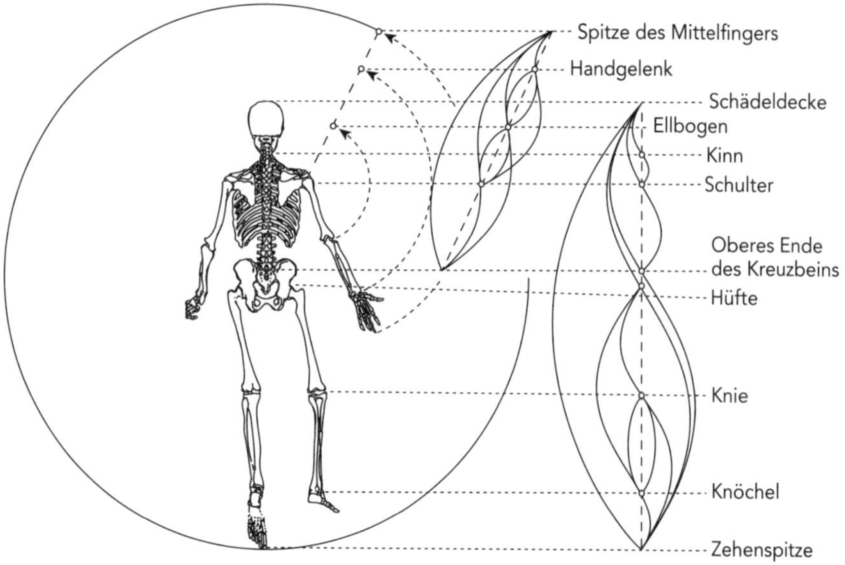

Wenn das vegetative Nervensystem nach der reinen Quinte gestimmt ist, fließt eine ⅔-Welle durch unseren ganzen Körper. Das Nervensystem leitet das Signal weiter und veranlasst die Sehnen, Muskeln und Bänder, die jedes Gelenk umgeben, einen ausgewogenen Tonus anzunehmen. Damit unser Körper die ⅔-Welle ausführt, ist in jedem Gelenk ein genaues Gleichgewicht der Bänderspannung notwendig. Jedes Ungleichgewicht wird eine Störung auslösen, die den Bewegungsradius beeinträchtigt.

Den Schlüssel zum physiologischen Verständnis dafür, wie menschliche »Stimmung« vonstatten geht, deutet T. S. Eliot in seinem Gedicht »Burnt Norton« aus dem Zyklus »Vier Quartette« an, indem er schreibt:

»… am Ruhepunkt, dort ist der Tanz,
aber weder Verharren noch Bewegung …«

Die Wörter »weder Verharren noch Bewegung« können physiologisch als parasympathisches beziehungsweise sympathisches Nervensystem verstanden werden. Das sympathische Nervensystem ist das »Kampf-oder-Flucht-Nervensystem«; es wird mit Wachsamkeit, Energieaufwand, Aktivität und dem Erledigen von Dingen assoziiert. Das parasympathische Nervensystem ist das Nervensystem der Entspannung; es steht für Beruhigung, das Bewahren von Energie und das Empfangen.

Gemeinsam bilden die beiden Systeme das vegetative Nervensystem. Ein funktionierendes vegetatives Nervensystem ist in einem ständigen Wechselspiel und Gleichgewicht zwischen dem sympathischen und dem parasympathischen Nervensystem. Um eine Veränderung von Sympathikus und Parasympathikus in Richtung eines Gleichgewichts zu erreichen, wird sich die Tonhöhe des Nervensystems entweder heben oder senken. Dabei muss das Zentralnervensystem (das den sensorischen Input kontrolliert) neutral werden und zu einem Stillpunkt (Ruhepunkt) kommen. Während eines Stillpunkts funktioniert das Zentralnervensystem zwar weiter, doch die Aktivität des vegetativen Nervensystems, das hereinkommende sensorische Informationen verarbeitet, ist außer Kraft gesetzt.

William Garner Sutherland, Begründer der Craniosacralen Osteopathie, verwendete den Begriff »im Leerlauf«, um ein nicht aktives Zentralnervensystem zu beschreiben. Er kam auf diesen Begriff, als er Autos beim Gangwechsel beobachtete. Damit ein Wagen den Gang wechseln kann, muss der Fahrer bekanntlich die Antriebskraft der Räder auskuppeln, indem er auf die Kupplung tritt (was einen Stillpunkt ergibt). Obwohl der Motor weiterläuft, befindet er sich im Leerlauf und ist vom Antrieb losgelöst. In analoger Art und Weise kann ein Mensch im Modus des Stillpunkts sein, während das vegetative Nervensystem weiterarbeitet. Ja, er scheint sogar innerlich »auf Touren zu kommen«, aber er wird nirgendwo hinsteuern, weil er von jeglicher Aktivität losgelöst ist.

Ein Autofahrer kann aus dem Leerlauf hochschalten, was dem Heben der Tonhöhe des Nervensystems durch eine verstärkte sympathische Aktivität entspricht; er kann aber auch herunterschalten, was dem Senken der Tonhöhe des Nervensystems durch einen verstärkten Fokus auf den Parasympathikus entspricht. Wenn der Mensch den Ruhepunkt wieder verlässt, kommt seine Lebenskraft innerhalb eines neuen sympathischen/parasympathischen Gleichgewichts wieder in Gang. Die »Stimmung« seines Nervensystems ändert sich nun und gelangt in Resonanz oder Einklang mit der reinen Quinte.

Da wir im Stillpunkt (Ruhepunkt) »ausgekuppelt« sind, bemerken wir die Veränderung in der Stimmung des Nervensystems erst dann, wenn wir wieder zur Aktivität zurückkehren. Wechseln wir in eine Stimmung des Nervensystems, die uns vertraut ist, dann nehmen wir diesen Wechsel als »normal« wahr. Wechseln wir hingegen in eine Stimmung, die unserem Nervensystem nicht vertraut ist, empfinden wir möglicherweise eine Art von chaotischem Zustand. Das geschieht, weil wir den Input des Zentralnervensystems auf eine neue Weise wahrnehmen und uns deshalb auf eine Vielzahl neuer Gedanken, Emotionen und Empfindungen einstellen müssen.

In der Stille kann die menschliche Energie sich neu organisieren und mit dem Signal der reinen Quinte in Resonanz kommen. John Upledger beschreibt einen therapeutischen Stillpunkt aus einer craniosacralen Perspektive. »Die Bewegung des gesamten craniosacralen Systems wird ganz ruhig (…) Während des Stillpunkts entspannt sich alles (…) Jede Muskelspannung scheint dahinzuschmelzen (…) Der Stillpunkt kann von einigen Sekunden bis zu einigen Minuten dauern. Wenn er vorüber ist, nimmt das craniosacrale System seine Bewegung wieder auf, gewöhnlich mit besserer Symmetrie und einem größeren Radius.« (Upledger 2009)

Die reine Quinte ist – aus energetischer Perspektive betrachtet – ein akustisches Signal, das mit der Urwelle des universellen Energiefelds in Einklang steht, das zum Herzen der Stille führt. Wenn wir zur Urwelle einer reinen Quinte zurückkehren, sind wir »optimal gestimmt«.

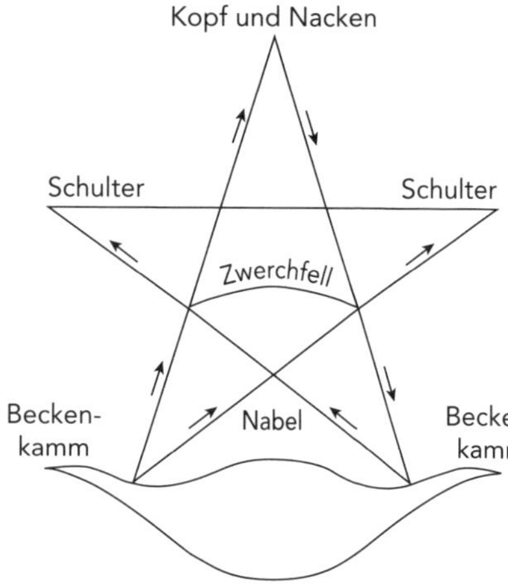

5-STRALIGER STERN

Die perfekte reine Quinte

Ein versierter Behandler kann die ideale »Stimmung« der reinen Quinte nutzen, um den Zustand des menschlichen Nervensystems einzuschätzen. Für diese Einschätzung sollte er die Geometrie des 5-Sterns und ihre Beziehung zur reinen Quinte und zur menschlichen Körperhaltung verstehen. Anhand der optischen Geometrie des 5-zackigen Sterns, der auf den Körper gelegt wird, kann man die »Stimmung« des Nervensystems in Bezug zur reinen Quinte sowie den Lebensenergiefluss und die Resonanz des universellen Feldes erkennen. Die obere Spitze des Sterns entspricht dem Kopf, die beiden oberen seitlichen Zacken entsprechen den Schultern und die beiden unteren Zacken des Sterns den Hüften. Wenn die Beziehungen zwischen Kopf, Schultern und Hüften mit dem 5-Stern-Muster übereinstimmen, dann ist das Nervensystem auf eine reine Quinte gestimmt und steht damit im Einklang mit dem universellen Energiefeld.

Die folgenden Grafiken zeigen Reine-Quinte-Tasterzirkel, die auf einem 5-Stern liegen. Die Zacken, welche die langen und die kurzen Linien innerhalb des 5-Sterns miteinander verbinden, sind Stillpunkte und werden als offene Kreise dargestellt. Bei den Menschen fungieren die Stillpunkte als Verbindungsstellen und ermöglichen es dem 5-Stern, biegsam zu sein und sich anhand verschiedener Stimmungen des Nervensystems in mehrere Richtungen und Dimensionen zu bewegen. Die Bewegungen des 5-Sterns mithilfe der Stillpunkte stimmen mit den verschiedenen Intervallen der pythagoreischen Tonleiter überein.

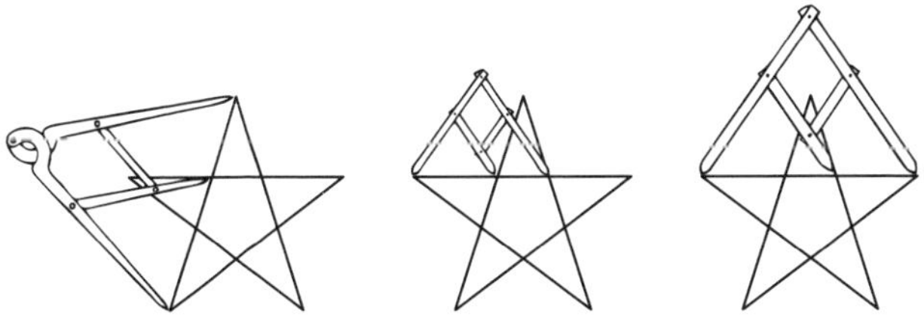

Auch wenn der 5-Stern für Mathematiker ein geometrischer Festkörper sein mag – aus der Klangperspektive ist er eine lebendige, pulsierende, dynamische und anpassungsfähige Form. Um mit den Energien der Elemente im Einklang zu stehen, müssen die Gelenke im menschlichen Körper, welche die Ordnung des 5-Sterns kontrollieren, gestimmt, flexibel und offen sein. Visualisiert kann der 5-Stern und seine Bewegungen werden, indem wir einem guten Sportler zuschauen, der gerade in Aktion ist. Der ideale Körper eines Sportlers im Ruhezustand weist die Proportion eines 5-Sterns auf; wir sagen dann von ihm, er sei in Hochform. Befindet sich dieser Sportler im Wettkampf, ist sein Körper geschmeidig, biegsam und imstande, sich in viele verschiedene Richtungen zu bewegen, um den Herausforderungen, die ihm von seinen Gegnern gestellt werden, gewachsen zu sein.

Die reine Quinte ist wie der Ton A, mit dem ein Klavier gestimmt wird. Wenn unser Nervensystem mit der reinen Quinte im Einklang ist, dann können wir uns in andere Intervalle hineinbegeben, danach aber auch wieder zum Intervall der reinen Quinte zurückkehren. Dieser Wechsel der Intervalle ist in optischen Veränderungen innerhalb des 5-Stern-Musters wahrnehmbar, die sich auf den ganzen Körper beziehen. Jedes Intervall und jede Körperposition ist im Einklang mit der reinen Quinte, selbst wenn die tonalen und die optischen harmonischen Muster sich verändern.

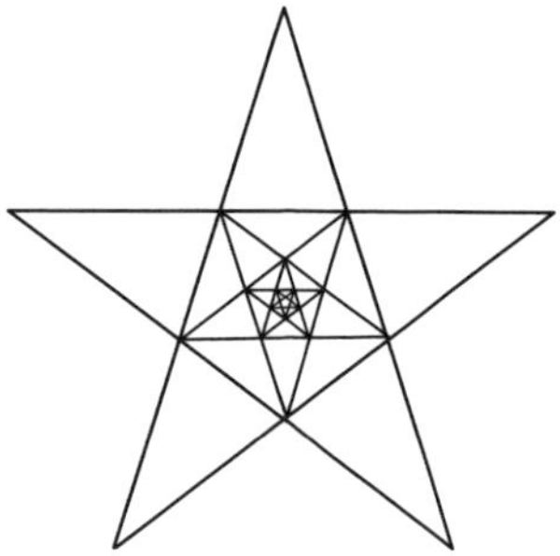

Alle Zacken des Sterns sind durch das Zentrum des 5-Sterns miteinander verbunden. Wenn wir nun einen weiteren Stern in diesen 5-Stern hineinzeichnen und dann noch einen weiteren in diesen neuen inneren 5-Stern, ergibt sich ein Stern im Stern im Stern. Das ist dann eine andere geometrische Darstellung einer Spirale, die zu einem Stillpunkt führt. Wenn wir richtig gestimmt sind, entstehen Energiefelder innerhalb von Energiefeldern, die als Wellen vom universellen Energiefeld ausgehen.

Leonardo da Vincis Zeichnung »Quadratur des Kreises« veranschaulicht anhand der optischen Geometrie des 5-Sterns das Prinzip der verschiedenen menschlichen »Stimmungen«. Der Kreis stellt das universelle Energiefeld und das Viereck seinerseits stellt die Erde dar. Der Abstand zwischen dem universellen Energiefeld und der Erde ist das Intervall einer Oktave. Die Oktave erzeugt einen Raum, der sich »von oben nach unten« erstreckt. Der abgebildete Mensch steht zwischen Himmel und Erde. Wenn seine Schultern im Gleichgewicht sind, ist er imstande zur »Quadratur des Zirkels« und befindet sich im perfekten Gleichgewicht. Hier haben wir das ideale 5-Stern-Muster und das Intervall einer reinen Quinte, dargestellt in menschlicher Form.

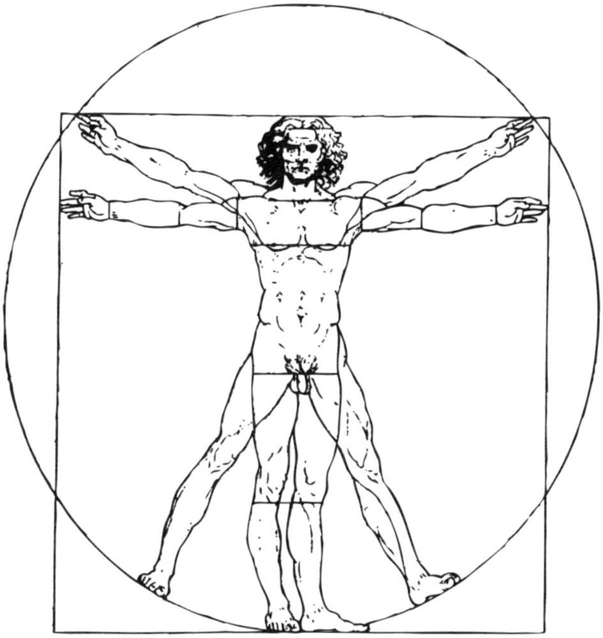

Daniel David Palmer, der Begründer der chiropraktischen Medizin, glaubte, eine gute chiropraktische Behandlung basiere auf einem guten Ton des Nervensystems. Er sagte: »Das Bewusstsein ist durch akustische Vibrationen bestimmt und muss mit ihnen im Einklang sein.«[11] Bis heute bestimmen viele Chiropraktiker das, was D. D. Palmer den richtigen akustischen Ton nannte, durch ihre Beobachtung, wie die Beine ihrer Klienten angeordnet sind – das heißt, ob sie ein kürzeres und ein längeres Bein haben. Sind die Beine gleich lang – was sich durch einen Vergleich der Fußgelenke zeigt –, dann ist dies ein Indikator für den richtigen Ton. Sind die Beine ungleich lang, spricht dies für eine mangelnde Übereinstimmung mit dem 5-Stern-Muster. Dadurch wird ein dissonanter Ton erzeugt. In diesem Fall führt der Chiropraktiker eine Korrektur in Form einer Rückgratregulation durch und prüft danach die Länge der Beine. Ist die Regulation gelungen, so erweist sich die Länge als gleich; damit sind das richtige 5-Stern-Muster und der optimale Ton wieder hergestellt.

11 Palmer, Daniel David: *The Chiropractor,* Mokelumne Hills 1970, S. 8

Der Prozess der 5-Stern-Evaluation

Es gibt unterschiedliche Wege zur Erkundung der 5-Stern-Harmonik. Damit diese Wege begehbar sind, müssen wir unser Nervensystem gut kennen. Dafür wollen wir mit der reinen Quinte und anderen pythagoreischen Intervallen arbeiten. Lesen Sie über Intervalle auf Seite 98ff., und arbeiten Sie mit den Intervallen anhand des Klangtagebuchs im Anhang A.

Wilhelm Reich stellte die Energieabläufe und den Heilungsprozess als zwei spiralförmige Energiesysteme dar, die miteinander verschmelzen. Er nannte das kosmische Überlagerung[12].

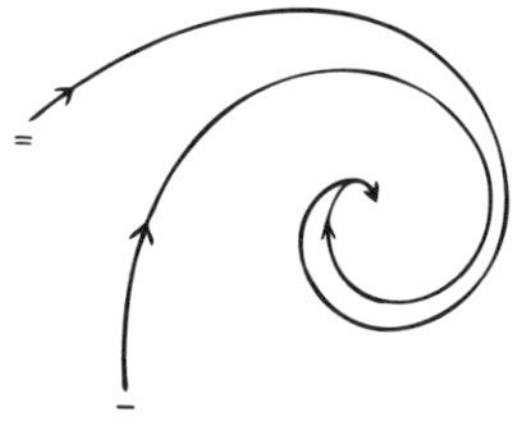

Nur wenn der Behandler mit dem Energiefeld der Patientin oder des Patienten eins wird, kann er ihn wirklich kennenlernen. Vorher muss der Behandler aber sicher sein, dass er sich auf einer tiefen Ebene selbst sehr gut kennt. Ohne diese Selbstreferenz kann beim Einswerden mit der Patientin oder dem Patienten leicht ein Verirren in unbekannten Sphären eintreten. In der Psychotherapie wird das »Gegenübertragung« genannt. Es bedeutet, dass etwas am anderen Menschen den Behandelnden an Dinge in seinem eigenen Leben erinnert, derer er sich nur unzureichend bewusst ist. Dadurch ist der Behandler nicht imstande, eine neutrale Position einzunehmen und den Patienten wirklich klar und treffend einzuschätzen.

12 Reich, Wilhelm: *Cosmic Superimposition*, New York 1973, S. 181

Der ideale 5-Stern erweist sich als optimale Grundlage fürs Erkennen von Bereichen, die mangelhaft koordiniert und disharmonisch sind – und wie ihre Beziehung zum Ganzen aussieht. Deshalb ist es sehr wichtig, mit den Intervallen zu arbeiten und sich selbst »innerhalb« der Intervalle zu erkennen. Wer die eigene Beziehung zum idealen 5-Stern-Muster kennt, ist besser imstande, die Energie der anderen Person klar wahrzunehmen. Eine Verwechslung der eigenen Energie und der Energie des idealen 5-Sterns mit jener des Gegenübers wird so ausgeschlossen.

GRUNDLINIE – EVALUATIONSÜBUNG 1

Stellen Sie sich so hin, dass Kopf, Schultern und Hüften sich in der Anordnung des 5-Sterns befinden. Mithilfe eines Spiegels können Sie die optische Ausrichtung optimieren – doch die beste Überprüfung der eigenen Haltung besteht darin, die Augen zu schließen und die Haltung von Nacken, Hals, Schultern und Hüften in Beziehung zum 5-Stern zu spüren. Ist eine Schulter zu hoch, dann sollten Sie tief atmen und auf die Spannung in der Schulter fokussieren. Versuchen Sie, die Schulter gerade genug zu entspannen, um sie in die richtige Position zu bringen. Ist ein Bereich zu locker, dann sollten Sie ihn gerade genug anspannen, damit er die gewünschte Position findet.

Als Nächstes klopfen Sie mit der C-Stimmgabel und der G-Stimmgabel auf die Knie und summen, bis die eigene Stimme in Einklang (Resonanz) mit der reinen Quinte ist. Halten Sie dann inne und registrieren Sie das Gefühl, das dieser Ton auslöst. Scannen Sie den Körper innerlich, um ein Gespür für die alles umfassende Spannung darin zu bekommen. Dann fokussieren Sie auf die Beziehung zwischen Schultern und Hals. Sie sollten ein visuelles und gefühltes Gespür dafür bekommen, was der Hals macht – in der Regel streckt er sich und bewegt sich nach oben. Er geht also weg von den Schultern und bildet dabei einen Raum zwischen diesen, der mit dem Ton der reinen Quinte in Einklang ist.

Die Grundvoraussetzung für die 5-Stern-Einschätzung ist das Vertrautsein mit dem Ton der reinen Quinte in Köper und Geist. Machen Sie die beschriebene Übung mehrmals, bis Sie klar feststellen, wann Sie nicht in der richtigen Position und daher »verstimmt« sind. Um wieder in die optimierte »Stimmung« zu gelangen, sollten Sie die Stimmgabeln anschlagen, die reine Quinte summen oder sie sich zumindest vorstellen und den Körper wieder in die richtige 5-Stern-Position gehen lassen. Je genauer Sie die 5-Stern-Resonanz kennen, desto präziser werden Sie sich und andere einschätzen.

DISSONANZ – EVALUATIONSÜBUNG 2

Straffen Sie die Schultern und heben Sie sie bis zu den Ohren an. Stimmen Sie sich auf die neue Spannung ein, und summen Sie, bis die Stimme damit in Resonanz ist. Während Sie sich immer mehr anspannen, wird Ihre gesummte Tonhöhe naturgemäß ansteigen – ähnlich wie bei einer Saite: Je größer die Spannung, desto höher die Tonlage.

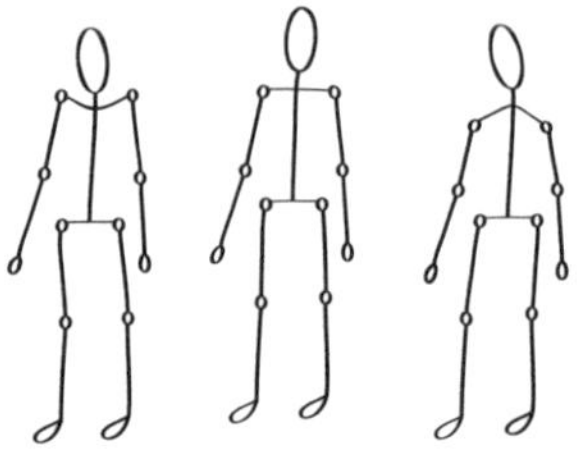

Und nun erlauben Sie den Schultern, sich leicht zu heben und zu senken. Summen Sie dabei, und spüren Sie Einschränkungen, Anspannungen und Hemmungen des Klangs nach. Lauschen Sie dem Klang, und fühlen Sie den Muskeltonus in der Kehle. Es ist möglich, die Schultern zu heben und zu senken und dabei in einer Tonlage zu summen, die offen und klangvoll ist. Ist die Tonlage jedoch eingeschränkt und/oder zu offen, wird das 5-Stern-Muster beeinträchtigt.

Das »Körperwissen« für dieses Gefühl und der Tonfall der reinen Quinte sind wesentlich dafür verantwortlich, die visuelle Harmonik einzuschätzen und den Ton eines anderen Menschen zu erkennen. Beobachten Sie Beziehung von Schultern und Hals anderer Menschen. Versuchen Sie, den Gefühlston für die Art der Spannung festzustellen, die der beobachteten Beziehung eigen ist. Stellen Sie sich auf den Gefühlston der reinen Quinte im eigenen Körper ein, und lassen Sie dann die Schultern die Position und Spannung der anderen Person übernehmen. Summen Sie laut oder innerlich den Gefühlston der neuen Schulterstellung.

Haben Sie sich auf die neue Tonqualität eingestellt, dann stellen Sie sich folgende Fragen, die auf dem Vergleich mit dem Ton der reinen Quinte beruhen:

- Ist die Tonlage höher oder tiefer?
- Ist die Tonlage angespannter oder offener?
- Welche Farbe und welche Temperatur hat die Tonlage?
- Stellen sich irgendwelche Bilder im Zusammenhang mit der Tonlage ein?
- Tauchen im Zusammenhang mit der Tonlage irgendwelche Gedanken auf?

Um Ihre Einschätzung zu verfeinern, sollten Sie optisch genau beobachten, welche Beziehung zwischen Schultern und Hals besteht. Ist beispielsweise eine Schulter höher oder vorgezogen? Ist die Spannung in einer Schulter anders als jene in der anderen? Ist der Hals vorgereckt oder nach einer Seite geneigt? Beobachten Sie so viele Einzelheiten wie möglich, und verinnerlichen Sie diese, indem Sie Tonlage und Spannung in Ihren eigenen Körper übernehmen.

Als Nächstes können Sie Ihre Einschätzung auf das gesamte 5-Stern-Muster ausdehnen. Beobachten Sie – ausgehend von den Diagonalen des 5-Sterns – die Beziehung der Hüften zu den Schultern und jene von Hals und Kopf zu den Hüften. Nehmen Sie jede Verdrehung, jede Verengung und jedes Ziehen zur Kenntnis. Gleichzeitig sollte Ihr Körper die Stellung einnehmen, die zur Tonlage und zur Spannung der Diagonalen gehört.

Wenn Sie Ihre 5-Stern-Evaluation an einer Person beendet haben, werden Sie hören und spüren, wie deren Ton durch ihren Körper schwingt. Dieser Ton ist eine Welle, die Informationen trägt. Verbinden Sie sich mit dem Ton. Summen Sie ihn laut. Beobachten Sie, was durch den Ton ausgedrückt wird, und stellen Sie die zur Evaluation nötigen Fragen. Bei einer sinnvollen Einschätzung müssen Sie wissen, was Sie beurteilen wollen – nämlich den Ton der reinen Quinte und ihre visuelle Harmonik –, und Sie müssen das, was in Ihnen selbst und im anderen vorhanden ist, beobachten, sich darauf einstimmen und zuhören.

REFLEXZONEN-EINSCHÄTZUNG – EVALUATIONSÜBUNG 3

Dissonanzen innerhalb des tonalen 5-Stern-Systems können mithilfe der Reflexpunkte in die verschiedenen Körperzonen eingezeichnet werden. Durch die Beobachtung der akustischen und der visuellen Energie können die 5-Stern-Diagonalen nachgezeichnet und die Reflexpunkte bestimmt werden, die besondere Aufmerksamkeit benötigen. Das folgende Schaubild zeigt die Reflexpunkte, die sich längs der 5-Stern-Diagonalen befinden.

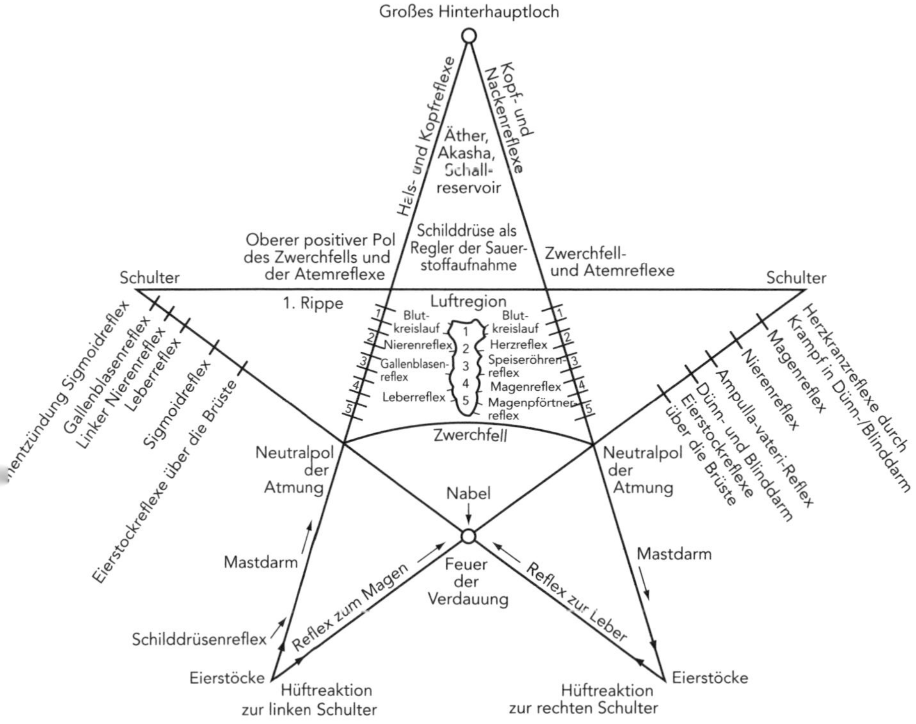

Stellen Sie sich die Diagonalen des 5-Sterns als Saiten vor, die zwischen Stimmwirbeln gespannt sind. Wenn die Saiten die ideale Spannung haben, sind Schultern, Hüften und Kopf nach dem 5-Stern-Muster ausgerichtet. Ist eine Saite zu straff gespannt, wird sie am Kopf, an den Schultern und den Hüften ziehen, wodurch diese dann gedreht und/oder in eine Ausgleichshaltung gezwungen werden. Ist hingegen eine Saite zu locker, wird der Körper ohne Tonus schlaff durchhängen und absacken.

Um das 5-Stern-Muster optisch einzuschätzen, sollten Sie die miteinander zusammenhängenden Endpunkte der Diagonalen betrachten, das heißt, Schulter und Hüfte sowie Kopf und Hüfte. Beachten Sie ihre Beziehung; ist beispielsweise die linke Schulter zu hoch und die rechte Hüfte nach vorne gedreht. Betrachten Sie gleichzeitig die Diagonale zwischen diesen Punkten, damit Sie im eigenen Körper spüren, welche Spannung der Diagonalen innewohnt, wenn Sie mit dieser Haltung in Resonanz treten. Summen Sie die Tonhöhe der Spannung, und fühlen Sie die Einschränkung und/oder Offenheit Ihres Tons. Fragen Sie sich selbst: Ist der Ton zu angespannt (hoch, hellklingend) oder zu locker (tief)?

Summen Sie als Nächstes die reine Quinte. Wenn es gerade unpassend ist, sie laut zu summen, dann sollten Sie es innerlich tun. Zeichnen Sie auf der Diagonale optisch erkennbar die Positionen bzw. Punkte ein, wo Ihre Stimme bebt, sich verengt oder in der Tonlage absackt. Vergleichen Sie diese Position mit dem Reflexpunkt längs der Diagonalen.

Eine andere Methode besteht darin, die Reine-Quinte-Stimmgabeln oder die Body Tuner anzuschlagen. Halten Sie die C256-Gabel am unteren Ende und die G-384-Gabel am oberen Ende, und bewegen Sie beide den Diagonalen entlang. Lauschen Sie auf die Obertöne. Achten Sie darauf, ob ein Oberton ausfällt oder eine Veränderung erfolgt, das heißt, ob im Klang der reinen Quinte ein Beben festzustellen ist. Vermerken Sie die Stelle und den Reflexpunkt längs der Diagonalen, wo es aufgetreten ist.

In der keltischen Überlieferung nannte man den Übergang vom Tag zur Nacht »Bruch zwischen den Welten«. Dahinter verbarg sich der Glaube, der Bruch sei ein Stillpunkt-Übergang (oder Vortex) zwischen Himmel und Erde. Die alten keltischen Hügelgräber in Irland wiesen eine kleine Fensteröffnung auf, deren Bedeutung lange Zeit unerklärbar blieb. Irgendwann kam die Entdeckung für diese so spezielle Konstruktion: Das Fenster war spezifisch nach der Abendsonne der Wintersonnenwende ausgerichtet. In einem bestimmten Augenblick erleuchtete das Sonnenlicht das Innere des Hügelgrabs und schuf einen Stillpunkt-Übergang zwischen der Welt der Geister und der Erde.

Stillpunkte gibt es überall, weil alles aus der Stille kommt und dahin zurückkehrt. Es gibt zahlreiche Wörter und Beschreibungen für Erfahrungen von Momenten der Stille. Manchmal erleben wir einen Augenblick des Schweigens als innere Gelassenheit, oder wir empfinden ein tiefes Gefühl inneren Friedens. Es kann während unserer Arbeit geschehen, dass eine unerwartete Unterbrechung uns einen seltenen Augenblick der Ruhe verschafft. Wir können aber auch auf einer Party sein, wo Menschen reden, Gläser angestoßen werden und Hintergrundmusik spielt, und trotzdem erleben wir, wie plötzlich alle Gespräche verstummen. Die Musik hört auf, und ein Moment der Stille geht durch den Raum.

Stille – auch jetzt!

Stillpunkt – Nährende Pause

»Seid stille und ihr werdet wissen.«
Psalm 46,11

»In Stille werden die Lehren gehört – in Stille wird die Welt verwandelt.«
Laotse

Die Bedeutung eines Stillpunkts lässt sich schwer mit einer Denkweise begreifen, bei der es primär um das Erreichen von Zielen und die Erledigung von Arbeit geht. Ein Augenblick der Stille, wie kurz er auch sein mag, ist ein flüchtiger Blick in die Ewigkeit oder das, was die Taoisten das »Absolute« nennen. Das können Sie erleben, wenn Sie an einem ruhigen Teich meditieren, einen Stein hineinwerfen und zusehen, wie sich die kleinen Wellen nach außen bewegen und dann in die Mitte zurückkehren, wobei sie unterschiedliche Muster erzeugen. Halten Sie das Bild des ruhigen Teichs innerlich fest, und freuen Sie sich gleichzeitig an den Mustern, bis sie zur Stille zurückkehren.
Lauschen Sie dem Spiel des Windes, der in der Brise rauscht. Kommt die Brise zu einem Stillpunkt, wird der Wind lautlos. Wenn Sie das Gesamtbild in sich aufnehmen, dann bewegen sich Bäume und Pflanzen vielleicht immer noch in der Brise, doch sind die Geräusche des Windes verstummt. Diese befinden sich für eine kurze Zeit in einem Ort der Stille innerhalb der Brise. Lauschen Sie dem Schweigen, so wie Sie dem Klang des Windes gelauscht haben. Hebt die Brise wieder an, dann lauschen Sie den Windgeräuschen, als ertönten sie in einem Meer des Schweigens.

Die Rishis oder heiligen Männer, die hoch in den Bergen des Himalaja in Höhlen leben, werden jeden Morgen durch die Stille geweckt. Nächtliche Brisen rauschen durch die Berge, und wenn frühmorgens die Sonne aufgeht, verändert sich die Atmosphäre und der Wind legt sich. Die Heiligen des Himalaja nennen diesen Augenblick der Stille zwischen Nacht und Tag den »Nova Schwan«. Jeden Morgen werden sie durch die Lautlosigkeit des Nova Schwans geweckt.
Der Yacqui-Zauberer Don Juan glaubte, er habe in der Abenddämmerung die größte Macht – wenn die Stille auf die Sonora-Wüste herniederging. Er nannte diese Zeiten der Stille »flüchtige Blicke in die Ewigkeit«. Er glaubte, alles sei möglich, wenn der Ausgangspunkt das innere Schweigen sei.

Reflexionen im schalldichten Raum

Die Verbindung zwischen der »Stimmung« des Nervensystems und der Körperhaltung lässt sich in einem schalldichten Raum gut erkennen. Mein auf die reine Quinte ausgerichtetes Lauschen führte auf vielen Ebenen zu tief gehenden Beobachtungen. Damals beruhten meine phänomenologischen Forschungen auf systematischen Untersuchungen, die ich anhand persönlicher Erfahrungen anstellte. Um meine Entdeckungen in die Heilkunde zu integrieren, wandte ich ein energiemedizinisches Modell an, das auf Protokollen der Systemwissenschaft beruhte. Im Laufe der Jahre lernte ich mithilfe des Abtastens an Gelenken Bluthochdruck oder zu niedrigen Blutdruck festzustellen; dabei ging ich von einer idealen Spannung aus, die der »Reinen-Quinte-Stimmung« des Nervensystems entspricht. Ich bediente mich dabei sowohl der Klangtherapie als auch der manuellen Therapie und verbaler Begleitung, um diese Spannungen wieder in Übereinstimmung mit dem idealen Klang der reinen Quinte zu bringen. Die Resultate dieser Arbeit waren erstaunlich, und es kam zu zahlreichen Heilungserfolgen. Ich wusste, dass tief greifende biochemische Veränderungen stattfanden, sobald sich das Nervensystem veränderte. Da zu meiner Arbeit auch eine von Klängen begleitete Körperarbeit gehörte, konnte ich spüren, wie Bereiche, in denen eine übermäßig große Spannung geherrscht hatte, sich mehr und mehr entspannten.

Die biochemische Wirkung der Stimmgabeln auf eine ideale »Stimmung« des Nervensystems

Wissenschaftliche Forschungen haben ergeben, dass die Vibration, die durch Stimmgabeln auf die Nervenzellen, die Endothelialzellen und die Immunzellen übertragen wird, das Stickstoffmonoxid anregt und eine Kaskade von physiologischen Ereignissen auslöst. Diese haben einen direkten Einfluss auf unsere Gesundheit, unser Wohlbefinden, unsere Gefühlslage und unser Bewusstsein. Wenn wir die Funktion des Stickstoffmonoxids verstehen, können wir eine wissenschaftliche Verbindung zwischen der Molekularwissenschaft, der Medizin und der Klangheilung herstellen.

Stickstoffmonoxid, abgekürzt NO, ist ein Molekül, das von einem Stickstoffatom erzeugt wird, welches an ein Sauerstoffatom gebunden ist. Es gehört zu den kleinsten in der Natur entdeckten Molekülen und setzt sich aus einem Stickstoffatom und einem Sauerstoffatom zusammen. NO ist grundlegend wichtig für alles Leben: für Menschen, Tiere, Insekten und Pflanzen. Im menschlichen Körper wird NO in den Gefäß-, Nerven- und Immunzellen produziert. Dann wird es in Form von Gas in rhythmischen Zyklen an die umgebenden Gewebe abgegeben. NO trägt zur gesunden Funktion aller wichtigen Organsysteme bei.

Immun-, Gefäß- und Nervenzellen setzen also in bestimmten Rhythmen eine gleich bleibende Menge von Stickstoffmonoxid frei, was »Puffing« genannt wird. Diese Menge an NO entspannt unsere Zellen und hält sie in einem Zustand moderater Wachsamkeit. Entdecken unsere Zellen Viren, Bakterien oder freie Radikale, werden sie aktiv und produzieren mehr NO. Dies ist dann das Signal für eine Kaskade von biochemischen Ereignissen, die zur Zerstörung von Viren, Bakterien und freien Radikalen führt. Aus diesem Grund wird NO auch das »Signalmolekül« genannt. Aber NO greift auch selbstständig Viren, Bakterien und freie Radikale an und neutralisiert sie. Nach der Neutralisierung des Eindringlings signalisiert das NO, dass der Angriff aufhören muss. Dies wird »Herunterregulation« genannt und setzt eine weitere biochemische Kaskade in Gang. Mit ihr kehren die Zellen in einen Zustand entspannter Wachsamkeit zurück.

Die Freisetzung von Stickstoffmonoxid durch die Zellen findet in sechsminütigen Puffing-Zyklen statt und hängt eng mit dem vegetativen Nervensystem zusammen. Während der dreiminütigen ansteigenden Puffing-Phase wird NO freigesetzt und versprüht. Dabei wird dem Körper signalisiert, den parasympathischen Modus einzunehmen; das führt dazu, dass sich die Zellen entspannen, sich weiter auseinander bewegen, ihre Wände dünner machen und damit runder werden. In der absteigenden Puffing-Phase löst sich das NO auf und gibt dem Körper das Signal, den Sympathikus-Modus einzunehmen, was die Zellen in Alarmbereitschaft versetzt und sie veranlasst, sich zusammenzudrängen, ihre Zellenwände zu verdicken und asymmetrisch zu werden.

Puffing

Die Freisetzung von Stickstoffmonoxid durch unsere Zellen wird »Puffing« genannt. Ein Puffing-Zyklus dauert etwa sechs Minuten.

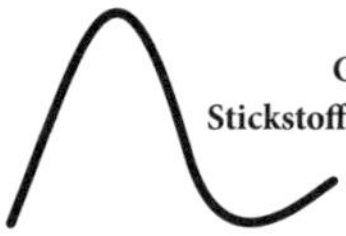

Sind wir gestresst, wird das Gleichgewicht zwischen Sympathikus und Parasympathikus oftmals beeinträchtigt. Das führt zu einer Störung im NO-Puffing, was wiederum eine verminderte NO-Produktion zur Folge hat und in besonders schweren Fällen sogar einen Stillstand der NO-Produktion bewirkt; Forscher sprechen dann von einer »Nullproduktion«. Eine gestörte NO-Produktion geht mit einer Schwächung der Immunfunktion einher, wodurch mit der Zeit Gewebskrankheiten entstehen. Dieser Prozess beginnt mit Energiemangel, Gelenkschmerzen, Depressionen, einem verminderten Sexualtrieb, Kopfschmerzen, Gedächtnisverlust und schlechter Verdauung. Wenn die NO-Rhythmen über einen längeren Zeitraum hinweg nicht neu angeregt werden, können diese genannten Symptome gravierende Krankheiten hervorrufen, etwa Herz-Kreislauf-Erkrankungen, Diabetes, Alzheimer, Autoimmunkrankheiten und Krebs.

Der Rolle des Stickstoffmonoxids bei Herz-Kreislauf-Erkrankungen kommt in der Medizinforschung eine besondere Bedeutung zu. Das Stickstoffmonoxid wirkt direkt auf die endotheliale Auskleidung der Blutgefäße. Dieses Endothelium ist die innerste Schicht des Gewebes, das Arterien und Blutgefäße überzieht. Die Blutgefäße in der Haut, im Gehirn, im Herzen und in allen Organen sind mit Endothelzellen ausgekleidet. Das gesamte Netz der Blutgefäße hat eine Länge von 160 000 Kilometer Länge, und die Endotheliumfläche ist größer als ein Fußballfeld.

Sind die Endotheliumzellen gesund, stoßen sie Stickstoffmonoxid aus. Dank des Stickstoffmonoxids sind die Blutgefäße biegsam, elastisch und fähig, sich auf natürliche Weise auszudehnen und mit dem rhythmischen Pulsieren des Blutes zusammenzuziehen. Weiße Blutkörperchen und Blutplättchen sind in der Lage, sich im Blutstrom frei zu bewegen. Gleichzeitig fungiert Stickstoffmonoxid als Immunstärker, der opportunistische Bakterien, Viren und freie Radikale überall im Endothelium aufspürt und zerstört.

Wenn sich ein nicht intaktes Endothelium aufgrund einer eingeschränkten Stickstoffmonoxid-Produktion entzündet, wird seine Oberfläche hart und klebrig; dies führt dazu, dass weiße Blutkörperchen und Blutplättchen an den Wänden der Blutgefäße festkleben und Arteriosklerose hervorrufen. Das hat weit reichende Folgen. Beispielsweise gibt es heute eine Vielzahl von Untersuchungen über die Alzheimer-Krankheit, die darauf hinweisen, dass ihr eine Gefäßstörung zugrunde liegt und nicht, wie früher angenommen, eine neurologische Störung. Die Kapillaren im Gehirn werden aufgrund einer eingeschränkten Stickstoffmonoxid-produktion geschädigt, was zu einer verringerten Sauerstoff- und Glukosezufuhr zu den Gehirnzellen führt. Über längere Zeiträume kann das zu neurologischen Störungen, Zelltod und Demenz führen.

Forscher verwenden das Wort »Spiking«, um die Stimulation und/oder Reaktivierung des NO-Puffings in den Zellen zu beschreiben. Großer Stress kann das Puffing des Stickstoffmonoxids behindern; in diesem Fall ist ein Impuls nötig, um es erneut zu seinem Rhythmus zurückzuführen. Forschungen zeigen, dass die 128-Hertz-Stimmgabel, die wir Otto 128 nennen[13], das Stickstoffmonoxid anregen und die Rhythmen des NO-Puffings verstärken. Diese Stimulierung bringt das vegetative Nervensystem ins Gleichgewicht zurück und ist das Signal für eine natürliche Freisetzung von Antibakterien, Antiviren und freien Radikalen auf einer mikrozellularen Ebene.

Wir haben im Labor mit Stimmgabeln experimentiert und versuchten dabei, die Wirkungen von Klängen auf menschliche Gewebe zu messen. Zuerst wollten

13 Otto ist eine Abkürzung für »osteophonisch«, was so viel bedeutet wie »Klang, der Knochen zum Vibrieren bringt«.

die Biochemiker nicht glauben, wie schnell die Reaktion erfolgte, ja, dass sie überhaupt erfolgte. Wir wiederholten die Tests viele Male mit unterschiedlichsten Testpersonen und kamen immer zu den gleichen Ergebnissen. Wir beobachteten das Spiking des Stickstoffmonoxids, also das Erreichen seines Höchststandes. Der dritte Test ergab den eindeutigen Beweis. Ich reichte jedem Biochemiker eine Stimmgabel, und was sich dann abspielte, werde ich nie vergessen: Drei Biochemiker in weißen Mänteln schlugen ihre Stimmgabeln an und hielten sie an ihren Körper, um die Wirkungen zu spüren. Ich war freudig erregt, denn ich hatte 28 Jahre lang damit zugebracht, die Wirkungen der Stimmgabeln zu erproben; jetzt kam die reduktionistische Wissenschaft und ihre Erkenntnisperspektive auch dazu. An diesem Tag verliehen mir die Wissenschaftler den Spitznamen »Vibrier-John« – ein neues Tor hatte sich geöffnet hin zur Erkenntnis, wie kraftvoll Klänge für die Heilung von Menschen sein können.

Die folgende grafische Darstellung zeigt, wie Stickstoffmonoxid durch die Vibration einer Otto-128-Gabel freigesetzt wird.

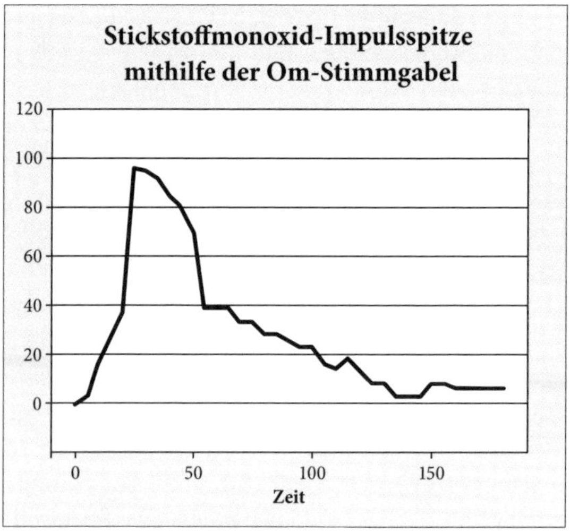

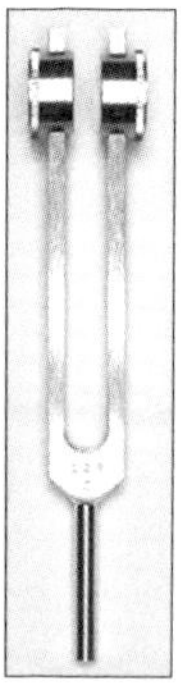

Um die Freisetzung von NO zu erkennen und zu messen, wird ein amperometrisches System verwendet – eine hohle, mit einem winzigen Netz bedeckte Nadel, durch das nur das Stickstoffmonoxidgas dringen kann. Das Gas wird mittels optischer Verbindungen in der Nadel gemessen, die an einen Computer angeschlossen ist. Dieses System kann bei Zellkulturen angewandt werden und vermag durch die Beobachtung des Blutes den NO-Ausstoß in Echtzeit zu messen.

Das Verständnis für die Funktionsweise einer Otto-128-Stimmgabel ermöglicht wertvolle Schlüsse: Die Otto-128-Stimmgabel basiert auf dem »Differenzton«

der reinen Quinte; sie vibriert im Puls der reinen Quinte. Beispielsweise errechnet sich die Differenz zwischen der C-256-Stimmgabel und der G-384-Stimmgabel, indem 256 Hertz von 384 Hertz subtrahiert werden, was 128 ergibt. Das heißt, wenn Sie eine reine Quinte hören, dann vernehmen Sie einen 128-Hertz-Puls, der zwischen der C-Stimmgabel und der G-Stimmgabel erzeugt wird.[14]

Sobald die Vibration der Otto-128-Stimmgabel in den Körper geleitet wird, bewegt sie sich als »Reine-Quinte-Welle« durch den Körper. Dass Klangwellen durch den Körper geleitet werden, wurde im Jahr 1990 von Dahl, Rice und Groesbeck im »Journal of the Acoustical Society of America« (1990: 416–422) bestätigt. Sie erforschten die Wirkungen des Klangs auf Faserbewegungen und fanden dabei heraus, dass die Klangwellen jeden elastischen, faserartigen Stoff im Körper stimulierten, zum Beispiel das Nervengewebe und das Bindegewebe. Diese Forschungen stützen die Behauptung, dass durch Stimmgabelschwingungen Resonanzen in faserartigen Bindegeweben herbeigeführt werden – zum Beispiel in Muskeln, Zellmembranen, Nerven, Ganglien und im Plexus (Geflecht aus Nervenfasern) des menschlichen Körpers.

Wenn wir durch Gewebeleitung »Körperhorchen« (»Body Hearing«) praktizieren, können wir Frequenzen wahrnehmen, die weit über und weit unter dem normalen Hörbereich liegen. Beispielsweise erstreckt sich die Membran des Mittelohrs (oder das Trommelfell) über den Gehörgang bis in die innere Vertiefung des Schläfenbeins. Diese dünne Membran ist wie das Schlagfell einer Trommel, die normale Klangwellen zwischen 16 Hertz und 20 000 Hertz registriert und außerdem Schwingungen, die kleiner sind als die Wellenlänge des sichtbaren Lichts. Die Forscher Lenhardt, Skellett, Wang und Clarke berichteten in der Zeitschrift »Science« (1991: 82–85), dass hochfrequente akustische Energie längs des Knochengewebes und durch Zellplasma geleitet werden kann, ohne dass ein Qualitätsverlust beim Klang zu beobachten wäre.

Wir sind der Meinung, dass der Puls der reinen Quinte, der durch die Otto-128-Stimmgabel erzeugt wird, und die Welle der reinen Quinte, die durch die C- und die G-Stimmgabel erzeugt wird, das Nervensystem »stimmen«, das Stickstoffmonoxid anregen und die Freisetzung von Antibakterien, Antiviren und freien Radikalen fördern. Die ideale »Stimmung« des Nervensystems besteht in einem vollkommenen Gleichgewicht zwischen dem sympathischen und dem parasympathischen Nervensystem. Es ist nicht verwunderlich, dass in der gesamten Geschichte der Menschheit die reine Quinte als perfektes Intervall zwischen Yin und Yang galt. Heute wissen wir, dass Stickstoffmonoxid ein vollkommenes Gleichgewicht herstellt und erkennbar macht. Otto 128 wirkt durch

14 Für ein besseres Verständnis der reinen Quinte empfiehlt es sich, das Kapitel über das Stimmen des Nervensystems nochmals zu lesen (siehe Seite 55ff.).

Vibration im Gewebe, und die C- und G-Stimmgabeln bewirken mithilfe von Klangwellen, die dem Nervensystem das Signal geben, wieder ins Gleichgewicht zu gehen.

Kommt das Nervensystem in die richtige »Stimmung« und wird die Stickstoffmonoxid-Produktion angeregt, hat dies zahlreiche positive Folgen, die von Forschern bestätigt werden: eine erhöhte Zellvitalität, die der Alterung entgegenwirkt, ein konstanter Körperstoffwechsel, der die Verdauung und das Körpergewicht reguliert, ein verstärkter Blutfluss in den Gefäßen, der zu mehr Energie, besserer Kondition, erhöhtem Sexualtrieb, gutem Gedächtnis und insgesamt gesteigertem Wohlbefinden führt. Außerdem hat die wissenschaftliche Forschung bewiesen, dass die treffende Anregung des Stickstoffmonoxids heutzutage weit verbreiteten Krankheiten wie Arteriosklerose, Schlaganfall, Herzinfarkt, Diabetes, der Alzheimer-Erkrankung, Depressionen, Autoimmunerkrankungen und Krebs vorbeugt.

Erfahrungen mit den Stimmgabeln

Reflexionen im schalldichten Raum

Das gestimmte pythagoreische Stimmgabeln-Set, das ich im schalldichten Raum verwendete, bezeichne ich »Solar Harmonic Spectrum«. Mir gefällt der Ausdruck »solar« (von der Sonne) deshalb, weil die Stimmgabeln einen hellen Klang haben und das ganze Spektrum der Obertöne hörbar machen. Manchmal wirkte der Raum aufgrund der Isolierung meiner Sinne sehr verwirrend auf mich. Um meine Orientierung nicht zu verlieren und immer genau zu wissen, was ich tat, führte ich ein Tagebuch. Jedes Mal, wenn ich mich im Raum aufhielt, schrieb ich meine Erfahrungen mit dem jeweiligen Intervall auf. Ich arbeitete mit jedem Intervall eine Woche lang. Beispielsweise hörte ich mir eine Woche lang das Intervall der reinen Quinte an, und in der darauffolgenden Woche ließ ich das Intervall einer Quarte auf mich einwirken und so weiter.

An einem bestimmten Zeitpunkt nahm ich jedes Intervall auf und ließ es dann ab Band mithilfe von Lautsprecherboxen auf beiden Seiten meines Bettes abspielen. Ich ließ es immer sehr leise laufen, um meinen Schlaf nicht zu stören. Ich führte ein Traumtagebuch: Immer am nächsten Morgen, nachdem ich die ganze Nacht lang der Wirkung des Intervalls ausgesetzt war, schrieb ich meine Träume auf. Ich begeisterte mich so sehr für dieses Leben mit den verschiedenen Intervallen, dass ich mir spezielle Kopfhörer anschaffte, die unter der Bezeichnung »Bone Phone« gehandelt werden. Das »Knochen-Telefon« wird um den Hals getragen, es leitet Klänge via Knochenschallleitung ins Ohr. Das war in der Zeit vor der Erfindung von iPod und MP3-Abspielgeräten. Ich benutzte einen Sony Walkman mit einer Kassette, um das Intervall über ein Endlaufband abzuspielen.

Ich lebte mit jedem Intervall in und außerhalb des schalldichten Raums so viel als möglich. Ich nannte das auch »Eintauchen ins Intervall«. Je mehr ich wusste, auf welche Weise Klänge meinen Geist und meinen Körper beeinflussten, desto klarer wurde es für mich, wie ich diese Klänge bei Patienten anwenden konnte. Diese Formel ist für mich bis heute die glaubwürdigste: Je mehr jemand exakt experimentiert und so über ein Intervall in Erfahrung bringen kann, desto besser werden diese Erkenntnisse für sich selbst und andere nutzbar. Die Stimmgabeln sind Lerninstrumente, mit denen Sie etwas über das eigene Nervensystem und über die Wirkungen der verschiedenen »Stimmungen« erfahren. Sobald Sie das verstanden haben, werden die Stimmgabeln zu »Werkzeugen«, die Sie mit dem universellen Feld verbinden. Mit etwas Übung wird es Ihnen mit der Zeit sogar genügen, sich den Klang der Stimmgabeln lediglich vorzustellen, damit Ihr Nervensystem und Ihr Körper in Resonanz dazu kommen.

Solar Harmonic Spectrum

Die Kunst des pythagoreischen Stimmens

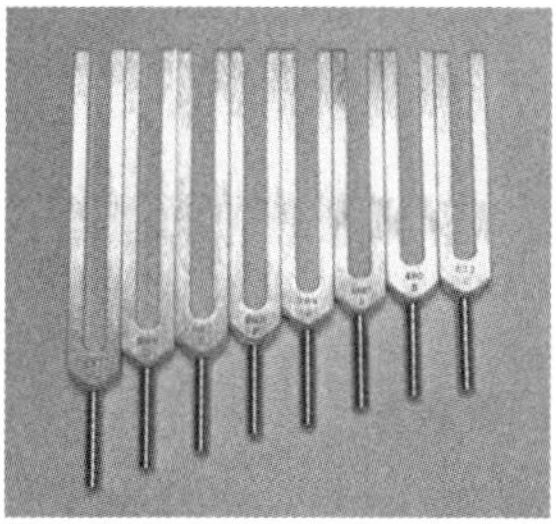

Solar Harmonic Spectrum

Pythagoras war ein griechischer Philosoph und Mathematiker, der um 580 v. Chr. lebte und damit ein Zeitgenosse von Buddha und Konfuzius war. Es gilt als gesichert, dass er im Laufe seiner Forschungen Ägypten, Mesopotamien und Indien bereiste – auf der Suche nach tiefem Wissen. Pythagoras glaubte an ein »singendes Universum«, in dem – wie er es poetisch ausdrückte – die »Musik der Sphären« ertönte. Seiner Meinung nach vermochten Musikinstrumente – insbesondere die Leier oder Lyra –, wenn sie nach den pythagoreischen Intervallen gestimmt waren, die menschliche Seele auf die singenden Rhythmen des Universums »einzustimmen«.

Die Leier war also das wichtigste Instrument, dessen sich die Pythagoreer bedienten, um die Seele zu »stimmen«. Es gibt viele Geschichten über diesen speziellen Gebrauch der Leier. Eine geht so:

»Ein vor Wut rasender junger Mann war gewaltsam in das Haus eines prominenten Richters eingedrungen, der gerade seinen Vater wegen Mordes zum Tode verurteilt hatte. Der Rasende, ein blankes Schwert in der Hand, näherte sich dem Richter, der mit Freunden zu Abend aß, und bedrohte sein Leben. Unter den Gästen war ein Pythagoreer. Dieser Mann griff ruhig nach einer Leier, die zufällig neben ihm lag und einem Musiker gehörte, der zum Essen aufgespielt hatte. Er schlug einen Akkord an. Wie gebannt blieb der zornentbrannte junge Mann stehen und war unfähig, sich zu bewegen (Ruhepunkt). Er wurde wie in Trance abgeführt.« (Hall 1955: 3)

Heute sind Stimmgabeln eine Art moderne Leier, die immerzu gestimmt ist. Anstatt Saiten zu zupfen, um die pythagoreischen Intervalle zu spielen, kann

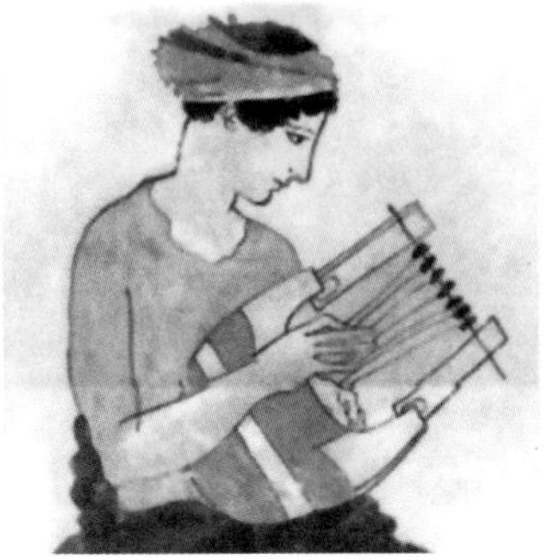

ein moderner Klangheiler Stimmgabeln anschlagen und – ohne in traditioneller Musik ausgebildet zu sein – dieselbe Wirkung erzielen. Die Stimmgabeln gehen über die traditionelle griechische Leier hinaus, weil sich mit ihnen individuelle akustische Räume und präzise Obertöne erzeugen lassen.

Ein pythagoreisches Intervall kann als akustischer Raum illustriert werden, der von zwei Stimmgabeln definiert wird. Jedes pythagoreische Intervall hat einzigartige Eigenschaften, die Heilung und Bewusstsein beeinflussen. Beim Betreten dieses Klangraums erfasst ein Puls den gesamten Körper und »stimmt« gleichzeitig das Nervensystem. Innerhalb weniger Sekunden erfährt die horchende Person eine Bewusstseinsveränderung und zugleich ein neues mentales, emotionales und körperliches Muster.

Ertönt ein pythagoreisches Intervall, so ist dies wie das Tor zu einem Klang, in dem die beiden Töne der Stimmgabeln zu einer Spirale verschmelzen, um einen dritten Klang zu erzeugen. Dieser dritte Klang wird in der Musiksprache »Differenzton« genannt, da er die Differenz der Frequenz zwischen beiden Stimmgabeln repräsentiert. Für die Pythagoreer war der Differenzton die »Stimme Gottes«. Es ist Gottes Stimme, die durch den ganzen Körper pulsiert, das Nervensystem stimmt und die fünf Elemente mit Energie auflädt.

Mit Stimmgabeln Intervalle zu erzeugen, ist einfach. Musiker verbringen viel Zeit damit, Tonleitern und Kombinationen von Tönen zu lernen, um Musik zu erzeugen. Die »Intervallstimmung« ist insofern viel einfacher, weil sie sich auf Heilung konzentriert und nicht auf eine musikalische Darbietung ausgerichtet ist. Alles, was es braucht, ist die Fähigkeit, die Stimmgabeln in einer bestimmten Reihe auszulegen und von 1 bis 8 zu zählen. Und so funktioniert es:

Ordnung

Legen Sie das Solar Harmonic Spectrum in der unten angegebenen Ordnung aus. Beim Erzeugen eines Intervalls sollten Sie immer als erste Stimmgabel die C256 verwenden und dann hochzählen, um die zweite Stimmgabel zu ermitteln. Beispielsweise nennt man den Bereich zwischen der C256 und dem G eine Quinte, beziehungsweise ein Quintenintervall. Wenn Sie die Zahlen oder Noten von der C256 bis G zählen, haben Sie genau fünf Noten. Beim Hochzählen ordnen Sie den Zahlen Buchstaben zu – das heißt, C und F ergeben das Intervall einer Quarte, C und A das Intervall einer Sexte und so weiter.

C256	D	E	F	G	A	B	C512
1	2	3	4	5	6	7	8

Als Nächstes wählen Sie das Intervall aus, mit dem Sie arbeiten wollen. Um zu lernen, wie die Arbeit mit den Intervallen verläuft, sollten Sie mit dem Intervall der Quinte, das heißt dem Klang von C256 und G, beginnen. Wenn Sie ein Intervall spielen, sollten Sie wissen, dass es drei zentrale Komponenten gibt: Technik, Visualisierung und Rezeption. Die Technik ist die Methode des Klangerzeugens. Die Visualisierung ist das, was Sie mit dem Klang beabsichtigen. Die Rezeption ist der Akt, in dem der Klang in sich aufgenommen oder zum Zwecke der Heilung an jemand anders übertragen wird.

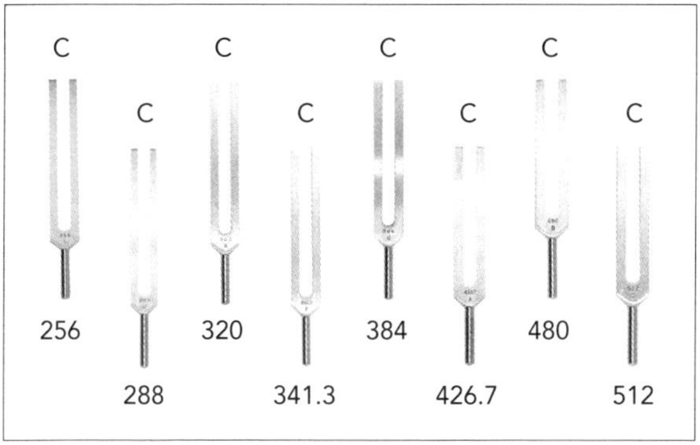

Techniken

ANSCHLAGEN AM KNIE – TECHNIK 1

1. Halten Sie die Stimmgabeln am Stiel – mit mäßigem Druck, nicht zu fest und nicht zu locker.
   Halten Sie Ihre Stimmgabel nicht an den Zinken, denn diese Ausläufer der Gabel müssen vibrieren, um den Ton zu erzeugen.

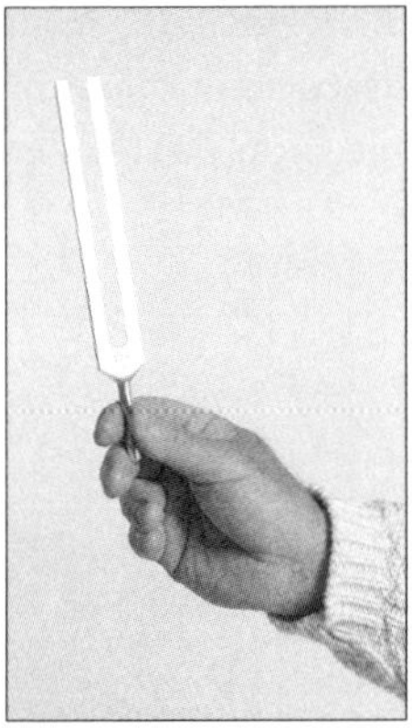
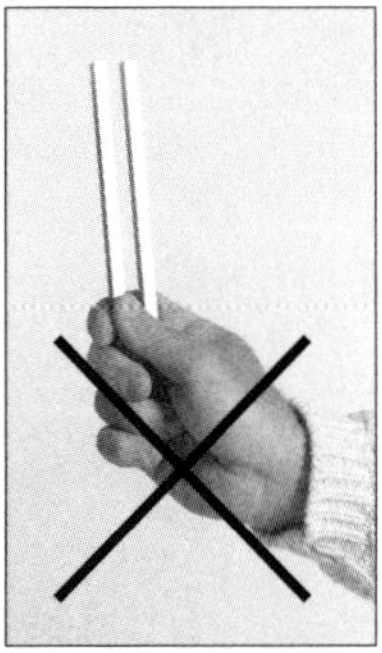

2. Klopfen Sie leicht mit der flachen Seite der Stimmgabel auf Ihre Kniescheibe. Vermeiden Sie kraftvolles Anschlagen.

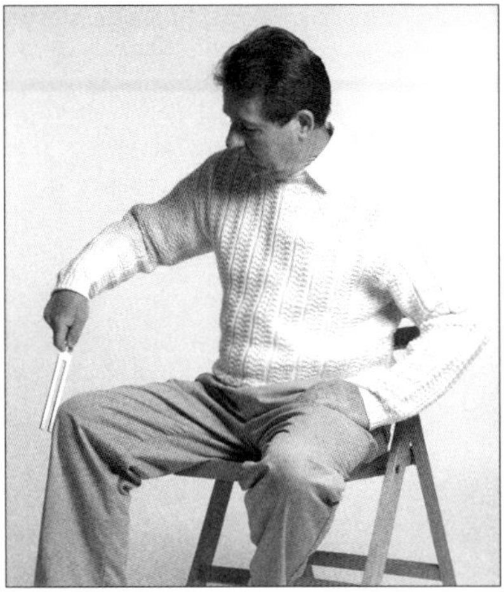
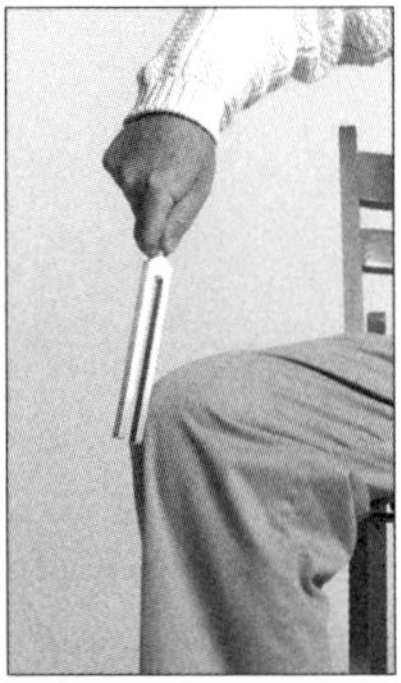

Es genügt, einen sanften, aber festen Schlag auszuführen, damit Ihre Stimmgabel einen Ton erzeugt. Es ist, als wenn Sie die flache Seite der Stimmgabel sanft auf Ihre Kniescheibe fallen lassen. Wenn Sie die Gabeln nicht an Ihren Knien anschlagen wollen, können Sie sie auch auf dem Boden oder an der Seite eines Massagetischs oder am Handballen anschlagen. Es gibt Menschen, die sich einen Eishockeypuck ums Knie schnallen – das sieht ein wenig ungelenk aus, ist aber äußerst wirkungsvoll.

Am besten schlagen Sie die C256 zuerst am einen Knie und die G-Stimmgabel am anderen Knie an. Sobald Sie die Methode beherrschen, können Sie beide Stimmgabeln gleichzeitig anschlagen.

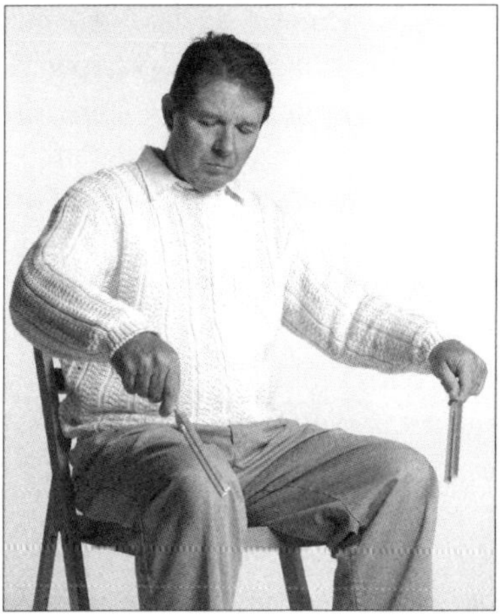

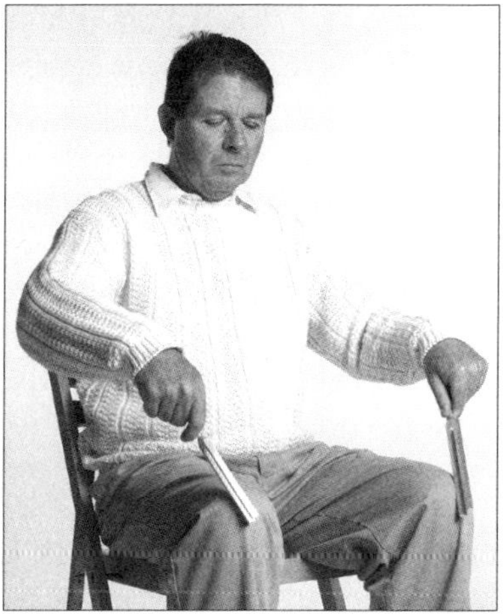

3. Heben Sie die Gabeln langsam an Ihre Ohren – etwa 7,50 cm bis 15 cm vom Gehörgang entfernt. Schließen Sie dabei die Augen und lauschen Sie dem Klang.

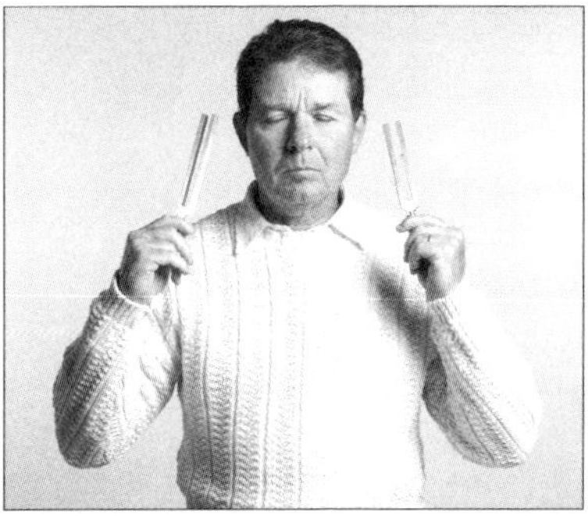

Wenn der Klang aufhört, senken Sie die Stimmgabeln und wechseln Sie sie von einer Hand in die andere. Haben Sie beispielsweise dem C-Stimmgabel-Klang zuerst mit dem rechten Ohr gelauscht, dann heben Sie die Stimmgabel für den zweiten Anschlag an Ihr linkes Ohr. Und jetzt schlagen Sie die Stimmgabeln erneut an.

4. Sobald der Ton verklungen ist, sollten Sie mindestens 15 Sekunden warten und den Ton auf sich einwirken lassen.

Summen: Den Klang verankern

Suchen Sie sich einen ruhigen Ort und spielen Sie das Intervall, mit dem Sie arbeiten wollen. Während Sie sich im Intervall befinden, sollten Sie einen Ton summen, der im Bereich dieses Intervalls mitschwingt. Sobald Sie spüren, dass Sie sich auf den Klang der einen oder der anderen Stimmgabel konzentrieren, entspannen Sie sich und lassen Sie Ihre Ohren einen Ton finden, der im Bereich beider Stimmgabeln liegt. Legen Sie die Stimmgabeln nieder; stellen Sie sich vor, Sie befinden sich im Intervallbereich, und summen Sie den Ton. Spielen Sie das Intervall erneut, und beobachten Sie sich dabei. Legen Sie die Stimmgabeln nieder und summen Sie den Intervallton.

Das übergeordnete Ziel besteht darin, nach und nach die Fähigkeit zu entwickeln, überall in ein Intervall hineingehen und es summen zu können, ohne dass dafür die Stimmgabeln vorhanden sein müssen.

OBERTONANSCHLAG – TECHNIK 2

Die zweite Methode zur Verwendung der Stimmgabeln besteht darin, sie aneinander zu schlagen. Man hält sie etwas vom Körper entfernt, nicht direkt an die Ohren.

1. Halten Sie die Stimmgabeln an den unteren Enden und schlagen Sie sie mit den Kanten aneinander, nicht an der flachen Seite der Zinken. Sie brauchen wiederum nicht viel Kraft aufzuwenden, um das angestrebte Ergebnis zu erreichen. Machen Sie spielerisch mehrmals den Versuch, einen leichten Schlag auszuführen – im Gegensatz zu einem dröhnenden Schlag, bei dem zu viel Kraft eingesetzt wird. Es geht hier um Eleganz, nicht um Wucht.

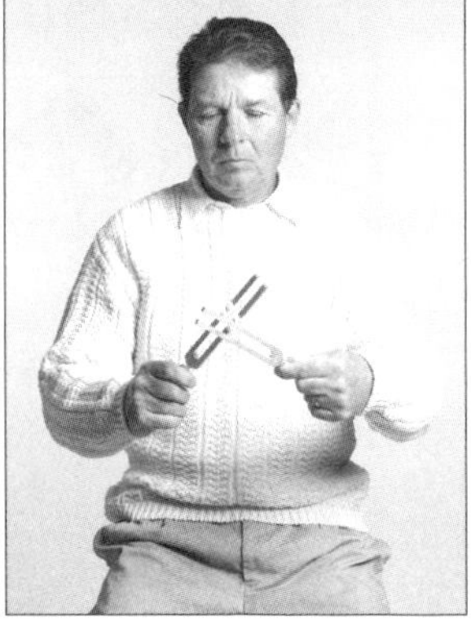

2. Wenn Sie die Stimmgabeln aneinander schlagen, erzeugen Sie Töne, die wir *Obertöne* nennen. Bewegen Sie die Stimmgabeln in der Luft – einmal langsam und dann wieder schnell –, und lauschen Sie den unterschiedlichen Klängen, während sie lauter und leiser werden. Die Abbildungen auf den folgenden Seiten zeigen die Bewegung der Stimmgabeln über den Körper. Achten Sie auf die unterschiedlichen Positionen der Stimmgabeln und ihre Beziehung zum Körper. Wenn Sie die Stimmgabeln über den Körper bewegen, erklingen verschiedene Obertöne.

3. Zur Übung sollten Sie die F-, die G- und die A-Stimmgabel nehmen und Sie in der linken Hand halten. Platzieren Sie die unteren Enden zwischen Ihren Fingern. Sie sollten in verschiedene Richtungen abstehen, damit sie sich nicht berühren. Halten Sie die C-Stimmgabel zwischen Daumen und Zeigefinger der rechten Hand. Schlagen Sie die F-, die G- und A-Stimmgabel an der C-256-Stimmgabel an.

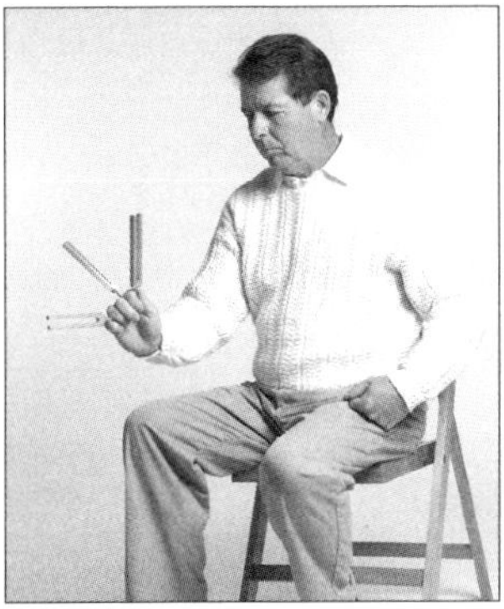

Bewegen Sie die Stimmgabeln zuerst langsam und dann schneller. Lauschen Sie dann den unterschiedlichen Obertönen. Versuchen Sie, die F-, die G- und A-Stimmgabel am oberen Ende und die C-Stimmgabel am unteren Ende des Körpers zu halten. Bewegen Sie sie, und lassen Sie die C-Stimmgabel kreisförmig unterhalb der F-, der G- und der A-Stimmgabel gleiten. Die Bewegung der C-Stimmgabel bringt andere Obertöne hervor.

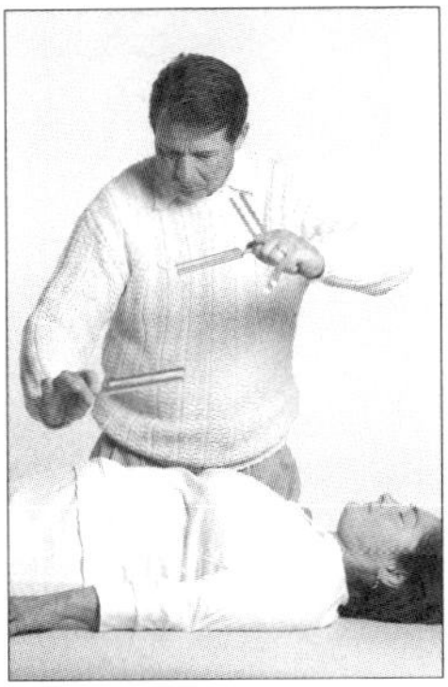

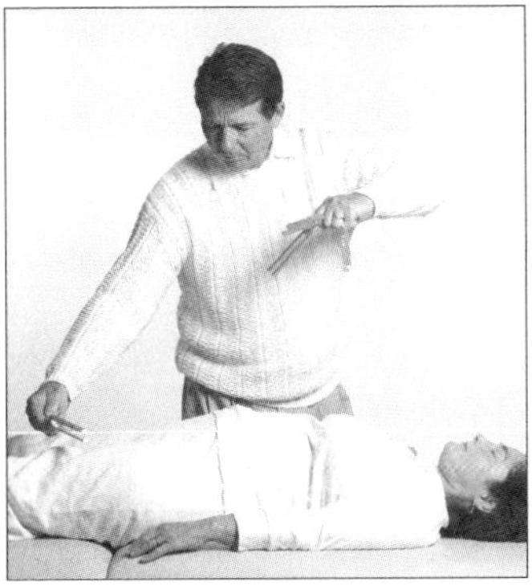

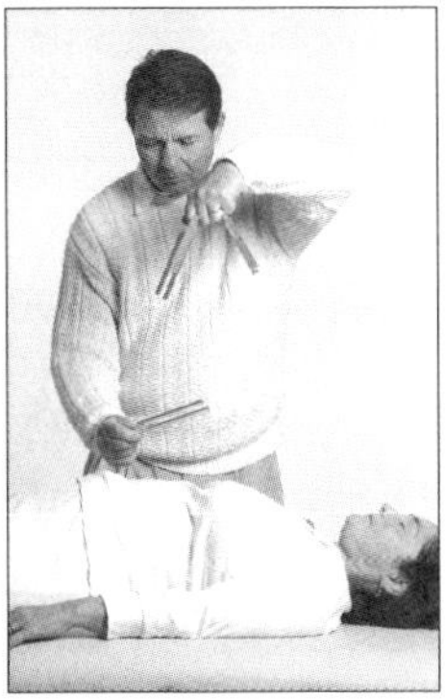

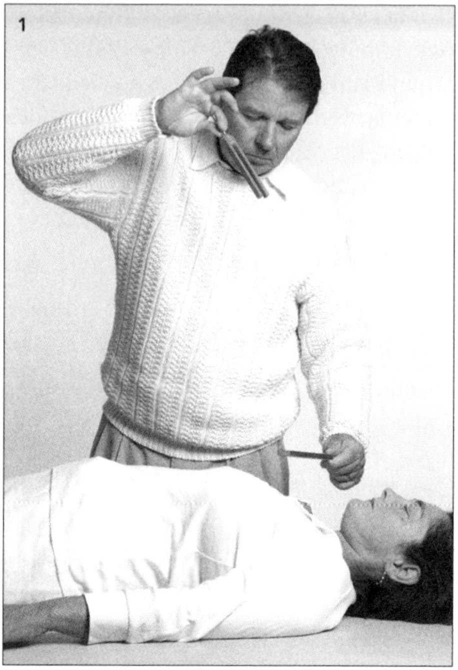
1

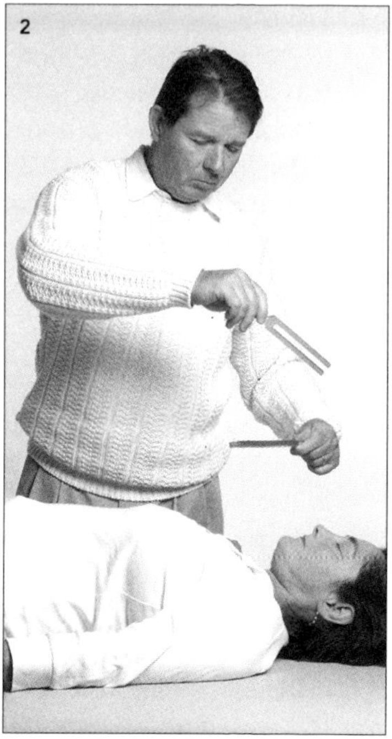
2

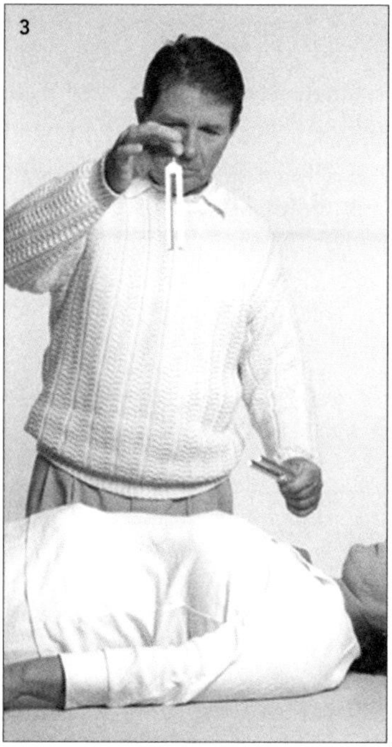
3

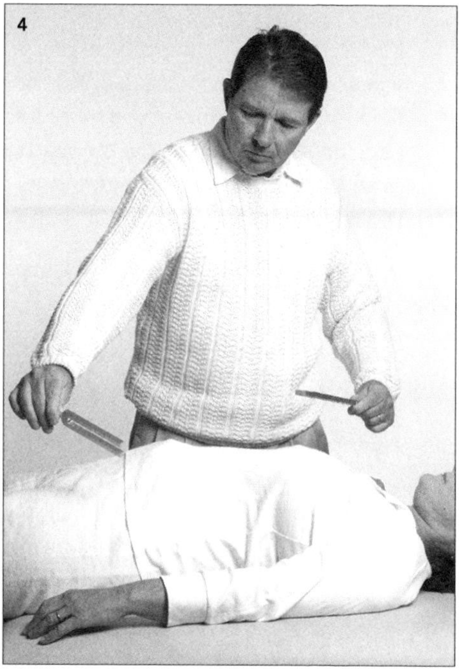
4

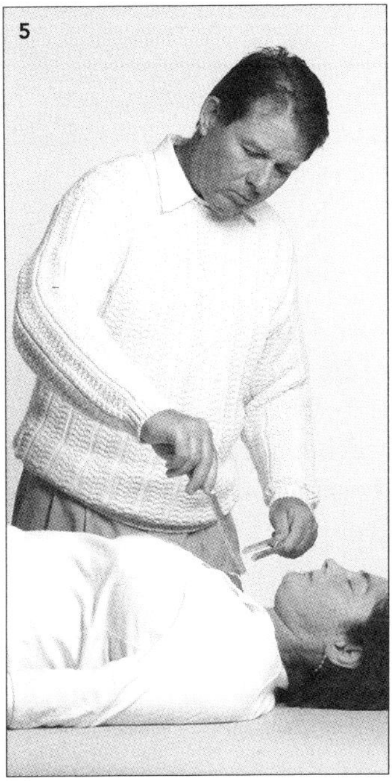
5

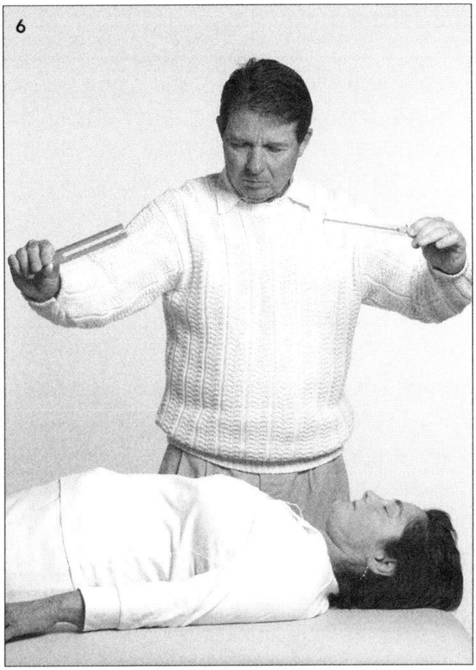
6

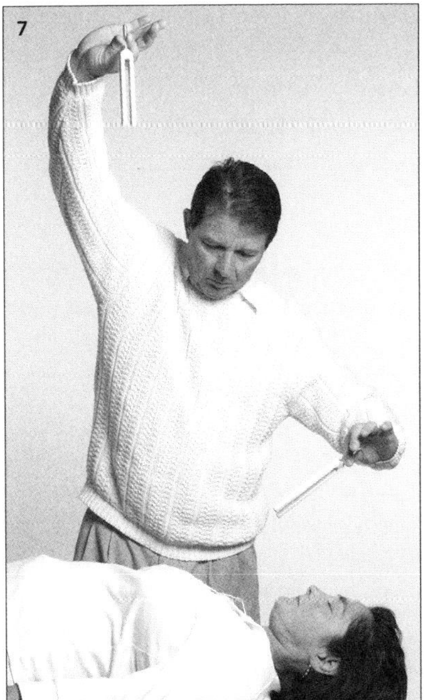
7

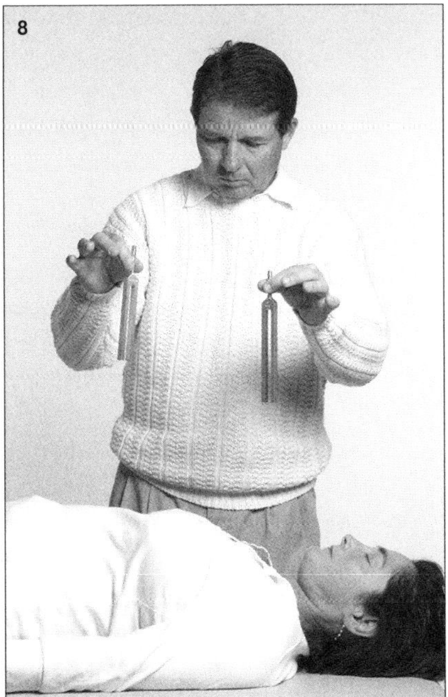
8

Visualisierung

Bei der Visualisierung wird der Klang mit einer ganz bestimmten Intention verbunden. Die Visualisierung von Heilung muss klar sein, ehe die Stimmgabeln aneinander geschlagen werden. Klangheilung ohne vorherige Visualisierung wirkt nur begrenzt. Durch die Visualisierung wird der Klang der Stimmgabeln zu einer intensiveren Heilerfahrung. Die folgende Geschichte soll dies veranschaulichen.

Als ich noch an der Universität von Indiana studierte, ging ich eines Nachmittags in den Musiksaal. Der Pianist Rudolph Serkin sollte abends in diesem Raum ein Konzert geben. Der Klavierstimmer stimmte den Flügel, und ich genoss es, der Einzige in der Aula zu sein. Da es auf der Bühne dunkel war und ich mich im hinteren Teil des Saals befand, hatte ich keine Mühe, mich mit geschlossenen Augen ganz auf die vorne angestimmten Töne einzulassen. Ich weiß noch, dass der Klavierstimmer plötzlich immer wieder das mittlere C anschlug, sicher dreißig- oder vierzigmal hintereinander. Anschließend war es für zwei, drei Minuten ganz still, und ich tauchte in diese Stille ein.

Plötzlich erklang aus dieser Stille heraus erneut das mittlere C, doch dieses Mal erzeugte es Schauder, die meine Wirbelsäule hochgingen. Der Klang war völlig anders als zuvor, und doch wusste ich, dass es sich um den gleichen Ton handelte. Wieder und wieder wurde das mittlere C angestimmt – immer der gleiche Ton, doch für mich klang er wie ein ganzes Konzert. Etwas war anders bei diesem mittleren C. Ich öffnete die Augen und sah zu meiner Überraschung, dass der Klavierstimmer neben dem Flügel stand. Am Klavier saß, das mittlere C anschlagend, Rudolph Serkin, einer der größten Pianisten des 20. Jahrhunderts.

1. Bevor Sie die Stimmgabeln anschlagen, sollten Sie präzise visualisieren, was Sie erreichen wollen. Visualisieren Sie zum Beispiel ein positives Bild und fühlen Sie dieses in Ihrem Körper. Bitten Sie dann um das Licht der höheren Kräfte. Stellen Sie sich die Qualität eines bestimmten Elements vor oder das Gefühl einer heilsamen Reaktion.

2. Schlagen Sie nun die Stimmgabeln an, und lassen Sie sich dabei vom ganzheitlichen inneren Gefühl leiten, das Sie mit dem Bild verbinden. Werden Sie eins mit dem Klang.

3. Als Nächstes sollten Sie die Stimmgabeln an Ihre Ohren halten. Lassen Sie sie über den Körper klingen, oder legen Sie sie auf den Körper, und lassen Sie sich dabei vom Gefühl der Visualisierung leiten. Dieser Ablauf kann mit sich selbst oder mit einer anderen Person gemacht werden.

Rezeption: Lassen Sie zu, dass der Klang Ihren Schwingungszustand verändert

Die Rezeption ist der Akt, in dem Sie sich entspannen und sich selbst oder einen anderen Menschen darauf vorbereiten, den Klang der Stimmgabeln aufzunehmen. Eine einfache Art zu verstehen, wie bedeutsam die Rezeption ist, zeigt das Bild eines angespannten Menschen, der versucht, einem Konzert zu lauschen. Zwar gelangen die Töne dank guter Technik und Visualisierung an sein Ohr, aber aufgrund seiner inneren Spannung werden sie nicht vollständig von ihm aufgenommen. Vielleicht lindert die Musik nach und nach seine Spannung, was dann zu einer größeren Aufnahmefähigkeit führt. Doch wäre der Mensch vor dem Konzert entspannter und besser vorbereitet gewesen, hätte er ein besser eingestimmtes und damit intensiveres Klangerlebnis gehabt.

In der Heilkunde gibt es viele Formen, eine gute Rezeption zu fördern. Hier sind ein paar Vorschläge:

1. Zum Zwecke der Selbstheilung sollten Sie sich, bevor Sie mit den Stimmgabeln arbeiten, an einem geschützten und ruhigen Ort hinsetzen. Schließen Sie dort die Augen und atmen Sie ein paar Mal tief durch. Lassen Sie Ihre Gedanken kommen und gehen, ohne sich auf einen bestimmten Gedanken zu konzentrieren. Wenn nötig, dann strecken oder spannen Sie eine Muskelgruppe an und entspannen Sie diese wieder. Tun Sie dies mehrere Minuten lang, und schlagen Sie dann die Stimmgabeln an.

2. Wenn Sie mit einem anderen Menschen arbeiten, können Sie ihn mit jeder Art von Körperarbeit auf die Rezeption vorbereiten. Lassen Sie mich hier aber doch ein konkretes Beispiel geben: Bei einem Menschen, der aufrecht dasitzt, können Sie seine Stirn in der einen Hand halten und seinen Hinterkopf in der anderen. Holen Sie tief Luft, und stellen Sie sich vor, wie die Energie zwischen Ihren Händen pulsiert. Tun Sie dies zwei bis drei Minuten lang; bringen Sie dann die Stimmgabeln zum Einsatz.

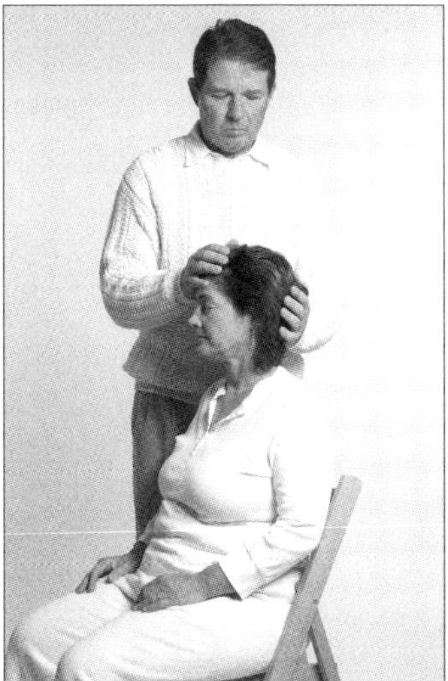

3. Befindet sich die Person in einer liegenden Position, sollten Sie erst Ihre Hände um ihren Kopf legen. Sorgen Sie dafür, dass sie bequem liegt und dass ihr Kopf locker von Ihren Händen umfasst wird. Bleiben Sie zwei bis drei Minuten lang in dieser Haltung. Wenden Sie dann die Stimmgabeln an.

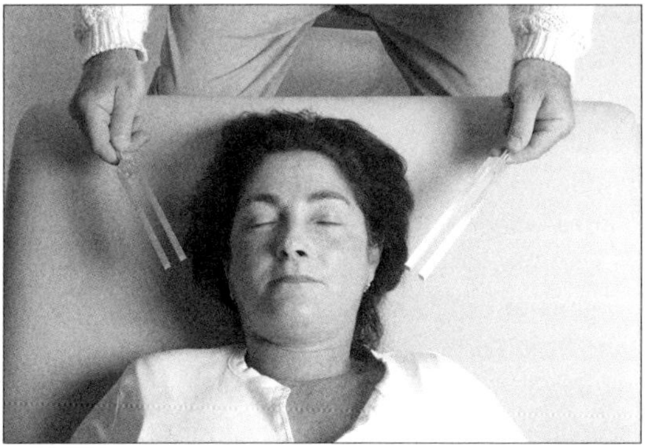

4. Ist eine Person nach gezielter Körperarbeit bereits in einem entspannten Zustand, brauchen Sie nur zu bemerken, dass Sie nun die Stimmgabeln einsetzen. Ansonsten könnte der Klang sie erschrecken. Sagen Sie etwas wie: »Sie werden jetzt einen Ton hören. Entspannen Sie Ihren Körper, horchen Sie in den Klang hinein, und erforschen Sie, was er Ihnen zu Ihrer Heilung zu sagen hat.«

5. Falls Sie die Stimmgabeln in einer psychotherapeutischen Situation einsetzen, sind gelenkte Bilder eine hervorragende Methode der Rezeption. Wenige Worte mögen schon genügen. Sie können beispielsweise sagen: »Schließen Sie Ihre Augen und entspannen Sie sich. Stellen Sie sich vor, es ist ein heiterer Tag, Sie sitzen angelehnt an einen Baum, dahinter dehnt sich ein Berghang aus. Nehmen Sie das Bild wahr. Atmen Sie ein paar Mal tief durch, und lauschen Sie darauf, ob die Stimmen einiger seltener Vögel an Ihr Ohr dringen.«

Solar Harmonic Spectrum und die Erforschung von Intervallen

Die Erkundung der Intervalle ist eine gute Gelegenheit, über jedes Intervall etwas zu erfahren und daraus zu lernen. Die folgende Vorstellung der einzelnen Intervalle ist in verschiedene Abschnitte unterteilt. Dies hilft Ihnen, die Eigenschaften eines jeden Intervalls zu verstehen. Jede Exploration eines Intervalls folgt der gleichen Organisation.

NAME DES INTERVALLS UND SEIN ZAHLENVERHÄLTNIS

Das Intervall wird als Zahl und/oder mit Namen angegeben. Das Zahlenverhältnis ist die mathematische Beziehung zwischen den beiden Stimmgabeln.

Anbei sehen Sie eine grafische Darstellung von zwei Stimmgabeln, die ein Intervall erzeugen – eine sogenannte Lissajous-Figur. Mitte des 19. Jahrhunderts entwickelte der französische Physiker Jules Lissajous ein Experiment. Er befestigte einen kleinen Spiegel an der Spitze einer Stimmgabel und richtete einen Lichtstrahl darauf. Dadurch konnte er das Schwingungsmuster der Stimmgabel auf eine dunkle Leinwand projizieren.

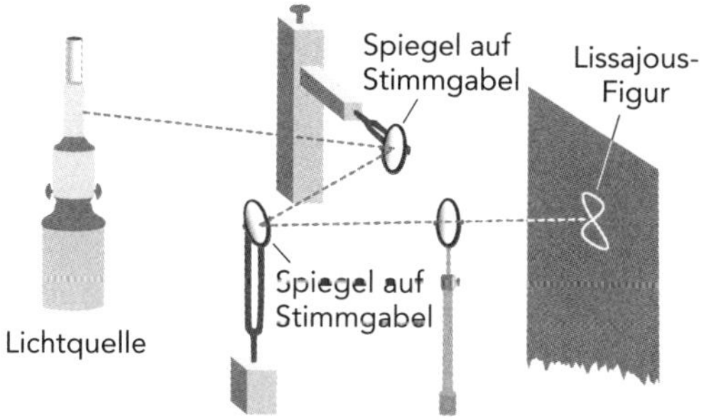

Danach projizierte Lissajous das Licht vom Spiegel der ersten Stimmgabel auf einen anderen Spiegel, der an der Spitze einer zweiten Stimmgabel befestigt war und sich im rechten Winkel zur ersten Stimmgabel befand. Als die beiden Wellen auf die dunkle Wand projiziert wurden, entdeckte er, dass die pythagoreischen Intervalle sehr schöne Formen erzeugten. Diese Formen sind heute als Lissajous-Figuren bekannt, die mittlerweile mithilfe eines Oszilloskops erzeugt werden können.

Klaviatur

Das Intervall wird auf der Klaviatur eines Klaviers gezeigt. Obwohl die Intervalle pythagoreisch und nicht nach einer normalen Klaviatur-Stimmung gestimmt sind, wird hier die Klaviatur als Referenz verwendet, um ein Gefühl für den Raum zwischen den Tönen zu erlangen.

AKTIVIERUNG DER ELEMENTE DURCH INTERVALLE

Dieser Abschnitt erläutert die Beziehungen, welche die einzelnen Elemente zu den Intervallen haben. Die Intervalle, die von den pythagoreischen Stimmgabeln erzeugt werden, sind wie die beiden ineinander verflochtenen Schlangen des Caduceus. Das durchkreuzende Muster eines Intervalls ist in den Lissajous-Figuren klar erkennbar.

So wie die ineinander verflochtenen Schlangen des Caduceus positive und negative Polaritäten erzeugen, die von einem neutralen Kern ausgehen, pulsieren die Töne der Stimmgabeln in positiven, negativen und neutralen Polaritäten. Die positiven und negativen Polaritäten eines Intervalls können auf vielerlei Arten beschrieben werden. Beispielsweise mit Gegensatzpaaren wie: ausdehnend (+) und zusammenziehend (–), zunehmend (+) und abnehmend (–), steigend (+) und fallend (–), aufsteigend (+) und absteigend (–). Sie werden von einem neutralen Zentrum, dem sogenannten pythagoreischen Komma, erzeugt. Das pythagoreische Komma wird in modernen Stimmsystemen eliminiert.

So wird beispielsweise das Luft-Element von den Intervallen einer Quinte (+) und einer Quarte (–) aktiviert. Mit einem regelmäßigen Ein- und Ausatmen können die +- und –-Qualitäten visualisiert werden. Einatmen entspricht der Energiebewegung in Richtung Erde, das heißt zum –-Pol. Wenn ein Kind geboren wird, ist sein erster Atemzug ein Einatmen, das sein Bewusstsein in seinen Körper zieht. Das Ausatmen von Luft (+) lässt unser Bewusstsein aufwärts steigen und gibt uns mehr Raum oder Äther, die Energiebewegung geht so zum +-Pol. Wenn wir sterben, besteht unsere letzte »Handlung« darin, dass wir Luft ausatmen und zum universellen Energiefeld zurückkehren.

Die Beziehung zwischen dem Äther-Element und dem Erd-Element besteht darin, dass Äther ganz oben angesiedelt ist, also beim +-Pol, und Erde ganz unten, also beim –-Pol. Die Energie bewegt sich vom universellen Energiefeld zum negativen Pol, der die Mutter Erde verkörpert. Sie steigt durch den positiven (+) Pol weiter aufwärts, zu einem neutralen Zentrum. Aus diesem Grund entspricht die Erde der Prime – dem *Ein*klang. Im Solar-Harmonic-Spectrum-Set der pythagoreischen Stimmgabeln wird die Erde durch den Grundton C, der 256 Hertz hat, dargestellt. Den Grundton C können wir auch um eine Oktave senken, was dem Ton der Otto-128-Stimmgabel entspricht. Erde als Element kann auch gesummt werden als tiefer Ton in Resonanz mit demjenigen des Otto 128.

Dies lässt sich gut an der pythagoreischen Tonleiter erkennen. Die Elemente Äther und Erde, die den Raum zwischen Himmel und Erde bilden, legen die positive, die neutrale und die negative Polarität der ganzen Tonleiter fest.

Äther (+) ------------------------------------ Erde (–)

Dann pulsieren die Elemente Luft, Feuer und Wasser zwischen Äther und Erde in positiven und negativen Polaritäten. Deshalb haben Luft, Feuer und Wasser zwei Intervalle, die mit demselben Element in Resonanz sind. So entspricht die positive (+) Polarität der Luft dem Intervall einer Quinte, und die negative (–) Polarität der Luft dem Intervall einer Quarte. Beide Intervalle schwingen mit der Luft mit; dennoch wird die negative Polarität hier mit der Erde assoziiert, die positive Polarität mit dem Äther. Wichtig ist nicht, ob ein Element positiv oder negativ ist, sondern dass es sich im Gleichgewicht mit seinem neutralen Zentrum befindet.

Das Feuer-Element wird durch die Intervalle der Sexten und der Terz aktiviert. Die Sexte steht für das aufsteigende Feuer. Edgar Cayce, der auch als »schlafender Prophet« bezeichnet wurde, nannte die Sexte das Intervall der Mystiker, das höhere Bewusstseinszustände fördert. Das Intervall der Terz ist ein eher irdisches Feuer, das mit alltäglichem Antrieb und mit Motivation in Zusammenhang steht. Das Wasser-Element wird durch die Intervalle der Septime und der Sekunde aktiviert. Die Septime ist ein Intervall höherer kreativer Prozesse und wurde von den Alchemisten »Tau des Himmels« genannt. Die Sekunde ist ein Intervall, das bei unseren alltäglichen Herausforderungen das kreative Denken anregt.

Klangerzeugung und Aufzeichnung

Sie finden im Anhang A auf Seite 210 ein Klangtagebuch. Der Zweck dieses Tagebuchs besteht darin, aufgrund aufgezeichneter Erfahrungen die Eigenschaften jedes Intervalls besser zu verstehen. Je mehr Sie über ein Intervall wissen, desto besser werden Sie es zu Heilungszwecken nutzen können. Wenn Sie mit dem Intervall arbeiten wollen, sollten Sie sich einen ruhigen Platz suchen. Dann können Sie die vorgestellten Methoden praktizieren: Knieanschlagen, Summen und Arbeit mit den Obertönen. Durch das Summen wird das Intervallerlebnis in Ihnen verankert; es ermöglicht Ihnen, sich jederzeit, auch ohne Stimmgabeln, auf das Intervall einzustimmen. Es ist ratsam, das Tagebuch zu fotokopieren und sich für jede Intervallsitzung eine neue Seite einzurichten. Die angeführten Fragen dienen lediglich als Anregung – sie können natürlich durch eigene Fragestellungen ergänzt werden.

Die Intervalle

DAS INTERVALL EINER OKTAVE
Der Raum zwischen Himmel und Erde

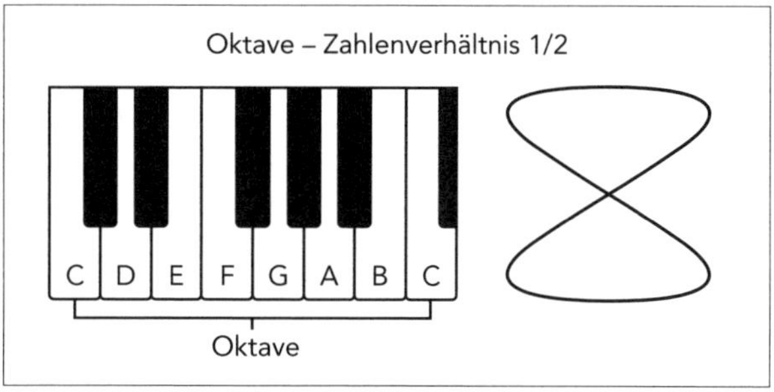

Element	Äther
Farbe	blau
Positive Seiten	Raum, Offenheit, Beweglichkeit in den Gelenken, Freiheit des Ausdrucks; bringt das Kreuzbein (Sacrum) mit dem Okziput ins Gleichgewicht.

Das Wort Oktave kommt vom lateinischen Wort *octa* und bedeutet »acht«. Die Oktave beginnt mit C und endet acht Töne höher mit derselben Note C. Die Oktave enthält die folgenden acht Noten: C, D, E, F, G, A, B, C. Sie bilden die Tonleiter, wie wir sie in der westlichen Welt kennen. Es soll hier aber betont werden, dass der Bereich einer Oktave weit über die acht Noten hinausgeht und eine unendlich große Anzahl von Möglichkeiten und Teilungen in sich trägt. Die Griechen nannten die Oktave *Diapason,* was soviel bedeutet wie »durch alles«, auf die Musik bezogen »durch alle Noten«.

Die Oktave verkörpert den Anfang und das Ende eines vollständigen Zyklus. Der Zyklus einer Oktave ist für die moderne Wissenschaft genauso wichtig wie für die Psychologie des Bewusstseins. Als Buddha unter dem Bodhibaum sein Erweckungserlebnis hatte, verkündete er den Edlen Achtfachen Pfad der Erleuchtung. Der große indische Weise Patanjali entwickelte das Yoga der acht Glieder, das für die Vereinigung mit dem Göttlichen notwendig ist. In diesen spirituellen Systemen liegt der Anfang beim Element Erde, was dem unteren Ton einer Oktave entspricht, und durchläuft die acht Stadien der Erleuchtung, die durch die höchste Note einer Oktave verkörpert wird.

Die tiefen und die hohen Töne einer Oktave verkörpern die Polarisierung der Gegensätze – das Alpha und das Omega, Mond und Sonne,

männlich und weiblich, Yin und Yang, Mutter und Vater. Die *Tabula Smaragdina* (Die Smaragdtafel des Hermes Trismegistos), einer der ältesten alchemistischen Texte, kann im Satz »Wie oben, so unten« zusammengefasst werden.

Mit anderen Worten, der Anfang einer Oktave, das untere C, schwingt mit dem Ende der Oktave, dem oberen C mit. Das Prinzip der Gegensätze kommt in allen großen Religionen zum Ausdruck. Beispielsweise heißt es im christlichen Vaterunser: »Dein Wille geschehe wie im Himmel (oben) so auf Erden (unten).«

Wissenschaftler haben sich das Prinzip der Oktave in vielerlei Hinsicht zunutze gemacht. Der deutsche Astronom und Mathematiker Johannes Kepler entdeckte die Gesetze der Planetenbewegung, indem er die Oktave verstand. In den sechziger Jahren des 19. Jahrhunderts zeigte der Chemiker John Newland, dass alle chemischen Elemente in acht Kategorien fallen. Sein Periodensystem der Elemente wird noch heute in jeder Chemieklasse gelehrt. Der Erfinder und Elektroingenieur Nikola Tesla schuf den Wechselstromerzeuger, der eine moderne technologische Revolution auslöste. Seine Erfindung machte er aufgrund einer Vielzahl von Visionen, in denen er »sah«, dass alles im Universum dem Gesetz der Oktaven gehorcht.

Heute verwenden Meeresbiologen, die sich mit Delfinen beschäftigen, die Oktave, um die hochfrequenten Töne der Tiere für das menschliche Hörvermögen wahrnehmbar zu machen. Sie nehmen den Gesang der Delfine auf und spielen diese Aufnahmen danach in einem langsameren Rhythmus ab, sodass unser menschliches Ohr die Töne ein bis zwei Oktaven tiefer hört. Astronomen verwenden Radioteleskope, um den Klang des Weltalls zu hören, und erhöhen oder senken die Töne oktavenweise, damit sie dem menschlichen Hörvermögen zugänglich werden. Wir können die »Sphärenmusik« tatsächlich hören, wenn sich die Fachleute das Prinzip der Oktave zunutze machen.

DAS INTERVALL EINER REINEN QUINTE
Luft, die zum Himmel steigt

Reine Quinte – Zahlenverhältnis 2/3

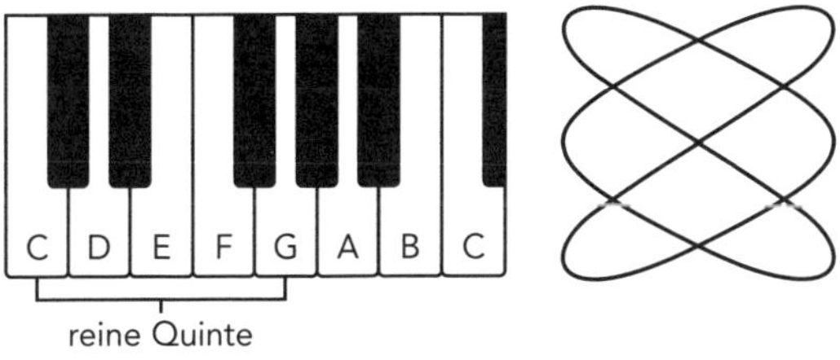

Element	Luft (+)
Farbe	blaugrün
Positive Seiten	Beseitigt Depressionen; fördert die Beweglichkeit der Gelenke; bringt die Erde mit dem Geist (Spirit) ins Gleichgewicht; allgemein kräftigend; regt die Freisetzung von Stickstoffmonoxid an; wirkt antibakteriell, antiviral und stärkt das Immunsystem; bringt das Herz ins Gleichgewicht; balanciert die Hypophyse und setzt opiathaltige und cannabinoide Rezeptoren im dritten Gehirnventrikel frei; bringt das Keilbein wie auch sympathisches und parasympathisches Nervensystem ins Gleichgewicht. (Siehe auch Seite 61ff. zur ausführlichen Erklärung der reinen Quinte.)

DAS INTERVALL EINER QUARTE
Luft, die zur Erde herabsteigt

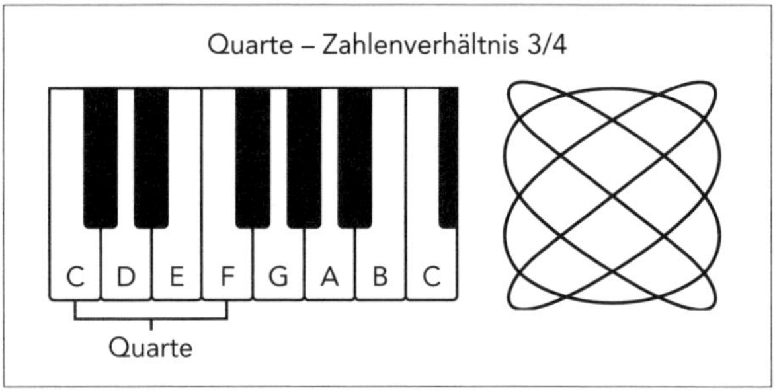

Element	Luft (–)
Farbe	grün
Positive Seiten	Bringt uns zur Wirklichkeit zurück; stabilisiert überdrehte, zwanghafte oder manische Denkprozesse; bringt den Dickdarm sowie den vierten Gehirnventrikel ins Gleichgewicht und setzt Opiatrezeptoren im vierten Ventrikel frei; reguliert die Amygdala (Mandelkern) herunter; balanciert die Schläfenbeine und behebt Kiefergelenksstörungen. Das Intervall der Quarte erdet unsere Gedanken.

Leonardo da Vincis berühmte Zeichnung »Quadratur des Kreises« zeigt anschaulich die Beziehung zwischen Oktave, Quarte und Quinte. Der Kreis verkörpert die Oktave oder den Himmel. Das Rechteck mit seinen vier Seiten verkörpert die Erde. Der Mann dazwischen bringt Himmel und Erde ins Gleichgewicht, wenn er sich im 5-Stern-Muster befindet, das dem Intervall einer Quinte entspricht.

Es ist eine interessante Feststellung, dass in allen Kulturen Oktaven, Quarten und Quinten gespielt werden. Die gregorianischen Gesänge bestehen hauptsächlich aus diesen drei Intervallen. In indigenen Völkern werden stets Einer-, Vierer-, Fünferrhythmen getrommelt. Volksmusik und Country-Western-Musik beruhen auf genau denselben Zusammensetzungen von Intervallen.

DAS INTERVALL EINER SEXTE
Aufstieg – Feuer, das zum Himmel steigt

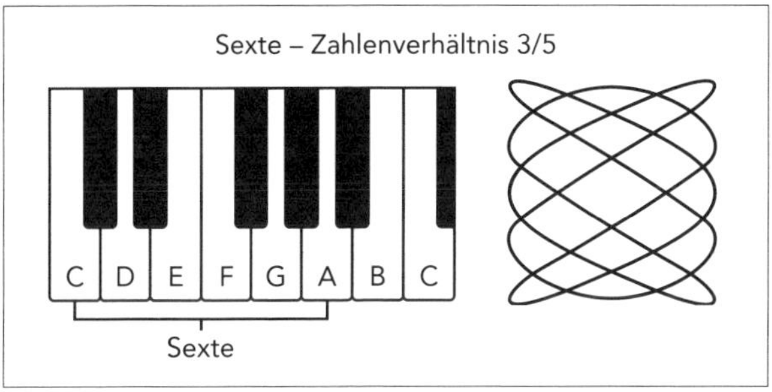

Element	Feuer, das aufsteigt
Farbe	gelborange
Zahlenverhältnis	3/5
Positive Seiten	Spirituelle Visionen; funktioniert bei gewissen Gemütslagen, indem es mit vergangenen Prozessen reinen Tisch macht – darunter auch mit früheren Leben; hebt den Spirit; begünstigt die Lösung von Problemen, indem es ermöglicht, »über den Tellerrand hinauszuschauen«; regt die Zirbeldrüse und die Freisetzung visionärer, die Fantasie stimulierender Moleküle an; wirkt bei Migräne, die um die Augen herum lokalisiert ist; fördert das Erinnerungsvermögen.

Die Sexte ist das Intervall des mystischen Feuers und des aufsteigenden Spirits. Das Symbol der Sexte ist der Phönix, der sich aus der Asche erhebt. Die Alchemisten nannten dieses Intervall »heiliges Feuer«; sie waren davon überzeugt, beim Hören dieses Intervalls würden alle Unreinheiten des Geistes und des Körpers zu heiliger Asche (Erde) verbrennen, wodurch der Spirit in höhere Gefilde gelangen könne. Im Christentum verkörpert die Sexte den Aufstieg Christi in den Himmel. Edgar Cayce nannte die Sexte das Intervall der Mystik. Die Sexte ist das Intervall der Vision und der Inspiration, das den Zugang zu unseren Träumen öffnet.

DAS INTERVALL EINER TERZ
Alchemischer Ofen – Feuer, das zur Erde hinabsteigt

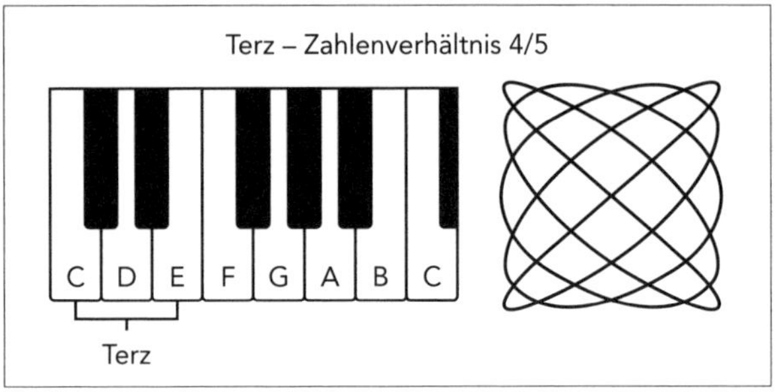

Element	Feuer, das hinabsteigt
Farbe	gelb
Zahlenverhältnis	4/5
Positive Seiten	Motivation; Zielbewusstheit; regelt Dinge effizient; bringt Leber und Magen-Darm-Trakt ins Gleichgewicht; regt die Verdauung an; stärkt den Sexualtrieb; bringt das Zwerchfell in Balance.

Das Intervall einer Terz ist das Feuer des Lebens. Die Terz entfacht ein inneres Feuer, das uns motiviert und uns unseren Zielen näher bringt. Die Terz wärmt uns und schwingt mit unserem Feuer mit, das Großes erreichen will. Sind wir niedergeschlagen und haben Mühe, etwas Angestrebtes zu fokussieren, rüttelt die Terz uns auf. Das Feuer erhellt unser Ziel und heizt das innere Feuer an, das uns aktiv werden lässt.

Die Alchemisten nannten das Intervall der Terz alchemistisches Feuer, weil es uns wärmt und die fünf Elemente voneinander trennt. Es ist wie das Feuer, das die Alchemisten für ihre Experimente in ihren Öfen entfachten. Hören wir eine Terz, so heizt das unser inneres alchemistisches Feuer an, sodass die fünf Elemente aktiv werden, sich voneinander trennen und sich langsam verwandeln, bis wir unsere Ziele erreichen.

DAS INTERVALL DER SEPTIME
Heiliger Tau – Wasser, das zum Himmel aufsteigt

Septime – Zahlenverhältnis 11/12

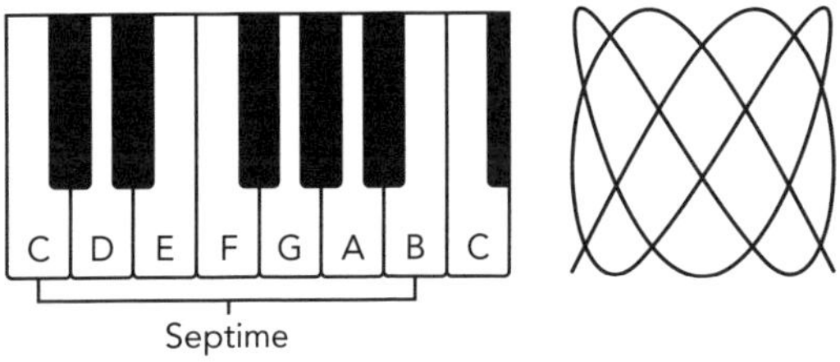

Element	Wasser, das aufsteigt
Farbe	orangerot
Zahlenverhältnis	11/12
Positive Seiten	Bringt die Scheitelbeine ins Gleichgewicht; entspannt die Scheitelnähte; regt den Fluss der Rückenmarksflüssigkeit an; macht aus den Inspirationen traumhafte Formen.

Die Septime ist wie ein warmer Dampf, der nach oben steigt. Sie trägt die Essenz unserer Visionen in höhere Gefilde; sie ist das Intervall des heiligen Taus, der mit unserer Inspiration mitschwingt. Die Septime ist das letzte aufsteigende Intervall und strebt danach, unsere Reise zu vollenden, indem sie mit dem höheren Ton oder der höheren Oktave verschmilzt.

Die Alchemisten waren der Meinung, dass das Intervall einer Septime den heiligen Tau verkörperte, der den Stein der Weisen umhüllte und in ihn eindrang. Die Septime entspricht in Reinform unseren höheren Inspirationen. Edgar Cayce nannte die Septime »Intervall der Ideale«. Stellen Sie sich einen Diaprojektor vor, der Licht auf ein Diapositiv wirft und durch dieses hindurchgeht. Das Diapositiv ist unser ideales Muster, das auf die Bildfläche projiziert wird. Die Bildfläche verkörpert unser irdisches Selbst, und das Licht repräsentiert die höhere Oktave.

In unserem Schädel steht die Septime mit den Seitenventrikeln, den Scheitelbeinen und der Bewegung der Rückenmarksflüssigkeit in Beziehung, und zwar über die Schädelnähte und die äußere harte Hirnhaut. Die Septime ist in Resonanz mit den Stirn-, Scheitel-, Schläfen- und Hinterhauptnähten, die unseren Scheitelbeinen ermöglichen, sich zum höheren Licht emporzuheben und zu öffnen wie die Blätter einer Blume. Wenn dies geschicht, wird unser »innerer Dampf« aus unserer sterblichen »Spule« freigesetzt und steigt in spiralförmigen Bewegungen durch das siebte Chakra himmelwärts.

DAS INTERVALL EINER SEKUNDE
Tau des Himmels – Wasser, das auf die Erde fällt

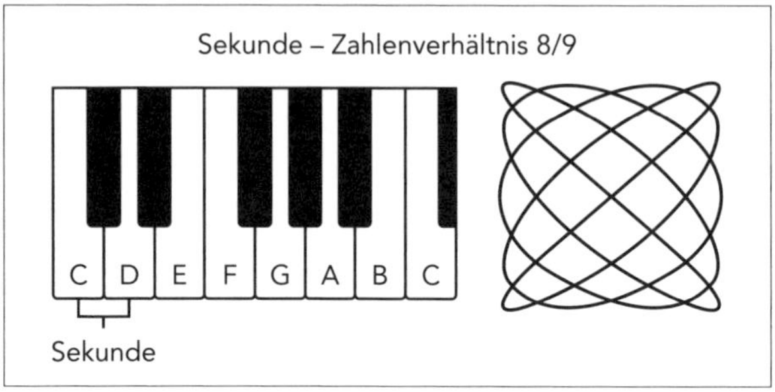

Element	Wasser, das herabfällt
Farbe	orange
Zahlenverhältnis	8/9
Positive Seiten	Bringt den Urogenitalbereich ins Gleichgewicht; regt die Lymphgefäße zum Ausscheiden an; fördert kreatives Denken und unterbricht Gedanken, die sich im Kreis drehen; blanciert die Eierstöcke; fördert die Befruchtung und begünstigt die Bindung des Fötus an die Gebärmutterwand; erhöht in einer intimen Beziehung die sexuelle Erregung und das Bindungsgefühl.

Die Sekunde ist das Intervall der Kreativität und der Bindung. Während das Feuer Bindungen auflöst, erzeugt die Sekunde Bindungen. Im besten Falle schafft die Sekunde ein höheres Ideal. Sie manifestiert sich zum Beispiel in der Bindung der Mutter an ihr Kind oder repräsentiert einen Künstler, der daran arbeitet, seine Visionen zum Ausdruck zu bringen. Die Alchemisten nannten die Sekunde »Tau des Himmels«, weil sie wie Wasser war, das in ein ideales Muster eingebettet ruhte.

Wer eine Sekunde hört, mag das Gefühl haben, sie sei dissonant. Vielleicht ist es aber nur Geschmackssache. Nehmen Sie sich etwas Zeit, entspannen Sie sich, und begeben Sie sich in den Raum hinein, den das Intervall einer Sekunde erzeugt.

DIE PRIME
Mutter Erde

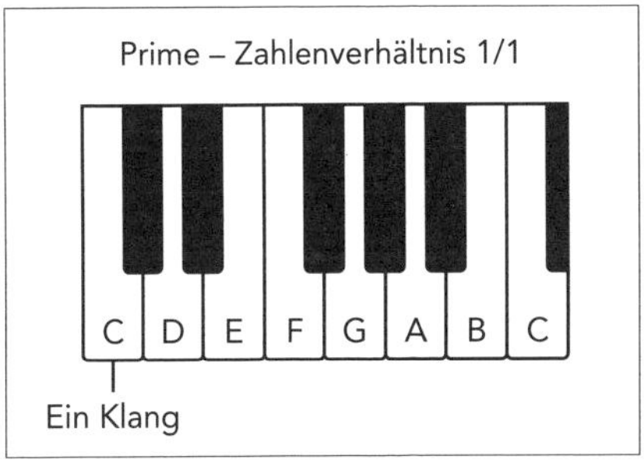

Element	Erde
Farbe	rot
Zahlenverhältnis	1/1
Positive Seiten	Beruhigt Emotionen; regt das Ganglion impar (das unpaare Steißbeinganglion) an und fördert dadurch das Gleichgewicht von sympathischem und parasympathischem Nervensystem; wirkt zentrierend; löst zerstreute Gedanken auf; bringt die ileozökale Klappe und den unteren Darmbereich ins Gleichgewicht; entspannt den Damm; ist gut bei Krämpfen, bei der Regelblutung, für die Muskeln, beim Reizdarm-Syndrom und bei Dickdarmentzündung.

Die Prime ist kein Intervall. Sie ist ein Ton, der an beiden Ohren gespielt wird. Eine Prime lässt sich auf mehrere Arten erzeugen. Die erste Methode besteht darin, einen tief frequentierten Ton zu summen. Die zweite sieht vor, die C256 anzuschlagen und sie zuerst nahe an das eine und dann nahe ans andere Ohr zu halten. Der dritte und beste Weg ist der Gebrauch von zwei Otto-128-Stimmgabeln (siehe auch Seite 148ff.).

Die Prime ist die untere Note der Oktave ohne die obere Note. Die Prime ist ein Boden. Wenn ein Landwirt Erde in seinen Händen hält, ihre Wärme spürt und ihr kräftiges Aroma riecht – wird er eins mit der Erde. Das ist die Prime. Wir werden eins. Wir sind dann vereinigt.

Die Prime als Erde ist ein tiefer Ton oder ein Brummen. Hören wir lange tiefen Tönen zu, führt uns das in unseren Körper. Wir fühlen uns geerdet. Im Idealfall ist die Prime ein tief frequentierter kontinuierlicher, leicht brummender Summton.

Fünf-Elemente-Sitzungen mithilfe der pythagoreischen Stimmgabeln

Wollen Sie eine Elemente-Sitzung mit Stimmgabeln gestalten, so müssen Sie zunächst auf Grund der Situation die Elemente richtig einschätzen und dann eine Elemente-Kombination auswählen, die für Sie oder den Menschen, mit dem Sie arbeiten, optimiert ist. Es gibt kein Patentrezept für die Wahl der Elemente. Die Bewegung der Elemente ist eine sich ständig verändernde Interaktion zwischen den Elementen und dem Selbst sowie der äußeren Umgebung und dem universellen Energiefeld. Was zählt ist die individuelle Fähigkeit, in jedem Augenblick mit jedem Element zu sein und am Tanz teilzuhaben.

Geht die Flexibilität verloren, stellen sich Krankheiten ein. Kann ein Übergang von einem Element zum nächsten nicht stattfinden, werden die Elemente, die sich natürlicherweise ausdrücken wollen, zurückgehalten oder unterdrückt. Dieser Prozess beginnt im Geist. Der Geist ist der »Dirigent« der Elemente. Ist er neutral, gibt er jedem Element die Möglichkeit, sich so auszudrücken, wie es nötig ist. Ist der Geist angespannt, dann geht seine Neutralität verloren, und das führt zur Unterdrückung von einem Element oder sogar von mehreren Elementen.

Die Elemente an sich sind nicht gut oder schlecht. Die Natur kennt weder Moral noch Ethik. Es ist der Geist, welcher Moral und Ethik schafft, die dann mit der Bewegung der Elemente im Einklang sind – oder eben auch nicht. Diese Moral kann zu einem Glaubenssystem werden, das Wertungen und Verhaltenseinschränkungen herausbildet. Beispielsweise spricht eine Person niemals laut, weil sie »laut sein« für etwas Schlechtes hält. Sie argumentiert so: Der Vater ist von seinem Wesen her laut, deshalb will sie selbst nicht so sein wie der Vater. Aus der Perspektive der Elemente empfindet sie das Feuer als schlecht und hält daher – bewusst oder unbewusst – jeden Ausdruck von Feuer zurück. Äußerlich bleibt sie höflich und ruhig. Diese Person will unter keinen Umständen laut werden.

Wenn die Elemente unterdrückt werden, suchen sie sich andere Ausdrucksformen, die für einen Menschen äußerst unproduktiv sein können. Im genannten Beispiel suchte sich das Feuer letztendlich seinen somatischen Ausdruck in Form eines Geschwürs. Das Geschwür quälte die Person so sehr, dass sie ein großes Bedürfnis verspürte, »einfach loszuschreien«.

Die Stimmgabeln schwingen mit den Elementen mit und erzeugen ein Elemente-Muster. Wenn nach einer exakten Evaluation der gefragten Elemente das Muster fokussiert und mit passender Visualisierung und einer guten Technik begleitet wird, entsteht ein Resonanzphänomen. Der Geist wird wieder befähigt, die Elemente besser zu lenken. Es gibt viele verschiedene Arten, um die fünf Elemente zu evaluieren. Alle haben ihre Berechtigung und können für die Gestaltung von Elemente-Sitzungen verwendet werden. Letztlich ergeben alle zusammen ein Konzept. Im Folgenden werden zu Lernzwecken fünf Methoden zur Evaluation eines Elements oder bestimmter Elemente-Verbindungen vorgestellt.

Erste Methode: Fünf-Elemente-Sitzung mit Solar-Harmonic-Spectrum-Stimmgabeln

Die erste Methode, eine Fünf-Elemente-Sitzung mit Stimmgabeln zu gestalten, basiert auf standardisierten Abläufen (Protokollen). Eine Protokollsitzung verknüpft die fünf Elemente so, dass Kombinationen entstehen, die das gewünschte Ergebnis fördern. Protokollsitzungen sind leicht durchführbar und zudem hervorragende Möglichkeiten, um zu lernen, wie individuelle Elemente-Sitzungen gestaltet werden. Wenn Sie eine Protokollsitzung durchführen, dann sollten Sie innerlich das Gefühl des erwünschten Ergebnisses visualisieren und sich darauf konzentrieren, ehe Sie die Stimmgabeln anschlagen. Auch wenn Sie nur die Stimmgabeln anschlagen, wird das eine Wirkung haben; doch die Visualisierung ist wichtig, um eine Heilreaktion zu erzielen.

Die Protokolle können durchgeführt werden, indem Sie die Stimmgabeln am Knie anschlagen oder Techniken des Obertonanschlags zum Einsatz bringen (siehe dazu das Kapitel über das Solar Harmonic Spectrum, Seite 83ff.). Wenn Sie die Technik des Knieanschlagens anwenden, sollten Sie die Stimmgabeln kreuzweise einsetzen, indem Sie sie erst an das eine Ohr und dann an das andere halten und dies dann im umgekehrten Sinn wiederholen. Wenn Sie beispielsweise das C ans linke Ohr und das G ans rechte Ohr gehalten haben, dann wechseln Sie und halten beim nächsten Anschlag das C an das rechte Ohr und das G ans linke Ohr. Dieses Kreuzmuster wird das gesamte Protokoll hindurch eingehalten. Wollen Sie ein Protokoll erweitern, dann lassen Sie jedes Intervall kreuzweise klingen. Halten Sie die C-Stimmgabel ans linke Ohr und die G-Stimmgabel ans rechte Ohr und danach die C-Stimmgabel ans rechte Ohr und die G-Stimmgabel ans linke Ohr, ehe Sie zum nächsten Intervall übergehen.

Wenn Sie die Obertontechnik anwenden, können Sie die Gabeln in jeder Reihenfolge anschlagen; dadurch klingen sie miteinander. Sie können die 256-Gabel nehmen, um die Energie des Klangfelds zu lenken, und die anderen Gabeln in verschiedene Richtungen bewegen. Sie können Bewegungsrichtungen Ihrer Stimmgabeln ganz bewusst steuern, um unterschiedliche Obertöne zu erzeugen. Im Allgemeinen sollten Sie sich bei dieser Methode vom Gehör leiten lassen.

GLEICHGEWICHT DES NERVENSYSTEMS UND WOHLBEFINDEN – Protokoll Nr. 1

- Quinte C–G
- Quarte C–F
- Sexte C–A
- Quinte C–G

Dies ist mein Lieblingsprotokoll, weil es den gregorianischen Gesängen sehr ähnlich ist. Wenn Sie von Zweifeln geplagt werden, dann wählen Sie dieses Anwendungsformular. Die Quinte bringt das Luft-Element ins Gleichgewicht; das ist wichtig für die Klarheit des Geistes und für die Regulation des Nervensystems. Die Quarte bringt das Luft-Element noch mehr in Balance und besänftigt unmittelbare materialistische Gedanken und Bedürfnisse. Die Sexte verleiht spirituelle Einsicht und gibt neue Energie zur Verwirklichung von Träumen. Die Quinte schließlich bringt alles ins Gleichgewicht und führt zur Konzentration aufs Wesentliche.

MOTIVATION – Protokoll Nr. 2

- Quinte C–G
- Terz C–E
- Sexte C–A
- Quinte C–G
- Terz C–E

Die Quinte bringt Luft und Nervensystem ins Gleichgewicht. Die Luft treibt die Terz an, die das herabsteigende Feuer aktiviert und dahingehend motiviert, ans Ziel zu gelangen. Die Sexte regt das aufsteigende Feuer für Begeisterung und Durchbruch an. Die Quinte bringt das Luft-Element wieder in Balance und treibt die Terz an, damit die Schwungkraft erhalten bleibt.

FÖRDERN VON KREATIVITÄT – Protokoll Nr. 3

- Quinte C–G
- Septime C–B
- Sekunde C–D
- Sexte C–A
- Quinte C–G

Die Quinte aktiviert auch hier die Luft, die Geist und Nervensystem ins Gleichgewicht bringt. Die Septime stärkt das aufsteigende Wasser, welches zur kreativen Quelle führt. Die Sekunde unterstützt das herabfallende Wasser, um das aufsteigende Wasser zu erden. Sie trägt den kreativen Impuls in die alltägliche Wirklichkeit hinein. Die Sexte aktiviert die aufsteigende Luft, damit diese das Wasser mit kreativen Visionen aufheizt. Die Quinte bringt das Nervensystem wieder in Balance und verleiht dem kreativen Impuls Ideen und Fokussierung.

STEUERUNG DES LEBENS – Protokoll Nr. 4

- Prime Otto 128 + Otto 128 und/oder einen tiefen Brummton summen
- Oktave C–C512
- Sexte C–A
- Sexte C–A
- Quinte C–G
- Terz C–E

Die Prime der Otto-128-Stimmgabel und/oder das Summen eines tiefen Brummtons erzeugt ein starkes Erdungsgefühl. Die Oktave öffnet Raum, und die Sexte wird zweimal wiederholt – für Vision und Erkenntnis. Die Quinte bringt Vision und Einsicht ins Gleichgewicht zurück, und die Terz fördert die Handlungsfreude.

BERUHIGEN BEI ÄNGSTLICHKEIT – Protokoll Nr. 5

- Oktave C–C512
- Quarte C–F
- Quinte C–G
- Quarte C–F
- Prime Otto 128 + Otto 128 und/oder einen tiefen Brummton summen

Die Oktave erzeugt einen Ätherraum, der die Loslösung von den eigenen Gedanken erlaubt. Die Quarte bringt Ausgeglichenheit in die alltäglichen Gedanken. Die Quinte ändert das Gedankenmuster zugunsten eines neuen Musters, das sich in größerer Harmonie mit dem universellen Energiefeld befindet. Der Prime-Erden-Ton verleiht ein Gefühl von Geborgenheit und Sicherheit.

TRÄUMEN – Protokoll Nr. 6

- Terz C–E
- Quinte C–G
- Sexte C–A
- Quinte C–G

Die Terz bringt das Feuer des Tages ins Gleichgewicht und verbrennt jede überschüssige Luft. Die Quinte bringt die Luft ins Gleichgewicht und fördert dadurch einen guten Schlaf. Die Sexte regt zu positiven Träumen an, was durch die luftige Eigenschaft der Quinte noch verstärkt wird.

GUTER SCHLAF – Protokoll Nr. 7

- Terz C–E
- Quarte C–F
- Sekunde C–D
- Quinte C–G

Die Terz bringt das Feuer des Tages ins Gleichgewicht und verbrennt jede überschüssige Luft. Die Quarte bringt die Luft der alltäglichen Gedanken in Balance. Die Sekunde lenkt die Aufmerksamkeit auf den Körper – zum Zwecke der physischen Heilung. Die Quinte bringt die Luft ins Gleichgewicht, was neue Gedankenmuster entstehen lässt, die den Heilungsprozess begünstigen.

AUSGEWOGENE VERDAUUNG – Protokoll Nr. 8

- Terz C–E
- Quarte C–F
- Oktave C–C512
- Quinte C–G

Die Terz, das Feuer, entzieht den Anforderungen des Tages das überschüssige Feuer. Die Quarte, und damit die Luft, bringt das Luft-Element im Verdauungstrakt ins Gleichgewicht. Die Oktave gibt der peristaltischen Bewegung mehr Raum. Die Quinte wiederum reguliert das Nervensystem und begünstigt damit eine optimale Verdauung. Dieses Protokoll mit dem dazu gehörenden entsprechenden Gebrauch der Stimmgabeln sollte über dem Verdauungstrakt ausgeführt werden, wenn die Obertontechnik gebraucht wird. Zusätzlich kann die Otto-128-Stimmgabel auf der Spina iliaca anterior superior (dem oberen Ende des Hüftknochens oder dem vorderen oberen Darmbeinstachel) oder längs des Verdauungstrakts eingesetzt werden (siehe Seite 148ff.).

VERLUST/TRAUER MIT NEIGUNG ZUM GRÜBELN – Protokoll Nr. 9

- Oktave C–C512
- Sexte C–A
- Quarte C–F
- Quinte C–G

Die Oktave öffnet den Ätherraum, und die Sexte geht in Kontakt mit dem Feuer, das die Gedanken im spirituellen Bereich in Gang hält. Die Quarte bringt diese Gedanken ins Gleichgewicht und trägt dazu bei, sie zu »erden« und auf irdischem Boden in Richtung Einsicht und Erkenntnis zu lenken. Die Quinte verleiht ein allumfassendes Gefühl von Balance zwischen dem Potenzial von Verlust und dem auf der Erde Möglichen, was der Energie erlaubt, ungehindert hin und her zu fließen.

VERLUST/KUMMER MIT NEIGUNG ZUR WUT – Protokoll Nr. 10

- Oktave C C512
- Terz C–E
- Septime C–B
- Quarte C–F

Die Oktave öffnet den Ätherraum und die Terz geht in Einklang mit dem Feuer der Wut. Die Septime bringt Wasser ins Spiel und damit eine beruhigende Einsicht bezüglich der Wut. Die Quarte strukturiert die Gedanken neu und ermöglicht eine neue Sichtweise fürs Verständnis der Wut.

ERDUNG – PROTOKOLL NR. 11

- Prime C128–C128 (oder einen tiefen Brummton summen)
- Quarte C–F
- Prime C128–C128

Zweite Methode: Intuition

Ein zweiter Weg, die Stimmgabeln mit Fokus auf den Elementen für eine Klangbehandlung zu gebrauchen, führt über die eigene Intuition. Bei der intuitiven Methode stimmen wir uns aus der Situation heraus auf die jeweilige Energie ein und fragen uns, welche Elemente Aufmerksamkeit benötigen. Das Wort Intuition beinhaltet die Fähigkeit, etwas sofort zu verstehen, ohne dass eine bewusste Überlegung nötig wäre. Das Wort kommt aus dem Mittelenglischen und bedeutet spirituelle Einsicht oder unmittelbare spirituelle Kommunikation. Und so setzen Sie Ihre Intuition ein:

1. Sorgen Sie dafür, dass Sie sich in einer sicheren Umgebung befinden.

2. Entspannen Sie sich, und öffnen Sie Ihren Geist. Während der Sitzungen können jederzeit intuitive Botschaften in Ihr Bewusstsein dringen. Dies ist nur möglich, wenn die behandelnde Person entspannt und offen für diese spontanen Informationen ist.

3. Bitten Sie um Licht, um dem höchsten Gut zu dienen. Dies wirkt als Filter, der nur gefahrlosen Informationen erlaubt, durch die intuitive Kommunikation zu Ihnen zu gelangen. Sie müssen darauf vertrauen, dass alles, was auf diesem intuitiven Kanal zu Ihnen kommt, in besagtem Augenblick die Heilung fördert.

4. Stimmen Sie sich auf die Elemente ein, und fragen Sie sich, was Ihre Intuition als besonders wichtig wahrnimmt. Seien Sie offen für die Antwort. Intuition funktioniert schnell; vielleicht empfangen Sie »Feuer und Wasser« – ohne zu verstehen, warum. Sie sollten das weder hinterfragen noch bewerten. Akzeptieren Sie einfach, was zu Ihnen kommt. Es kann zum Beispiel das Bild eines Feuers, ein Gefühl von Wärme, eine Vision von Feuer, das Wasser wärmt, oder der Befehl einer inneren Stimme sein, die sagt: »Gehe mit Feuer und Wasser.« In diesem Fall sollten Sie eine Elemente-Sitzung gestalten, bei der besonders Wert auf Feuer und Wasser gelegt wird.

5. Um zwischen den +- und −-Eigenschaften der Elemente zu wählen, sollten Sie Fragen stellen. Beispielsweise erhalten Sie die Antwort »Feuer« und fragen dann, ob es + oder – ist. Wenn Sie ein eindeutiges »Ja« erhalten oder das Gefühl von »Ja« empfinden, dann richten Sie sich danach und verstärken Feuer.

Dritte Methode: Einstimmen

Die dritte Weise, eine Stimmgabelsitzung mit den Elementen zu gestalten, ist das sogenannte »Einstimmen«. Dazu benötigen Sie die Fähigkeit, sich auf die Energiebewegung des gefühlten Tons einzustimmen und die Qualität eines bestimmten Elements wahrzunehmen. Beispielsweise ist Erde langsam, im Gegensatz zum schnellen und sprunghaften Gefühl, das bei der Luft im Vordergrund steht. Wenn Sie sich gut auf Elemente einstimmen, kommen Sie zu einer Elemente-Einschätzung, die zur Gestaltung einer Session mit Stimmgabeln genutzt werden kann.

1. Halten Sie Ihre Hände über jedes Chakra und stimmen Sie sich auf die Energie des entsprechenden Elements ein.

2. Stufen Sie die Energie anhand einer Skala von 1 bis 10 ein, wobei 1 das schwächste und 10 das stärkste Niveau ist. Verfahren Sie so mit jedem Element. Zeichnen Sie die höchsten und die tiefsten Punkte ein und/oder visualisieren Sie diese. Nehmen Sie sich die Freiheit, ein Chakra neu einzuschätzen, wenn Sie den Eindruck haben, es sei nötig.

3. Achten Sie gleichzeitig darauf, bei einem Element die Art seiner Energie zu erspüren. Ist beispielsweise das Feuer ein wütendes Feuer, ein schwelendes Aschenfeuer oder nur ein Funke – also ganz klein, kaum wahrnehmbar? Verfahren Sie so bei jedem Element. Stellen Sie während dieser Evaluation die +- oder –-Eigenschaft fest. Das heißt, entscheiden Sie sich, ob Sie eine Terz oder lieber eine Sexte nehmen wollen, um mit dem Feuer zu arbeiten.

4. Gestalten Sie eine Elemente-Geschichte, die mit der von Ihnen vorgenommenen Elemente-Einschätzung übereinstimmt. Sie können ein glühendes Feuer visualisieren, das Wärme ausstrahlt (Terz, Feuer –) – und zwar in einem großen Raum (Oktave, Äther). Oder Sie visualisieren sich einen Wasserfall, der dem Geist ermöglicht, mit dem Klang (Septime, Wasser +) zu reisen. Und zwar an einem sonnigen Tag (Sexte, Feuer +).

5. Erarbeiten Sie eine Strategie für eine Elemente-Sitzung, die auf diesen Erläuterungen basiert. Die zwei Hauptstrategien sind folgende:
   Strategie 1: Arbeiten Sie mit dem schwächsten Element, oder wenn Sie mehrere fokussieren, mit den schwächsten Elementen. Ist zum Beispiel Wasser das schwächste Element, dann sollten Sie eine Stimmgabelsitzung gestalten, die besonderen Wert aufs Wasser-Element legt.

Strategie 2: Arbeiten Sie mit dem stärksten Element und gehen Sie dann von dort aus zum schwächsten Element über. Ist beispielsweise das Feuer stark und die Luft schwach, dann starten Sie mit dem Feuer und leiten im Laufe der Sitzung zum Luft-Element hinüber. Diese Strategie wird »Pacing und Leading« genannt. »Pacing« bedeutet, Sie gehen in Gleichschritt, ins gleiche Tempo mit der anderen Person, ehe Sie auf einen anderen Ort und einen anderen Rhythmus hin fokussieren (»Leading«).

Vierte Methode: Fragen stellen

Die vierte Methode zur Gestaltung einer Stimmgabelsitzung mithilfe der Elemente ist aufs direkte Fragen ausgerichtet – welches Element oder welche Elemente der Mensch, mit dem Sie arbeiten, in diesem Augenblick wünscht. Es ist so, als kauften Sie für sich oder für jemand anderen ein. Sie wissen, dass Sie etwas brauchen, und Sie lassen Ihren Blick über die Produkte gleiten, bis Sie eines finden, das Ihrem Bedürfnis entspricht. In unserem Fall sollten Sie sich auf die Energie einstimmen und fragen »Welche Elemente benötige ich?« Wenn Sie beispielsweise das Bestreben haben, ein bestimmtes Ziel zu erreichen, dann könnte dies durch das Feuer-Element unterstützt werden. Wenn Sie das Ziel noch nicht richtig definiert haben, dann wollen Sie vielleicht mit Erde und + Feuer arbeiten. Ist das Ziel klar umrissen, dann kann – Feuer (eine Terz) sich gut bewähren. Oder Sie entscheiden sich vielleicht dafür, Feuer mit Wasser zu mischen, um kreativen Dampf zu erzeugen. Aus diesem heraus entstehen kreative Ziele und die Kraft der Motivation. Sorgen Sie dafür, dass das Element oder die Elemente, die Sie aussuchen, gut zusammenpassen. Wenn Sie beim Shopping nach etwas Ausschau halten, wissen Sie, wann Sie das Richtige gefunden haben. Etwas in Ihnen macht »klick« und Sie wissen damit ganz genau, dass es dies ist, was Sie gesucht haben. Derselbe Prozess wird sich abspielen, wenn Sie sich auf die Elemente einstimmen und die richtige Elemente-Kombination für Ihr Leben visualisieren. Wenn das Element und seine Eigenschaft für Sie genau richtig sind, dann werden Sie es in Ihrem Inneren wissen und von da ein entsprechendes bejahendes Signal bekommen.

Fünfte Methode: Die Analyse der Geschichte aus der Elemente-Perspektive

Die Analyse einer Geschichte auf der Basis der Elemente ist die logische Folgerung aus den Mustern, die sich auf die Verhaltenseigenschaften jedes Elements beziehen. Eine Geschichte, das Fragment einer Geschichte, ein Traum oder eine Fantasie können von den Elementen her analysiert werden – und zwar bezüglich des Themas und des Wortinhalts. Hier sind ein paar Beispiele zur Illustration:

- **Geschichte:** Mein Freund hat mich verlassen.
  Allgemeines Thema: Verlust
  Hauptelement: Äther
  Worte/Schlagworte: mein Freund; Bindung; Nähe; Wasser-Element
  Elemente, die nicht stark präsent sind: Luft, Feuer und Erde

- **Geschichte:** Ich möchte auf meinem Heimtrainer möglichst leistungsfähig sein.
  Allgemeines Thema: Motivation, Anstrengung
  Hauptelement: Feuer mit Luft
  Worte/Schlagworte: Leistung, Wille
  Elemente, die nicht stark präsent sind: Äther, Wasser und Erde

- **Geschichte:** Zuerst wollte ich ins Kino gehen. Dann hatte ich Lust, zuhause zu bleiben. Und schließlich dachte ich, wir könnten vielleicht auch irgendwo kegeln oder zusammen essen gehen.
  Thema: vieles gleichzeitig tun wollen
  Hauptelement: Luft mit Feuer
  Worte/Schlagworte/Thema: ich und wir; Freundschaft und Dinge unternehmen: zuerst wollte ich, am Ende wollten wir; Wasser in der Luft
  Elemente, die nicht präsent sind: Äther, Erde

- **Geschichte:** Ich will Klavier spielen lernen.
  Thema: etwas Wichtiges für sich selbst tun
  Hauptelement: Luft mit Feuer
  Hier ist das Luft-Element wegen des Wortes »will« wesentlich. Ein Wille ist die Sehnsucht nach etwas, das noch nicht existiert.
  Worte/Schlagworte/Thema: »Ich will Klavier spielen lernen« ist eine in die Zukunft gerichtete Handlung und bedingt eine Visualisierung, in der das Klavierspielen bereits stattfindet. Eine Visualisierung erfordert Feuer, die Imagination der eigenen Motivation, Klavier spielen zu lernen.

- **Elemente, die nicht präsent sind:** Äther, Erde, Wasser
  Elemente-Diskussion: Welche Elemente leben wir, wenn wir Klavier spielen können? Klavier zu spielen bedeutet, eine Fähigkeit zu besitzen (Erde), die den eigenen kreativen Ausdruck (Wasser) ermöglicht. Oder vielleicht ist das Klavierspielen auch ein Thema, bei dem es insbesondere darum geht, »gesehen und gehört zu werden« (Feuer – nach außen treten und sich zeigen).

Die Begleitung von Menschen auf diese Art setzt voraus, dass wir die Bedürfnisse der Person kennen und diese in die Sprache der Elemente übertragen. Es gibt dabei verschiedene Ebenen von Bedürfnissen und für den Umgang damit unterschiedliche, sich nacheinander anbietende Elemente-Kombinationen, um diese Bedürfnisse vorwärts zu bewegen. Noch einmal: Es ist ein bisschen wie einkaufen gehen. Der Laden ist mit Produkten angefüllt, um die zu verschiedenen Zeiten auftauchenden Tausende von Bedürfnissen zu erfüllen. Da kann es sein, dass Ihnen ein Produkt dient, Sie aber gleichzeitig auch auf eine andere Bedürfnisebene führt. Beispielsweise finden Sie den geeigneten Rasenmäher, müssen dann jedoch feststellen, dass Sie außerdem noch einen Rasentrimmer benötigen, um den Rasen wirklich befriedigend zu schneiden. Das Gleiche gilt für die Elemente. Sie gestalten eine Kombination, die auf den erhaltenen Informationen beruht. Daraus kann eine nächste Kombination entstehen.

Reflexionen im schalldichten Raum

Wenn ich lange im schalldichten Raum saß, verlor ich mein Gefühl für die als normal geltende Realität. Die Töne der Stimmgabeln entführten mich in andere Wirklichkeiten. Damals empfand ich es wie einen Radiosender, wo die Klänge der Stimmgabeln wie eine Trägerwelle wirkten, in die verschiedene Realitäten eingebettet waren. Wenn ich in ein Intervall hineinging, erlebte ich bestimmte Wirklichkeiten innerhalb anderer Wirklichkeiten. Ich begegnete vielen Lehrern und weisen Menschen, die mir Dinge über mich selbst, über das Phänomen Klang und über das essenzielle Wesen von Wirklichkeit erzählten.

Auch außerhalb des schalldichten Raums fühlte ich mich von da an anderen Wirklichkeiten verbunden. Es war, als sei der schalldichte Raum eine Umgebung, die mich etwas Wesentliches lehrte. Sobald ich die »Lektionen« gelernt und verstanden hatte, konnte ich fortan jederzeit in eine andere Realität wechseln. Oft lebten meine Erfahrungen mit einer anderen Realität in nächtlichen Träumen oder in Tagträumen weiter. Oder mir wurde in der Alltagsrealität etwas bewusst, das mich ganz plötzlich in eine andere Realität führte. Es war nicht ungewöhnlich, wenn ich mehrere Wirklichkeiten gleichzeitig wahrnahm.

Folgende Geschichte trug sich im Sommer 1974 zu, auf dem Höhepunkt meiner Experimente im schalldichten Raum. Ich ging in New York mit zwei Freunden eine Straße entlang. Einige Lastwagen standen im Leerlauf da, während die Arbeiter Kisten entluden. Etwas am Geräusch der Lastwagen weckte meine Aufmerksamkeit. Ich fragte meine Freunde, ob sie bereit wären, auf meine Sicherheit zu achten, während ich mich hinsetzte und mich ganz konzentriert diesen Geräuschen der Lastwagen widmete.

Ich saß an einer sicheren Stelle und entspannte Körper und Geist. Die Geräusche der Lastwagen erzeugten einen ganz bestimmten Rhythmus: da-da-da—bum, da-da-da—bum usw. Ich gab mich diesen Geräuschen ganz hin. Zuerst erinnerten sie mich daran, dass ich als Teenager in Indiana zuweilen zum Dragsterrennen ging und dort dem Geräusch der Motoren im Leerlauf lauschte. Mir fiel wieder ein, wie diese Klänge mich fasziniert hatten, und dass ich mir dann vorgestellt hatte, ich würde einen der Rennwagen steuern.
Während ich immer konzentrierter auf den Klang hörte, merkte ich, wie ich in seinen Puls »hineinging«. Meine Vorstellung und meine Erinnerungen waren noch immer vorhanden, doch jetzt begleitet von einer neuen Empfindung. Eine tiefe Ruhe oder Stille überkam mich, und einen Augenblick lang war mir, als sei ich selbst der Klang.
Dann fand eine Veränderung in meinem Bewusstsein statt, und ich befand mich plötzlich in einer Gruppe von australischen Aborigines, die sangen. Sie kommunizierten eine Botschaft über die »Traumzeit«. Ich war ebenso eindeutig bei ihnen, wie ich einige Minuten zuvor bei den Lastwagen gewesen war. Ich erlaubte mir, ihre Botschaft aufzunehmen. Ein alter Mann gab mir zu verstehen, dass sie weiterziehen müssten, in die Wüste. Ich verstand.
In diesem Augenblick tippte mein Freund mir auf die Schulter. Ich kehrte wieder in die Wirklichkeit in den Straßen von New York zurück, während die Lastwagen davonfuhren.

Klang, Bewusstsein und Fibonacci-Stimmgabeln

Die Fibonacci-Stimmgabeln sind so konstruiert, dass sie mithilfe des Bewusstseins von der Keilbein-Hypophyse-Achse zur Zirbeldrüse schwingen. Ihr Hauptzweck besteht darin, Zugang zu anderen Wirklichkeiten zu öffnen und höhere Bewusstseinszustände zu erforschen, wodurch kreative Heilungsprozesse möglich werden. Daher sind diese Stimmgabeln hervorragende Instrumente für die Klangheilung. Besonders effektiv sind sie, wenn sie dazu verwendet werden, Kreativität und Visionssuche positiv zu beeinflussen, Süchten entgegenzuwirken und die Heilung von Traumata zu unterstützen.

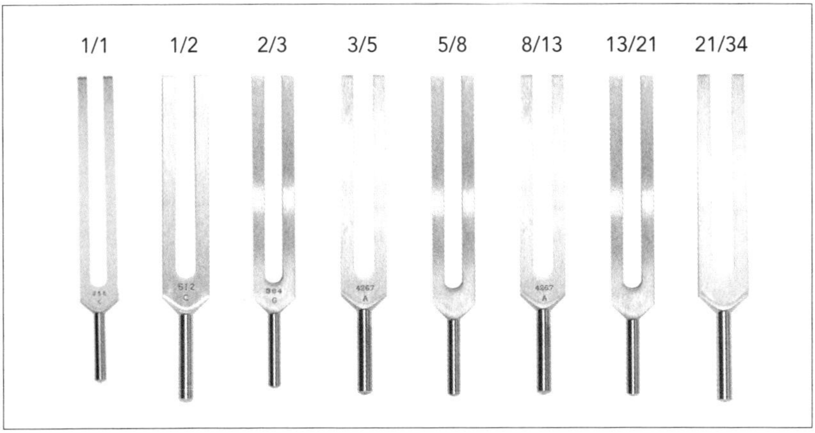

Meine Intuition sagt mir, dass die Fibonacci-Stimmgabeln präzise gestimmte Seemuscheln sind. Sie basieren auf den Spiralen, die in Muscheln gefunden werden. Wenn wir eine Muschel ans Ohr halten und dem Klang lauschen, sind wir wie Dorothy im »Zauberer von Oz«, die mit einem Wirbelsturm in die andere Wirklichkeit von Oz geschickt wird. In der Muschel entdecken wir Wirklichkeiten innerhalb anderer Wirklichkeiten. Wir können stundenlang dem Strand entlanggehen, Muscheln sammeln und ihren Klängen lauschen.

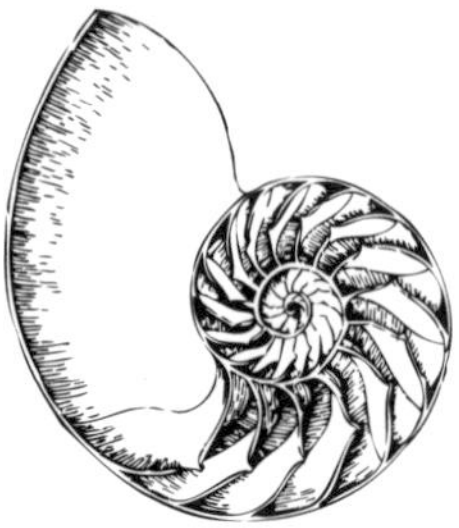

Die Muschelspirale kann in ihrer Form und Dynamik in eine Zahlenfolge übersetzt werden, die Fibonacci-Folge genannt wird. Diese wiederum kann in ein Stimmgabel-Set übertragen werden. Die Fibonacci-Folge ist eine unendliche Folge von Zahlen, bei der sich die jeweils folgende Zahl durch Addition der beiden vorherigen Zahlen ergibt: 0 + 1 = 1; 1 + 1 = 2; 2 + 1 = 3 und so weiter; das führt zur Zahlenfolge:

0, 1, 1, 2, 3, 5, 8, 13, 21, 34, 55, 89, 144 …

Die Zahlen der Fibonacci-Folge können durch ihre Intervallbeziehungen auf die Klänge von Stimmgabeln übertragen werden. Ein Fibonacci-Intervall ist jede Fibonacci-Zahl, geteilt durch eine Zahl, die in der Zahlenfolge neben ihr steht. So ist beispielsweise 2/3 ein Fibonacci-Zahlenverhältnis, ebenso wie 3/5, 5/8, 8/13 und so weiter.

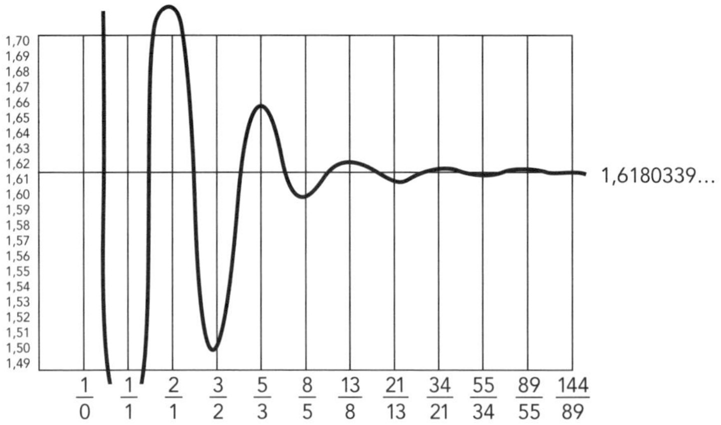

Die Intervalle beginnen mit großen Pulsationen, die sich bis weit oberhalb und dann tief unter die Mittellinie ausbreiten. Sie nähern sich immer mehr der Mittellinie an, wenn die Intervallpulsationen feiner und kleiner werden. Die Intervallpulsationen werden jedoch nie mit der Mittellinie verschmelzen, weil die Mittellinie jenseits von Intervall und Puls ist. Sie ist die Mitte einer Spirale.

Die folgende Tabelle zeigt die Intervalle und ihre Zahlenäquivalente:

1/1 = 1
1/2 = 0,5000
2/3 = 0,66666
3/5 = 0,60000
5/8 = 0,62500
8/13 = 0,615384
13/21 = 0,619047
21/34 = 0,617647
34/55 = 0,618055

Je weiter wir in der Folge gehen, desto näher kommen die Zahlen in Übereinstimmung mit einer mathematischen/spirituellen Proportion, die auch als »Goldener Schnitt« bekannt ist. In der Mathematik wird der Goldene Schnitt anhand von Zahlen bestimmt. In Tat und Wahrheit beruht er aber mehr auf dem intuitiven Gefühl von der »richtigen Proportion« oder »Harmonie«. Der Zahlenwert, der dem Goldenen Schnitt zugeschrieben wird, beträgt 1,6180339887...n. Die Punkte und der Buchstabe »n« bedeuten, dass die Zahlen des Goldenen Schnitts ohne jede logische Folge immer weitergehen. Mathematiker sprechen deshalb von einer irrationalen Zahl. Wir nehmen diese Zahlenkombination als Spirale wahr.

Dem Goldenen Schnitt wurden im Lauf der Geschichte viele Namen verliehen: Goldene Mitte, Sectio aurea, was so viel bedeutet wie »Göttliche Teilung«; Göttliches Verhältnis oder einfach auch nur Phi (ein griechischer Buchstabe). Intuitiv gelangen wir durch die Harmonie der reinen Quinte in die Spirale des Goldenen Schnitts. Optisch erkennen wir ihn in Muschelspiralen, in Blumenmustern und in galaktischen Systemen, die ebenfalls Spiralen bilden.

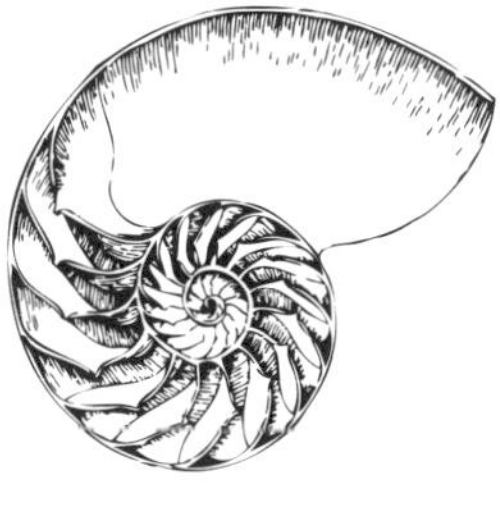

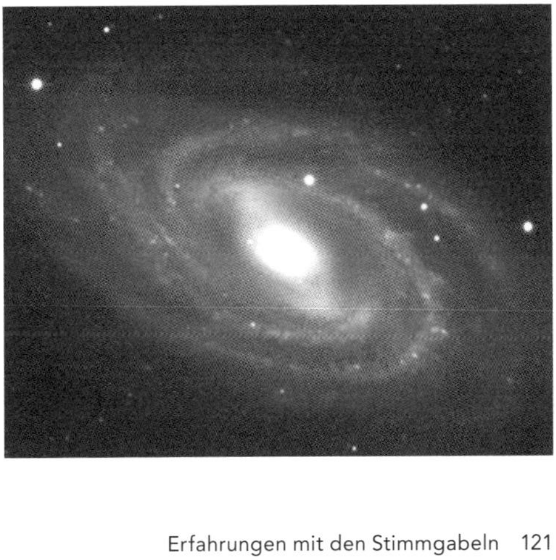

Die Mitte der Spirale, die vom Goldenen Schnitt geschaffen wird, ist ein Ruhepunkt (Stillpunkt). Ein Stillpunkt ist ein Ort ohne Materie, also ein Nichts oder anders gesagt, Energie ohne Form. In der Wissenschaft wird dafür heute der Begriff »Nullpunkt« oder »Zero-Point« verwendet.

Die Spirale des Goldenen Schnitts ist im gesamten menschlichen Körper erkennbar – der Embryo, das Herz und das Ohr sind dabei von ganz besonderem Interesse. Der Embryo wächst entlang von spiralförmigen Kraftlinien, wobei er sich buchstäblich ins Leben hineinwindet. Ein sorgfältig seziertes Herz entfaltet sich zu einer Spirale.

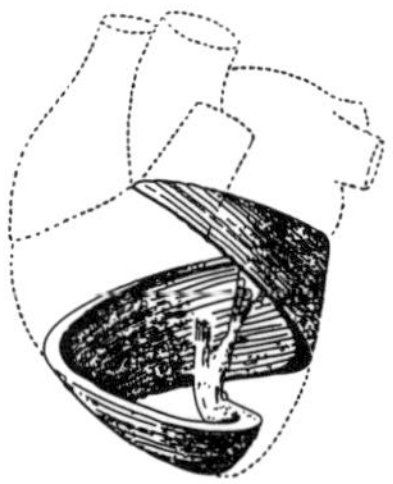

Das äußere Ohr und das Innenohr, Cochlea genannt, bilden eine Spirale in einer Spirale. Das äußere Ohr ähnelt einem Embryo. In der Akupunktur wird es als Abbildung des ganzen Körpers gesehen. Ein Körper in einem Körper ist dasselbe Prinzip wie eine Spirale in einer Spirale, die ewig weitergeht. In der Körpertherapie wird die Fertigkeit, anhand eines Körperteils am ganzen Körper zu arbeiten, Reflexologie genannt. Oftmals ist die Bearbeitung der Darmpunkte an den Ohren zur Heilung von Darmkrämpfen wirksamer als das direkte Behandeln des Darms selbst.

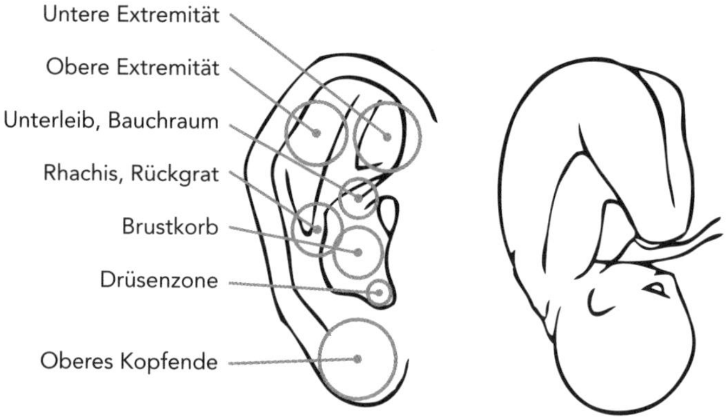

Dasselbe Spiralprinzip gilt auch für andere Wirklichkeiten. Jede andere Wirklichkeit ist ein Ort innerhalb einer Spirale, die um einen zentralen Wirbel (Vortex) der Stille kreist. Dieser wiederum ist mit dem universellen Energiefeld verbunden. In vielen Fällen ist es effektiver, in einer anderen Wirklichkeit auf eine Heilung hinzuzielen, als in der Alltagsrealität. Das unterscheidet sich in keiner Weise von der Arbeit eines Reflexologen, der zum Beispiel auf bestimmte Punkte an den Füßen einer Person drückt, um in ihrem Körper eine Heilung zu bewirken. Alles ist miteinander verbunden und bewegt sich spiralförmig im universellen Energiefeld. Daher wirkt sich das Arbeiten in einer anderen Wirklichkeit auf alle Realitäten aus.

Der therapeutische Nutzen von anderen Wirklichkeiten ist häufig bei schweren seelischen Problemen wie Traumata oder Missbrauch zu beobachten. In diesen Fällen ist die Alltagsrealität enorm schmerzlich. Aus Selbstschutz gehen dann Menschen in eine andere Wirklichkeit. Andere Realitäten sind oft Orte, wo eine Kommunikation mit weisen Lehrern, Lichtgestalten und machtvollen Tieren möglich ist. Dort sind auch magische Welten erlebbar. Diese Wirklichkeiten sind häufig die Quelle für das kreative Schaffen von Musik, von Bildern, von Gedichten und für wissenschaftliche Entdeckungen. Beethoven beispielsweise wurde regelmäßig von seinem Vater, einem Alkoholiker, geschlagen und lief danach in einem traumähnlichen Zustand durch die Wälder, wobei er in seinem Inneren wundervolle Musik hörte.

In den 1960er Jahren wurde es zur Mode, mithilfe von Psychedelika, wie LSD, Meskalin und Psilocybin, oder mit Marihuana und Opiaten in andere Wirklichkeiten einzutauchen. Diese Substanzen wurden konsumiert, um gegen die Kultur der damaligen Zeit zu rebellieren. Der Übergang zwischen der Alltagsrealität und anderen Realitäten durch die Einnahme eines Psychedelikums wurde mit »high sein« und »auf dem Trip sein« betitelt. Die Rückkehr in die alltägliche Realität wurde als »Absturz« umschrieben. Mit anderen Worten, der Übergang zwischen den Wirklichkeiten vollzog sich nicht glatt und reibungslos; Körper und Geist bezahlten einen gewissen Preis. Daher ist die Verwendung von Psychedelika, Marihuana oder Opiaten zum Eintauchen in andere Wirklichkeiten ohne eine profunde fachliche Begleitung bestenfalls naiv – und sie endet in vielen Fällen tragisch. Auf diese Weise die Realitäten zu wechseln, ist vergleichbar mit einem Knüppel, der jemandem auf den Kopf geschlagen wird, damit er etwas anders oder Bestehendes in einem anderen Licht sieht. Manchmal funktioniert das tatsächlich – aber zu welchem Preis?

Ich habe eine gewisse Ahnung davon, wie hoch dieser Preis sein kann, weil ich von 1969 bis 1977 in psychiatrischen Kliniken tätig war. Dort konnte ich die körperlichen und seelischen Folgen von zahlreichen sogenannten schlechten Trips beobachten. Ich erkannte, dass der Zugang zu anderen Wirklichkeiten mithilfe von Psychedelika, Marihuana oder Opiaten, die Fähigkeit des Geistes, einen Übergang zu vollziehen, einschränkt – was einer Form von Abhängigkeit entspricht. »Die Lehren des Don Juan« von Carlos Castaneda veranschaulichen dies sehr gut. Carlos Castaneda, ein Anthropologe, der sich mit der Pflanzenheilung von Ureinwohnern beschäftigte, ging bei dem Yaki-Schamanen Don Juan in die Lehre. Zu Beginn dieser Lehrzeit verwendete Don Juan halluzinogene Pflanzen, um Carlos Castaneda in die Welt des Zauberers einzuführen. Später sagte Don Juan seinem Schüler, es sei nicht nötig, Pflanzen zu sich zu nehmen, um in andere Bewusstseinsebenen zu gelangen. Er habe die Pflanzen nur deshalb als Mittel gewählt, weil Castaneda etwas schwerfällig im Denken gewesen sei und seine Welt erschüttert werden musste. Von diesem Zeitpunkt an nahm Castaneda nie mehr eine halluzinogene Pflanze zu sich, doch seine erstaunlichen Bewusstseinsveränderungen stellten sich trotzdem weiterhin ein.

Wer mit Menschen arbeitet, die mittels Drogengebrauch etwas über andere Wirklichkeiten erfahren haben, oder mit Menschen, die Missbrauch, Süchte und Traumata erlebten, sollte man ihre Erlebnisse mit anderen Wirklichkeiten respektieren und ihnen alternative Methoden des Übergangs zeigen – beispielsweise durch die Verwendung von Stimmgabeln. Mit anderen Worten: Das Problem ist nicht die andere Wirklichkeit, sondern die Methode des Übergangs. Allzu oft wird die andere Realität als irreal abgetan. Es wird behauptet, sie fördere Süchte und die Flucht vor Gewalt und Traumata. Ich sehe das anders. Methoden des Übergangs, wie ich sie umschrieben habe, müssen aufgegeben werden. Wird eine Übergangsmethode verboten, ohne dass eine glaubhafte Alternative zur Verfügung steht, wird der Betreffende sich einfach eine andere Methode suchen, die nicht unbedingt besser ist.

Seit mehr als fünfzig Jahren wird mit Erfolg das sogenannte Zwölf-Schritte-Programm angewandt, um Süchte zu behandeln. Der erste Schritt lautet: »Wir geben zu, dass wir der Sucht, das heißt dem Alkohol, dem Spielen, den Drogen gegenüber machtlos sind und unser Leben nicht mehr meistern können.« Diese Feststellung besagt, dass eine bestimmte Form des Übergangs – beispielsweise mittels Drogen – nicht mehr in Resonanz mit unserem gesamten Leben ist und deshalb kontraproduktiv ist.

Der zweite Schritt besagt: »Wir kamen zu dem Glauben, dass eine Macht, die größer ist als wir selbst, uns unsere Gesundheit wiedergeben kann.« Dieser Schritt besagt, dass die Wirklichkeit weit größer ist als unsere gegenwärtige Sicht von Realität und dass wir Zugang zu einer umfassenderen Wirklichkeit haben können, wenn wir unsere bisherige Methode des Übergangs aufgeben. Voraussetzung fürs Aufgeben von destruktiven Abläufen ist das Entwickeln von Vertrauen. Das Entstehen von Vertrauen ist schwierig, weil scheinbar die andere Wirklichkeit verloren geht – und damit der Ort, der so lange eine Zuflucht darstellte.

Der dritte Schritt verkündet: »Wir fassen den Entschluss, unseren Willen und unser Leben der Sorge Gottes – wie wir Ihn verstehen – anzuvertrauen.« Dieser Schritt überlässt die Schaffung einer neuen Übergangsmethode dem universellen Energiefeld. Wenn das Feld gut zugänglich wird, dann ist der Übergang von einer Wirklichkeit in eine andere so leicht, wie eine Fahrt von einem Ort zum anderen. Wer mit der Kraft des Feldes ausgestattet ist, benötigt bloß den richtigen Gedanken – und die Energie wird folgen. In den Anweisungen der Klassiker des Tai Chi ist zu lesen: »Der Gedanke führt die Energie.«

Die Fibonacci-Stimmgabeln sind »akustische Gedanken«, die genau auf das universelle Energiefeld ausgerichtet sind. Aus einer Zwölf-Schritte-Perspektive betrachtet, ermöglichen die Klänge der Stimmgabeln neue neurale Wege, die zu einer höheren Macht führen. Jedes Intervall der Fibonacci-Stimmgabeln ist eine Drehung der Spirale, die neue Wirklichkeiten in Bewegung bringt, die von der Frequenz her in Resonanz mit dem Klang sind. Sobald ein Mensch erkennt, dass mithilfe von Klängen ein sicherer Zugang zu anderen Wirklichkeiten möglich ist, wird es ihm leichter fallen, den Kreislauf von Trauma, Gewalt und Drogen hinter sich zu lassen. Es kommt nicht selten vor, dass alkoholkranke Patienten nach einer Behandlung mit den Fibonacci-Stimmgabeln sagen, das sei ja »besser als trinken«. Oder dass ein ehemaliger Drogenabhängiger feststellt: »Wow, war ich aber high!«

Ich arbeitete einmal mit einem Heroinsüchtigen und setzte dabei Stimmgabeln – kombiniert mit Ohrakupunktur – ein. Er kam einmal täglich zur Behandlung. Eines Tages stand er zitternd vom Tisch auf. Ich fragte ihn, was mit ihm sei. Er antwortete, ihm sei soeben klar geworden, dass er seit zwei Wochen kein Heroin mehr genommen habe, und das mache ihm Angst. Ich empfand es als wunderbar, dass es ihm gelungen war, ohne Entzug damit aufzuhören – weil die Wirklichkeiten, die er durch die Klang- und Akupunktur-Behandlungen erlebte, seine Bedürfnisse ohne unangenehme Nebenwirkungen und damit besser befriedigten als das Heroin.

Der Übergang in eine andere Realität

Wer mit dem Thema des Übergangs in andere Wirklichkeiten vertraut werden möchte, muss ein besonderes Augenmerk auf das lenken, was Bewusstseinsforscher *Set, Setting* und *Methode* nennen. Beim Set als erstem Prinzip geht es um die richtige Anordnung für den Übergang. Es braucht die passende geistige und körperliche Vorbereitung, um in eine andere Wirklichkeit zu wechseln. Der Rahmen dafür ist das zweite Prinzip und bezeichnet die geeignete Umgebung für eine Transition – in der Fachsprache wird das Setting genannt. Die Methode ist das dritte Prinzip und bezeichnet die Art des Übergangs beziehungsweise das dafür verwendete Instrument, zum Beispiel die Fibonacci-Stimmgabeln.

SET

Die *Anordnung* beginnt mit dem Verständnis für den Zweck des Übergangs. Dadurch wird mental der Ton gesetzt, der mit einer bestimmten alternativen Wirklichkeit in Resonanz steht. Der Zweck für eine Heilung oder eine Steigerung des Wohlbefindens kann beispielsweise sein:

- die Förderung der Kreativität
- die Entdeckung der Ursache einer Krankheit, um dann Veränderungen in Richtung Heilung bewirken zu können
- die Verbesserung einer Beziehung
- die Intensivierung von Träumen
- die Heilung von einer Sucht
- die Verarbeitung eines Traumas
- die Verbesserung sportlicher Leistungsfähigkeit
- das Entdecken neuer Ideen für das Lösen von Problemen

Vergleichen Sie diese positiven Ziele mit dem Ziel, »high zu werden«. Es mag Menschen geben, die entgegnen, »high werden« sei eine Form der Erholung und der Entspannung. Dazu möchte ich zu bedenken geben, dass dieses »Highwerden« nicht klar definiert ist. Warum möchte ein Mensch »high werden«? Wenn es darum geht, sich zu erholen, wäre es wohl eher angebracht, Urlaub zu nehmen und sich auszuruhen. »High zu werden«, um damit einfach andere bessere Erfahrungen zu machen, ist wie das Drehen an einem Roulette-Rad – in der Hoffnung, dass das Ergebnis positiv sein wird. Leidet der Mensch, der einfach high werden will, etwa an einem ungelösten Konflikt, so kann dieser auch in einer anderen Wirklichkeit auftreten und seine Abwehrkräfte überwältigen. In den 1960er Jahren sprachen Betroffene dann von einem »schlechten Trip«.

Der körperliche Teil der *Anordnung* verlangt, dass der Körper entspannt ist. Je bewusster und systematischer die Entspannung erfolgt, desto besser. Die Idee dieser Art von Entspannung steht in Harmonie mit dem Intervall der reinen Quinte und wird im Kapitel über die ideale »Stimmung« des Nervensystems eingehend erörtert. Der Hauptgrund für ein Bedürfnis nach Entspannung ist ganz einfach. Stellen Sie sich vor, Sie gehen nach einem anstrengenden Tag in ein Konzert – ohne vorher entspannen und abschalten zu können. Die Musik hat das Potenzial, Sie an wundervolle Orte zu führen, aber Sie können nicht mitgehen, weil der Körper in der Wirklichkeit des Stresses gefangen ist. Je besser Sie in der Lage sind, sich zu entspannen und loszulassen, desto leichter wird es Ihnen fallen, sich von den Klängen an spezielle Orte treiben zu lassen.

In antiken Kulturen bereiteten die Menschen den eigenen Körper auf die Übergangserfahrung vor. Therapeutische Bäder, ätherische Öle, sanfte gymnastische Übungen, ruhige Musik, gute Nahrung, regelmäßige Spaziergänge und sinnvolle Schlafgewohnheiten halfen bei der Einstimmung. Diese Wohlfühlformen funktionieren auch heute noch. Wir nennen es »Wellness« und suchen dafür spezielle Gesundheitstempel auf. Unsere modernen Wohlfühloasen basieren in ihrer Konzeption auf den natürlichen Heilbädern Europas, deren Wurzeln wiederum auf die Traumtempel der griechischen Antike zurückgehen. Heutzutage gehen Menschen in ein Wellness-Center, um eine Auszeit zu nehmen; sich eine Weile auszuruhen und zu entspannen. In antiken Kulturen jedoch waren Aufenthalte in Thermen eine Vorbereitung für die Heilung, die dann durch das Eintauchen in andere Wirklichkeiten erfolgte.

SETTING

Die wichtigste Voraussetzung für den geeigneten *Rahmen* ist eine sichere Umgebung. Das kann ein besonderer Raum im eigenen Haus sein, das Behandlungszimmer eines Spezialisten, eine Kirche, ein Tempel oder ein ruhiger abgelegener Ort in der Natur. Sie können dabei allein oder mit anderen zusammen sein. Wenn Sie mit anderen Menschen zusammen sind, versichern Sie sich, dass Sie ihnen vertrauen können und ob die Absichten übereinstimmen. Wenn Sie mit einem Heiler oder einer Heilerin zusammenarbeiten, sollten Sie sicher sein, dass der Wunsch nach einer vorübergehenden Realitätsverschiebung benannt ist und unterstützt wird.

Die heiligen Männer und Frauen des Fernen Ostens, die Priester im antiken Griechenland und die Schamanen der Naturvölker wissen, wie wichtig eine sichere Umgebung ist. Die alten Griechen wussten, dass Klänge die Kraft hatten, Bewusstsein zu verändern. Die Menschen, die sich den Klängen bewusst aussetzten, wurden von eingeweihten Priestern und Priesterinnen, die sich der Bedeutung einer richtigen Anleitung klar waren, dabei begleitet. Im antiken Griechenland wurde mit Leiern Musik gespielt, die nach denselben pythagoreischen Intervallen gestimmt waren wie die modernen BioSonics-Stimmgabeln. Auf diesen Leiern wurde in Tempeln gespielt, die nach denselben pythagoreischen Intervallen konstruiert waren, mit denen man die Leiern stimmte. Das folgende Schaubild zeigt – in Wellenform – die musikalischen Intervalle des Athena-Tempels von Priene (4. Jahrhundert v. Chr.).

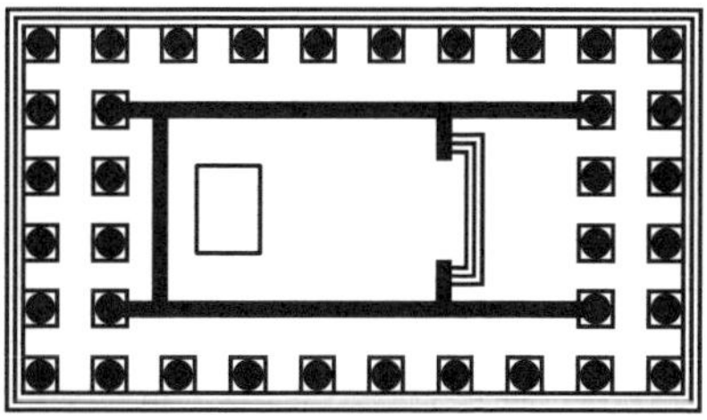

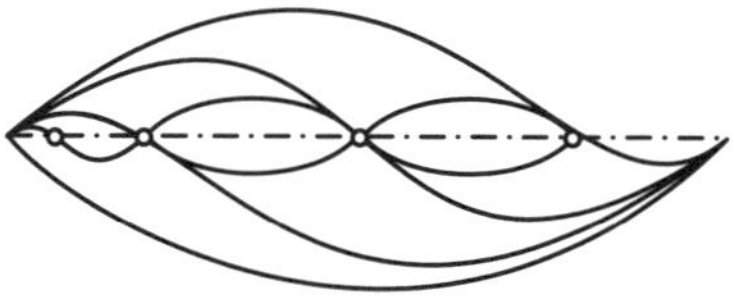

Achten Sie darauf, auf welche Weise die Tempelarchitektur in sich eine Spirale des Goldenen Schnitts bildet; sie ist die Grundlage für die Erforschung des Bewusstseins mithilfe der Fibonacci-Stimmgabeln.

Die Griechen besuchten diese Tempel zum Zwecke der Heilung und um höhere Bewusstseinszustände zu erreichen, die ihnen das Kommunizieren mit Göttern und Göttinnen ermöglichte. Lauschten sie in einem Tempel den Klängen einer Leier, so erzeugte die Resonanz zwischen ihnen, den Zuhörenden, und der Tempelarchitektur den Raum, der sie in andere Wirklichkeiten entführte.

Die großen Kirchen Europas wurden nach musikalischen Proportionen gebaut. Die Intervalle der gregorianischen Gesänge, die wiederum auf den pythagoreischen »Stimmungen« beruhten, wurden in Kirchen gesungen, deren architektonische Proportionen denen der musikalischen Intervalle der Gesänge entsprachen. Die Klänge der gregorianischen Gesänge erzeugten – im Zusammenhang mit der musikalischen Architektur der Kirche – ein im Einklang schwingendes Umfeld, das Heilung begünstigte. Wie die Stimmgabeln führten sie Menschen in höhere Bewusstseinszustände.

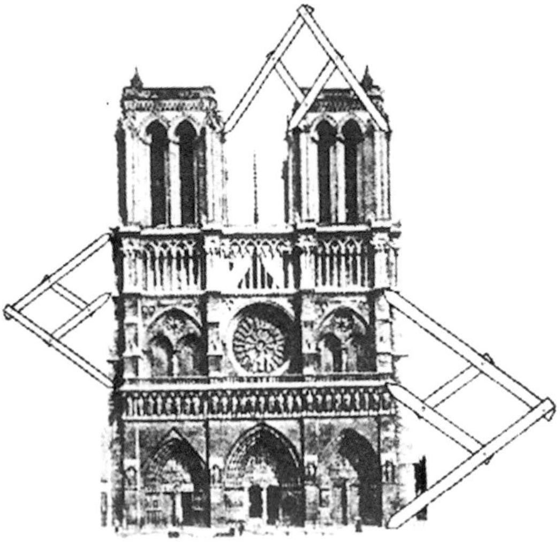

Schamanen oder Heiler indigener Völker wissen um die große Kraft und Bedeutung des richtigen Umfelds. Ein versierter Schamane verbringt Stunden, ja Tage damit, die passende Umgebung vorzubereiten, die es Menschen ermöglicht, veränderte Bewusstseinszustände zu erleben. Wenn dann alles optimiert ist, nutzt er die Klangrhythmen von Trommeln, Rasseln und Pfeifen wie Stimmgabeln. Menschen, die einmal eine schamanische Trance erlebten, berichten von einer Art Wachtraum, in dem sie in andere Welten reisten, mit weisen Wesen sprachen, machtvollen Tieren begegneten und abgetrennte Teile ihrer Seele erneut integrierten.

METHODEN

Die *Methode* ist in diesem Zusammenhang die Art und Weise, wie der Wechsel der Realitäten vollzogen wird. Seit Jahrtausenden werden Klänge in verschiedenen Formen dazu verwendet, um den Übergang in andere Wirklichkeiten zu erleichtern; das können Mantras, Trommelrhythmen, Musik, Gesänge, Pfeifen, Flöten und Klangschalen sein. Die pythagoreischen und die Fibonacci-Stimmgabeln sind die moderne Ergänzung zu dieser langen Tradition. Im Folgenden soll nun beschrieben werden, wie die Fibonacci-Stimmgabeln in diesem Zusammenhang funktionieren.

Die Fibonacci-Stimmgabeln sind am besten zu verstehen, wenn jedes Intervall ausprobiert und dann seine Wirkungen beobachtet wird. Die ersten vier Fibonacci-Stimmgabeln sind die Prime (1/1), die Oktave (1/2), die Quinte (2/3) und die Sexte (3/5). Bei ihnen handelt es sich um pythagoreische Intervalle, die zum Solar Harmonic Spectrum gehören. Die darauffolgenden vier Fibonacci-Stimmgabeln entsprechen zwar an sich der pythagoreischen »Stimmung«, sind aber keine traditionellen musikalischen Intervalle. Da sie keine gewöhnlichen musikalischen Töne sind, wurden ihnen bloß bestimmte Zahlenverhältnisse zugeordnet: 5/8, 8/13, 13/21 und 21/34.

Zuerst sollten Sie die Fibonacci-Stimmgabeln in der folgenden Reihenfolge auslegen. Wenn Sie bereits ein Solar Harmonic Spectrum besitzen, dann benötigen Sie lediglich die letzten vier Fibonacci-Stimmgabeln. Die Äquivalente von Solar-Harmonic-Set und Fibonacci-Stimmgabeln werden in der folgenden Tabelle aufgeführt.

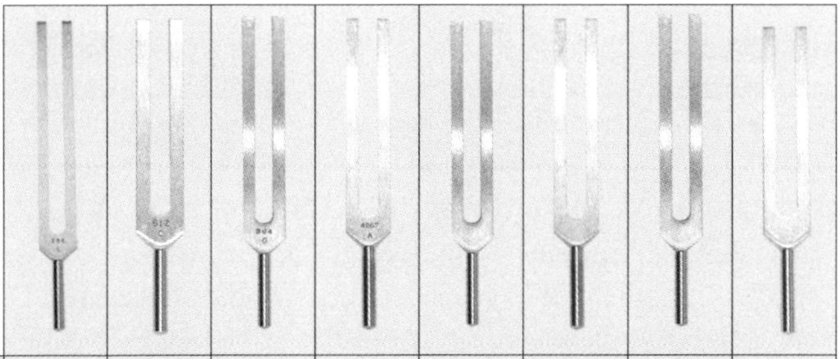

Fibonacci-Stimmgabeln	1/1	1/2	2/3	3/5	5/8	8/13	13/21	21/34
Solar-Harmonic-Äquivalente	C256	C512	G384	A426,7	keine Äquivalente			

Haben Sie die Fibonacci-Stimmgabeln richtig ausgelegt, lassen Sie als Nächstes das Intervall oder die Intervalle, mit denen Sie arbeiten wollen, erklingen. Die beste Art und Weise, die Fibonacci-Stimmgabeln zu verwenden, besteht darin, drei oder mehr Gabeln in einer Hand zu halten und sie mit der 1/1 (C) anzuschlagen. Das vergrößert die Schwebungsfrequenzen oder auch die Unterschiede zwischen ihnen – und erzeugt einen sogenannten Muscheleffekt. Die Schwebungsfrequenzen locken unser Gehör – durch die Einbeziehung verschiedener Gehirnzentren – in verschiedene Ebenen der Spirale. Wenn Sie mithilfe von unterschiedlichen Fibonacci-Intervallen meditieren und dabei die Knieanschlagtechnik verwenden, sollte Ihnen bewusst sein, dass die Fibonacci-Stimmgabeln sehr nahe beieinander gestimmt sind. Daher sind die Unterschiede zwischen den einzelnen Tönen unter Verwendung der Knietechnik manchmal nur schwer auszumachen. Um ein Intervall gesondert zu hören, braucht es ein geübtes Ohr. Dennoch ist es möglich, mithilfe eines einzigen Fibonacci-Intervalls zu meditieren. Herausforderungen anzunehmen, gehört ja zum Mensch-Sein. Selbst wenn Sie die Differenzen nicht bewusst hören – vorhanden sind sie trotzdem.

Alchemie des Klangs

DIE FIBONACCI-INTERVALLE ERFORSCHEN

Die folgende Beschreibung der Fibonacci-Intervalle, die sich auf den Aufstieg des Bewusstseins längs der hypophysären Zirbeldrüsenachse bezieht, wird Alchemie des Klangs genannt. Den verschiedenen Zentren, die entlang dieser Achse liegen, verlieh Paracelsus den Namen »Gestirne des Gehirns«. Die Aktivierung dieser Gestirne bringt uns der Schweizer Arzt, Alchemist und Urvater der modernen Medizin mit inneren Stimmen, Lichtwesen, Engeln, Diven und magischen alternativen Wirklichkeiten in Verbindung.

Möglicherweise hat die moderne Molekularforschung durch die Aktivierung von endogenen Opiaten, cannabinoiden Molekülen und Tryptaminmolekülen etwas mit diesen »Gehirnsternen« des Paracelsus zu tun. Diese Moleküle wurden lange mit veränderten Bewusstseinszuständen, Träumen und Nahtoderfahrungen assoziiert. Opiumhaltige Moleküle, biologisch auch als Endorphine bekannt, sorgen für eine innere Ruhe, die auch als »Runner's high« bezeichnet wird und unter Sportlern bekannt ist. Cannabinoide Moleküle werden Anandamide genannt. Der Begriff stammt vom Sanskritwort *ananda* und bedeutet »Glückseligkeit«. Zu den Tryptaminmolekülen gehören das Melatonin – das Molekül der Träume – und Ayahuasca, das die südamerikanischen Schamanen verwenden, um veränderte Bewusstseinszustände herbeizuführen. Die Alchemie des Klangs sieht diese Moleküle als natürlich an – das heißt, sie werden vom Körper selbst erzeugt. Sie kennzeichnen verschiedene Arten von Bewusstseinszuständen und bilden unterschiedliche Gestalten.

Es gibt ein Sprichwort, das besagt: »Wenn du bereit bist, erscheint auch der Lehrer.« Bei der Klang-Alchemie ist das Vehikel der Klang, und im Klang spricht die Stimme des Lehrers.

DAS UNIVERSELLE ENERGIEFELD ODER DER NULLPUNKT

Die Reihe beginnt mit null, was ein Nichts oder Energie ohne Form verkörpert. Null ist das »Unkennbare«, das jenseits jeder Erkenntnis ist. Es war da, bevor das universelle Energiefeld existierte. Es ist der Ursprung von allem und doch ist es nichts. Null ist die Mitte der Spirale. Es ist der Anfang und das Ende, das Alpha und das Omega. In der Heilkunst ist null ein Stillpunkt, der als Leitung zum universellen Energiefeld fungiert.

1/1

Der nächste Schritt ist 1/1, die Grundlage oder der Anfang nach dem Nichts. 1/1 ist kein Intervall, weil es »eins« ist und nicht weiter geteilt werden kann. 1/1 verkörpert das universelle Energiefeld, das aus dem »Nichts« von Null entsteht.

> *»Im Anfang war das Wort, und das Wort war bei Gott,*
> *und das Wort war Gott.«*
> Johannes 1,1

1/2

Das erste Intervall ist 1/2, der Klang der Oktave. Die alten Griechen nannten die Oktave *Diapason*, was so viel heißt wie »durch alle Möglichkeiten« oder »Raum für alles«. Hinsichtlich der Bewusstseinserweiterung verkörpert 1/2 den Raum im gesamten Schädel. Wenn Stimmgabeln zum Klingen gebracht werden, dann schwingen sie im Schädel, so wie ein gregorianischer Gesang durch den Raum der Kirche hallt.

2/3 GLEICHGEWICHT

Das nächste Intervall ist 2/3, die reine Quinte, die das ideale Gleichgewicht zwischen Himmel und Erde darstellt. Laotse schrieb: »Das Eine hat die Zwei hervorgebracht, die Zwei hat die Drei hervorgebracht.« Einer seiner Kommentatoren erklärt: »Diese Worte bedeuten, dass Eins in Yin, das weibliche Prinzip, und in Yang, das männliche Prinzip, geteilt wurde. Die beiden haben sich vereint, und aus ihrer Verbindung entstand die Harmonie der Drei. Der Geist der Drei hat – zusammengefasst – alle Wesen und Wirklichkeiten hervorgebracht.«[15]

---

15 Lao Tsu: *Tao the Ching,* New York 1972. Deutsch: Laotse: Tao te king. *Das Buch des alten Meisters vom Sinn und Leben,* Köln 2010

Das Intervall einer Quinte lässt das Keilbein vibrieren und bewirkt, dass es sich in harmonischen Mustern bewegt. Das Keilbein hat die Form eines Schmetterlings, mit größeren und kleineren Flügeln, und die Processi pterygoidi sehen wie die »Füße« eines Schmetterlings aus, der im Begriff ist, sich auf einer Blume niederzulassen. Das Keilbein bewegt und dreht sich in verschiedene Richtungen. Könnten wir sehen, wie es sich bewegt, so würde es uns an einen großen Vogel erinnern, der durch die Luft gleitet und durch verschiedene Windströmungen navigiert.

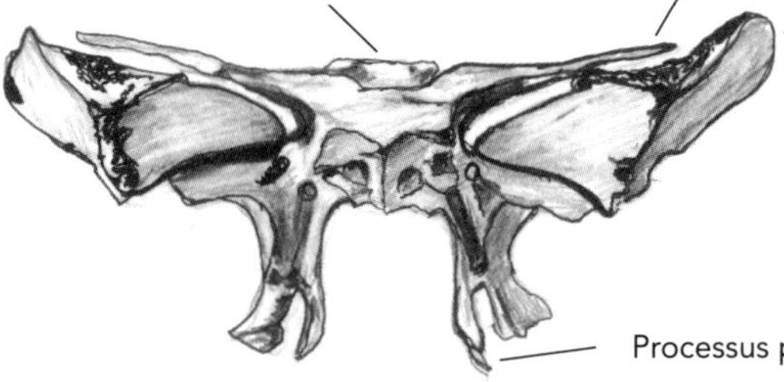

Das obere Zentrum des Keilbeins wird Sella Turcica oder Türkensattel genannt. Die Sella Turcica befindet sich in der Mitte der Stirn, genau über den Augen, und wird in der einschlägigen Literatur über das Bewusstsein häufig als Sitz des dritten Auges bezeichnet. Die Sella Turcica hat vier Pfeiler, an denen das Diaphragma sellae befestigt ist. Das Diaphragma sellae spannt sich zwischen diesen Pfeilern wie ein fein gestimmtes Trommelfell und reagiert sehr stark auf Vibration.

Die Hypophyse (Hirnanhangdrüse) sitzt oben auf dem Diaphragma sellae. Wenn die Schwingungen der reinen Quinte die Bewegungen des Keilbeins anregen, schwingt das Diaphragma sellae harmonisch mit. Gleichzeitig setzt die Hypophyse endogene Opiate frei, die als Wegbereiter für die Freisetzung von Stickstoffmonoxid (NO) agieren. Durch ihre beruhigenden Wirkungen befreien die Opiate das menschliche Bewusstsein davon, sich allzu sehr um den eigenen Körper und die täglichen Aktivitäten zu sorgen, was zu einem intensiveren Wohlbefinden führt. Die Freisetzung von Stickstoffmonoxid trägt dazu bei, dass der Körper sich besser selbst reguliert, dadurch schneller heilt, Gifte ausscheidet und er, ganz allgemein gesprochen, gut mit sich selbst umgeht. Das ermöglicht unserer bewussten Wahrnehmung, höhere Ebenen von Bewusstsein zu berühren.

Das archetypische Bild von Aladdin, der auf seinem Zauberteppich dahinfliegt, ist für die Hypophyse und das Diaphragma sellae symbolisch. Wenn unsere Gesundheit gut ist und wir uns wohl fühlen, fungiert das Keilbein wie ein Zauberteppich mit Flügeln, die mühelos durch die Energieströme des Lebens in höhere Zonen des Bewusstseins gleiten. Die Hypophyse (Hirnanhangdrüse), die sich in der Mitte des Keilbeins befindet, sitzt in einem äußerst ausgeglichenen Stillpunkt-Wirbel (Vortex). Randolph Stone schreibt in seinen Notizen zur »Advanced Polarity Therapie« über das Erreichen dieses Zustands der Ausgeglichenheit Folgendes:

»Wenn der Geist hier in der Stille verweilt, dann ist das ein äußerst tiefer Ruhezustand, der auch mit ›Altar der Ruhe‹ umschrieben wird. Hier ist das Tabernakel Gottes verkörpert im Menschen – als Ort der Inspiration und der Offenbarung von höheren Regionen. Alle Heiligen, Erlöser und Propheten haben diesen Weg zu spirituellen Regionen genutzt. Es ist die heilige Stätte und der Zauberspiegel, in denen höhere Schöpfungen sichtbar werden und uns die Reise auf dem Strom des Klangs hinführt. Dieses Zentrum der Stille ist in den Geschichten aus Tausend und einer Nacht als Aladdins Wunderlampe geheimnisvoll verkleidet. Sie kann erst nach großen Anstrengungen und vielen Prüfungen gefunden werden.« (Stone 2006)

3/5 TRÄUME

Das Ba, eine Form des Geistes, wird durch den Jabiru, einen Sattelstorch, verkörpert, der den Körper in den Träumen und während des Todes verlässt.
Ägypten, 3. bis 1. Jahrhundert v. Chr.,
Ny Carlsberg, Glyptothek, Kopenhagen

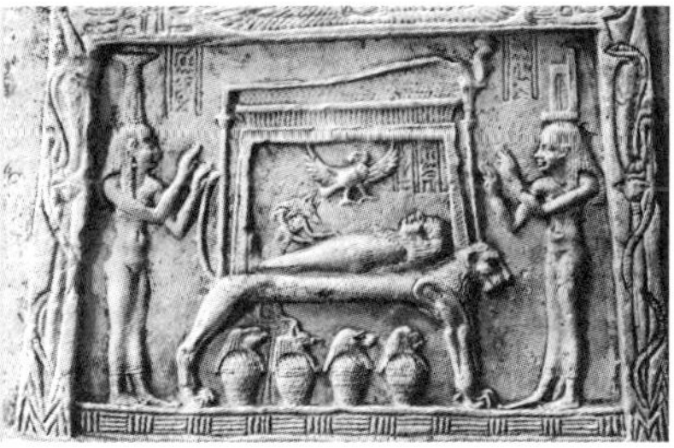

Das nächste Intervall in der Fibonacci-Folge ist 3/5, das Intervall einer Sexte. Das 3/5-Intervall ist der Beginn des Aufstiegs in höhere spirituelle Ebenen. Das kann auf vielfältige Weise geschehen. Der Hellseher Edgar Cayce nannte es das Intervall des mystischen Feuers. Das archetypische Urbild dafür ist der erste Schritt, den Alice auf dem Weg ins Wunderland macht, wie sie ins Kaninchenloch tritt. Bei den Alchemisten galt es als Intervall des Aufstiegs, sie sahen darin das Bild des Phönix, der aus der Asche steigt.

Wenn unser Bewusstsein an der Sella Turcica lokalisiert ist und ein optimales Gleichgewicht beim Keilbein besteht, dann hebt sich unsere Lebensenergie spontan in einem Energiewirbel (Vortex) empor hinauf zum dritten Ventrikel des Gehirns. Der dritte Ventrikel des Gehirns gilt in der sanskritischen Literatur als Höhle des Brahma, als Sitz der Resonanz mit dem Meer der kosmischen Schwingungen. Der Archetyp für den Bewusstseinssprung in den dritten Ventrikel lässt sich auch im Bild eines Einhorns erkennen, das seine Flügel ausbreitet. Die Flügel des Einhorns symbolisieren ein ausgeglichenes Keilbein, und sein

Horn steht für das dritte Auge. Das Einhorn erhebt sich für seine Reise über die Regenbogenbrücke in die Lüfte, bewegt sich durch viele Wirklichkeiten, um schließlich den Goldschatz zu finden. Für die Alchemisten war der Goldschatz das Symbol für den Stein der Weisen. Heute nennen wir ihn das universelle Energiefeld.

Wenn unser Bewusstsein in den dritten Gehirnventrikel eintritt, dann werden Anandamid-Moleküle freigesetzt. Das Ingangkommen bedeutet, dass unser Bewusstsein die normale Wirklichkeit verlassen hat und in einen Traumzustand eingetreten ist. Viele amerikanische Indianerstämme bezeichnen den dritten Ventrikel als Traumhütte, wo ihre Vorfahren beratend zusammensaßen und ihnen andere Wege zu Visionen aufzeigten. Medium und Hellseher nennen den dritten Ventrikel die Region der tausend Lichter, die sich miteinander verbinden, um Träume innerhalb der Träume entstehen zu lassen.

5/8 HÖHLE DES FLÜSTERNS

Wenn unser Bewusstsein kontinuierlich ansteigt, dann zieht es uns weiter in die Höhle des Brahma (den dritten Ventrikel des Gehirns) hinein. Die tausend Lichter sind noch immer da; aber wir werden nun zu inneren Stimmen hingezogen, und dabei lassen wir Gedanken los, die wir nicht länger brauchen. Die inneren Stimmen werden als das tausendfache Flüstern des Brahma bezeichnet. Hier entdecken wir unsere inneren Stimmen, die Stimme der Weisheit, unsere innere Führung und die mit unserem Kern verbundene Heilkraft in uns selbst. Und wir erhalten die Information, die wir benötigen, um ein Gefühl von Gleichgewicht und Frieden zu entwickeln, von wo aus wir das aus dem Moment heraus Stimmige und Notwendige tun.

Wenn wir auf unsere innere Stimme hören, dann schwingt die Vibration der Weisheit durch die Höhle des Brahma. Das wiederum bringt das Diaphragma sellae zum Schwingen und lässt die Hypophyse an ihren vorderen und hinteren Lappen oszillieren. Dadurch schüttet sie eine Reihe von Hormonen aus, die mit den Weisheitslehren in Einklang stehen. Gleichzeitig vibriert auch das Keilbein und bewegt sich in ein neues Muster hinein. Die Schläfenbeine bewegen sich in eine neue, zum Empfang bereite Position und ermöglichen damit den Knochen, Meldungen aus der Alltagsrealität zu empfangen.

Während unser Bewusstsein sich in der Höhle des Brahma (dem dritten Gehirnventrikel) befindet, ist es von Rückenmarksflüssigkeit umgeben. Alchemistisch gesehen ist die Rückenmarksflüssigkeit vom Wesen des Merkurischen geprägt und wird Tau des Himmels, göttliches Wasser, Jungbrunnen oder auch Quecksilber genannt. Anatomisch gesehen ist sie durchsichtig, leicht gelblich und besteht aus salzhaltiger Flüssigkeit. Sie wird im dritten Ventrikel vom Aderhautplexus (Plexus choroideus) abgesondert, der in den Wänden des Ventrikels lokalisiert ist. Von diesen Wänden tropft die Rückenmarksflüssigkeit in den Ventrikel, vergleichbar mit der Feuchtigkeit, die sich in einer Höhle sammelt.

In Kommunikation mit der Stimme der Weisheit ist die Rückenmarksflüssigkeit gleichzeitig mit der Schwingungsessenz dieses Dialogs kodiert. Viele Praktizierende dieser Form von Heilkunst und subtilem Dialog berichten, wie sehr sie diesen »Liquor« und seine Botschaften als »intelligent« wahrnehmen.

Andrew Still, der Begründer der osteopathischen Medizin, strich Folgendes heraus:

»Die Gehirn-Rückenmarksflüssigkeit ist das höchste uns bekannte Element im menschlichen Körper (…) Wer dazu imstande ist, das zu begreifen, wird diesen großen Lebensfluss für sich nutzen, um ausgedörrte Felder seines Leibes zu bewässern, bevor die Erntezeit der Gesundheit für immer vorüber ist.«[16]

Die Rückenmarksflüssigkeit trägt das Wesen unserer inneren Weisheit in sich und kommuniziert mit unserem übrigen Körper. Sie fließt aus dem dritten Ventrikel den zerebralen Aquädukt hinunter und in den vierten Ventrikel. Der vierte Ventrikel verkörpert den Übergang vom höheren Bewusstsein ins somatische Bewusstsein unseres Körpers. Die Ägypter nannten es das Anch; von hier aus bahnt sich die Energie ihren Weg von der göttlichen Ebene ins Alltagsbewusstsein.

Vom vierten Ventrikel aus bewegt sich die Rückenmarksflüssigkeit spiralförmig nach unten durch den zentralen Rückenmarkskanal. Auf diesem Weg vermittelt sie energetisch jedem Chakra den Kode seiner Aufgabe beim Lehren der großen Weisheiten. Die Rückenmarksflüssigkeit wird in einem Reservoir gespeichert, das sich an der Basis des Kreuzbeins befindet. Diese mit unserer inneren Weisheit verbundene Stelle ist auch als schlafende Kundalini-Kraft (Schlangenkraft) bekannt.

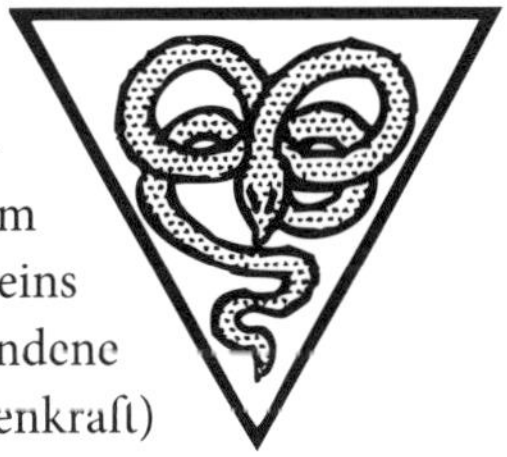

Die Kundalini schläft, weil sie mit Weisheit gefüllt ist,
die nicht kontaktiert wurde.

Die Kundalini-Kraft ist ein Potenzial, das eines Funkens bedarf, um in Bewegung zu kommen. Dieser Funke kann etwas in unserem Leben sein, etwas Positives oder Negatives, das uns zum Handeln antreibt. Wenn die Kundalini erwacht, erhebt sie sich mit großer Wucht. Bei jedem Schritt auf ihrem Weg offenbart sich die Elemente-Energie der Chakras und wird wieder und wieder ausbalanciert, bis die normale Wirklichkeit mit der Botschaft der weisen Stimmen in Einklang kommt.

16 Still, Andrew Taylor: *Das große Still-Kompendium*, Bd. 2, Philosophie der Osteopathie, Kandern 2005, zitiert in Beaulieu 2010: 129

8/13 DER MYSTISCHE DURCHGANG

Damit wir in eine höhere Bewusstseinsebene gelangen, muss unser Bewusstsein den mystischen Durchgang passieren, der auch als verborgener Gebirgspass, als Kristalltür oder als Zauberspiegel bezeichnet wird. Der mystische Durchgang befindet sich am hinteren oberen Abschnitt des dritten Ventrikels, direkt unter der Zirbeldrüse. Wenn wir den mystischen Durchgang entdecken und passieren, so hebt uns dies über die Stimmen der Weisheit hinaus und bringt uns näher an ihre Quelle.

Um diesen Weg des Aufstieges zu erleben, den mystischen Durchgang zu entdecken und zu passieren, müssen Sie den Stimmen der Weisheit Beachtung schenken. Die kodierten weisen Botschaften sind im Sacrum, dem Kreuzbein, gespeichert. Wie bereits an früherer Stelle erwähnt, lautet ein Grundprinzip der Alchemie, welches auf der Smaragdtafel des Hermes zu lesen ist: »Wie oben, so unten.« Spirituelle Wirklichkeit (oben) ist folglich aus dieser Perspektive in Resonanz mit der Alltagsrealität (unten). Dasselbe Prinzip findet sich im Vaterunser: »Vater unser, der Du bist im Himmel, geheiligt werde Dein Name (...) Dein Wille geschehe, wie im Himmel (oben, spirituelle Wirklichkeit) als auch auf Erden (unten, normale Wirklichkeit).«

Wenn die Alltagsrealität nicht mit der spirituellen Wirklichkeit übereinstimmt, ist das Leben geprägt von einem Zustand der Dissonanz. Wollen wir diese Dissonanzen im Leben lösen, müssen wir uns bemühen, unsere Alltagsrealität mit einer größeren Vision in Einklang zu bringen. Um mit den Stimmen der Weisheit in Kontakt zu treten, müssen wir daran arbeiten, unserer Vision Ausdruck zu verleihen. Diese Arbeit erzeugt eine innere Wärme, die in verschiedenen Kulturen unter vielen Namen bekannt ist: Tumo, das heilige Feuer; das Feuer des Gottes Shiva oder der alchemistische Ofen, um hier nur drei Beispiele explizit zu erwähnen. Wahre innere Wärme ist eine Qualität, welche die Rückenmarksflüssigkeit im ganzen Körper wärmt und insbesondere im dritten Ventrikel, wo sie zu einem warmen Dunst wird, der aufsteigt und durch den mystischen Durchgang schwebt.

13/21 DIE GROSSE TEILUNG

Anatomisch gesehen, ist unser Bewusstsein in einem Stück Weichgewebe lokalisiert, das der Sella Turcica sehr ähnlich ist und die Funktion der auditiven und visuellen Colliculi unterstützt. Diese Colliculi sind kleine Hügel aus speziellem Gehirngewebe, die über unsere Augen und Ohren visuelle und auditive Energiesignale aus unserer Alltagsrealität empfangen und sie dann in andere Bereiche des Gehirns lenken. Es sind Informationen, die normalerweise ins Gefüge der alltäglichen Wirklichkeit interpretiert werden.

Der zentrale Punkt, an dem sich auditive und visuelle Informationen kreuzen, befindet sich direkt unter der Zirbeldrüse. Zwischen dem Weichgewebe der auditiven und visuellen Colliculi fließt ein Strom aus Rückenmarksflüssigkeit, der die rechte und die linke Gehirnhälfte miteinander verbindet. Um diesen Strom cerebrospinaler Flüssigkeit zu überqueren, müssen wir im vollkommenen Gleichgewicht sein. Das Sternzeichen Jungfrau ist der astrologische Archetyp eines vollkommenen Gleichgewichts, das notwendig ist, um in höhere Bewusstseinszustände aufsteigen zu können. Die Jungfrau ist das Sternzeichen der Perfektion, es wird vom Merkur beherrscht und verherrlicht.

In der alchemistischen Illustration von Valentinus stehen die Füße von Merkur in einem perfekten Gleichgewicht (Jungfrau) auf den Flügeln des Keilbeins. Merkurs Körper stellt den dritten Ventrikel dar, und die beiden kämpfenden Gestalten verkörpern die Seitenventrikel und den notwendigen Kampf zur Erweckung der Kundalini-Energie. Merkur hält in jeder Hand einen Caduceusstab, der symbolisch für das merkurische Prinzip steht.

Gleichzeitig breitet Merkur neue Flügel aus und stellt damit das Gleichgewicht dar, das an der Stelle lokalisiert ist, wo sich das Weichgewebe der auditiven und visuellen Colliculi befindet. Die Krone verkörpert die Zirbeldrüse und die drei Prinzipien Welle, Puls und Form, die auch als Sonne, Mond und Merkursymbol über seiner Krone abgebildet sind. Das Merkursymbol steht für die Verherrlichung des Merkurs in der Jungfrau. Es ist der »Schlüssel« und der Durchgang zum universellen Energiefeld oder dem, was die Alchemisten den Stein der Weisen nannten.

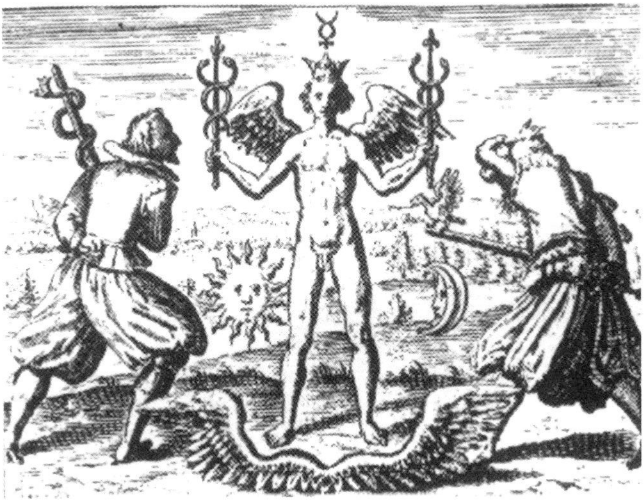

Eine alchemistische Darstellung des Ventrikelsystems nach F. Basilius Valentinus.

Wenn wir in einem vollkommenen Gleichgewicht zwischen Himmel und Erde sind, dann teilen sich die Wasser, und wir können in höhere Sphären aufsteigen. Dies ist das Urbild von Moses, der die Wasser teilte, damit die Juden ins gelobte Land gelangen konnten. Wenn in unserem Leben etwas aus dem Gleichgewicht geraten ist oder wenn wir die Botschaft der weisen Lehren nicht befolgt haben, kann unser Bewusstsein in den Strom der Rückenmarksflüssigkeit fallen. Wir müssen dann zur Alltagsrealität zurückkehren und noch mehr an uns arbeiten. Doch wenn dort wieder eine perfekte Balance erreicht ist, sitzt das Bewusstsein in tiefer andächtiger Stille in der Kathedrale des Schädels und vor dem Tor des Himmels und wartet darauf, in die Zirbeldrüse und damit das Auge Gottes einzutreten.

Der österreichische Geowissenschaftler und Naturforscher Viktor Schauberger gibt uns einen Einblick, wie dies geschieht. Er studierte in den dreißiger Jahren des vergangenen Jahrhunderts intensiv Lachsbäche, um herauszufinden, warum es den Lachsen gelang, stromaufwärts, gegen eine starke Strömung zu schwimmen. Ganz besonders interessierte es ihn, wie sie es fertig brachten, Wasserfälle zu überwinden. Schauberger erkannte bei seinen minutiösen Beobachtungen, wie das sich über die Wasserfälle ergießende Wasser natürliche Spiralen erzeugte – ähnlich wie das Wasser, das einen Ausguss hinabfließt. Die Verschmelzung dieser Spiralen erzeugte starke Wasserwirbel. Die Lachse kämpften gegen den Strom und gelangten schließlich zu einer Stelle, wo im Wasser ein vollkommenes Gleichgewicht bestand, und im treffenden Augenblick wurden sie im Wirbel der Spiralen hochgezogen und sozusagen über den Wasserfall gehoben. Schauberger war der Meinung, dass die Energie des Wirbels die Lachse über den Wasserfall levitieren ließ. Auf ähnliche Weise wird unser Bewusstsein, wenn wir in einem optimalen Zustand des Gleichgewichts zwischen Himmel und Erde sind, in höhere Regionen gehoben – in einem Wirbel der Stille, über eine Kluft hinweg, die unmöglich zu überwinden schien.

21/34 DAS AUGE GOTTES

Die Zirbeldrüse (englisch *pineal gland*) hat ihren Namen vom lateinischen *pinus*, was »Tannenzapfen« bedeutet. Sie ist einzigartig, weil sie allein im oberen Zentrum des Gehirns sitzt, genau über dem dritten Ventrikel. Jede Stelle in unserem Gehirn hat jeweils ein rechtes und ein linkes Gegenstück, das heißt zwei Augen, zwei Ohren, zwei Nasenflügel – außer der Zirbeldrüse. Diese ist beim Fötus ab der siebten Woche zu sehen, zu dem Zeitpunkt also, an dem auch sein Geschlecht erkennbar wird. Sie entwickelt sich aus bestimmten Geweben des Gaumens und wandert durch den dritten Ventrikel zur Mitte des Gehirns. Hier ist sie umgeben von unserem limbischen Gehirn, das an Emotionen wie Freude, Wut, Angst, Furcht oder Vergnügen beteiligt ist.

Archetypisch gesehen hat die Zirbeldrüse eine ganzheitliche Mission darin, sie integriert alle Bereiche, in denen Dualität herrscht. Wenn das Bewusstsein in die Zirbeldrüse eintritt, überwindet es die Dualität und reist auf der großen Traumstraße in höhere Energieebenen und spirituelle Realitäten. Dort werden die grundlegenden Wahrheiten sofort verstanden, und die Schwingungsnatur der Wirklichkeit wird offenbar. Der höhere spirituelle Grund hinter einer Frage, einem Gedanken oder einer Aufgabe, die in der Alltagsrealität begannen, offenbart sich, und wir wissen mit kristallklarer Gewissheit von allen Verbindungen zwischen dem Oben und Unten.

Wenn die Wasser sich teilen und unser Bewusstsein die große Kluft überwindet, setzt die Zirbeldrüse ein Molekül frei, das sogenannte Melatonin. Melatonin ist ein Trytaminmolekül und gehört zur Gruppe der Moleküle, die auch mit Psychedelika assoziiert werden. Es dient einerseits als Antioxidans und andererseits als Regulator der Zeituhr in unserem Körper. Daher hilft es bei Jetlag, die aufgrund von Zeitunterschieden gestörten biologischen Rhythmen zu korrigieren, und es fördert einen guten und regelmäßigen Schlaf. In vielerlei Hinsicht dient Melatonin einem ähnlichen Zweck wie die Ausschüttung von Opiaten durch die Hypophyse, die ebenfalls einen Zustand ausgeglichener Ruhe erzeugen. Dadurch wird es unserem Bewusstsein ermöglicht, in die Mysterien der Zirbeldrüse aufzusteigen.

Beim Anstieg unseres Bewusstseins vibriert die Zirbeldrüse wie eine Stimmgabel. Es wird vermutet, dass die vibrierende Zirbeldrüse endogene Moleküle absondert, die Ayahuasca, LSD, Meskalin und Psilocybin ähneln und zur Gruppe der Tryptamine gehören. Am bekanntesten unter den Tryptaminmolekülen sind LSD, Psilocybin – der Wirkstoff der »magischen Pilze« – und DMT, der Wirkstoff von Ayahuasca, das die Schamanen Südamerikas verwenden.

Mystiker berichten, dass sie beim Eintritt in höhere Bewusstseinszustände einen »sirrenden« Ton vernehmen, der mit der Zirbeldrüse assoziiert ist. Viele Menschen, die eine Nahtoderfahrung machten, berichten ihrerseits, dass sie einen ähnlichen sirrenden Ton vernahmen und danach einen Tunnel aus Licht erblickten. Der Ton schwingt in unserer Schädelhöhle, ähnlich wie der Klang eines Orchesters in einem Konzertsaal hallt. Wenn wir den Ruhepunkt (Stillpunkt) in unserer Zirbeldrüse verlassen, schwingt (vibriert) unser Bewusstsein mit dem spirituellen Klang. Wir begeben uns auf eine spirituelle Reise und werden von höheren Intelligenzen geführt, von denen wir erfahren, was wir lernen müssen.

Während unser Bewusstsein die Regenbogenbrücke überquert, schwingen die Vibrationen unserer Erfahrungen in unserem Schädel. Die Zirbeldrüse wirkt dann analog zu einer Stimmgabel, die sanft den Strom der Rückenmarksflüssigkeit zum Vibrieren bringt und spirituell potenziertes Wasser – »Tau des Himmels« genannt – durch unser Rückenmarksgeflecht schickt. Gleichzeitig schwingen unsere Schädelknochen in neuen Mustern, und unsere visuellen und auditiven Nerven sehen und hören via unsere visuellen und auditiven Colliculi eine neue spirituelle Wirklichkeit.

Oberton-Stimmgabeln

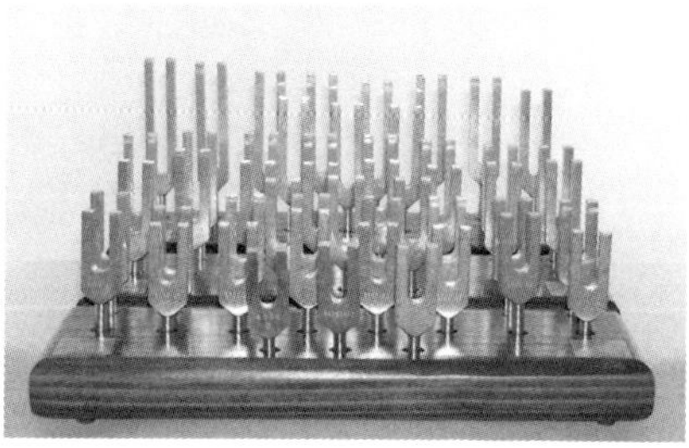

Das Spielen, Singen und Hören von Obertönen war über Jahrhunderte in unterschiedlichen Kulturen ein bedeutsames Instrument zur Förderung von Heilung und spirituellem Erwachen. So sangen beispielsweise buddhistische Sänger in der Mongolei und in Tibet Obertöne, die in heilige Mantras eingebettet waren. Wenn sie diese Mantras sangen, hallten die Obertonklänge in ihren Sinushöhlen und den übrigen Räumen ihrer Schädel nach. Das Ergebnis war in seiner heilenden und spirituellen Wirkung schön und zugleich effektiv. In vielen Kulturen wurden zudem Schalen hergestellt, die über ein Reiben am Rand oder ein Anschlagen verschiedene Obertöne von sich gaben. Die bekanntesten dieser tönenden Schalen sind die tibetischen Klangschalen. Sie sind in unterschiedlichen Größen gebaut und werden aus sieben verschiedenen Metallen gefertigt. Durch das Spiel mit diesen Schalen werden Obertöne erzeugt, welche die Metalle zum Schwingen bringen. Diese mit den Metallen mitschwingenden Obertöne erzeugen eine Pulsation zwischen Himmel und Erde.

Zu den interessantesten Obertoninstrumenten gehören die von südamerikanischen Schamanen benutzten präkolumbischen doppelkammerigen Pfeifgefäße, auch bekannt als die sogenannten peruanischen Pfeifgefäße. Diese Gefäße sind überall in Peru und im nördlichen Mexiko in Gräbern gefunden worden. Noch heute

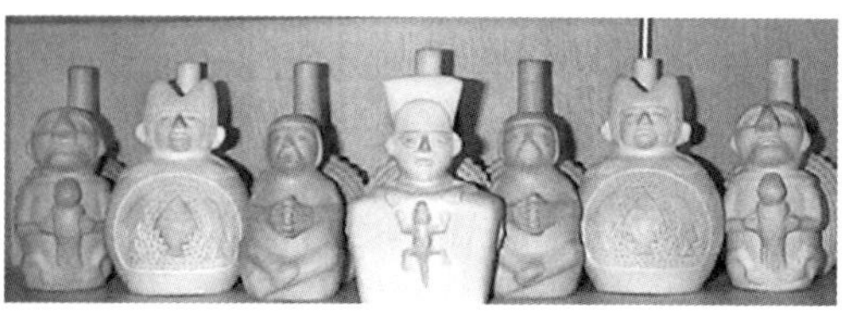

werden sie von Schamanen verwendet, um veränderte Bewusstseinszustände zu initiieren. Jedes Pfeifgefäß hat eine andere hochfrequente »Stimmung«. Werden sieben peruanische Pfeifgefäße kontinuierlich zum Klingen gebracht, dann entstehen Tausende von Obertönen.

Ein Eintauchen in diese Obertöne bewirkt im menschlichen Körper eine ganze Kaskade von strukturellen und physiologischen Ereignissen. Physiologische Untersuchungen am Franklin-Institut in Berlin zeigten, wie die hochfrequenten Obertonklänge von peruanischen Pfeifgefäßen eindeutige körperliche Veränderungen bezüglich Herzfrequenz, Blutdruck, Atmung und Stoffwechsel bewirkten. Es wird zudem vermutet, dass die kleinen Intervalllücken zwischen den Obertönen eine Veränderung im Abstand zwischen den neuralen synaptischen Übergängen herbeiführten. Diese Veränderung führt zu einer Ausschüttung von Endorphinen, den Beta-Cannaboiden und – in der synaptischen Lücke – von DMT-Molekülen.

Der russische Komponist Alexander Scriabin verkündete anfangs des 20. Jahrhunderts, dass klingende Obertöne ein neues Zeitalter einläuteten und Himmel und Erde vereinigten. Seine letzte Komposition, »Mysterium«, musste in Indien mit ätherischen Glocken gespielt werden, die von Wolken herabhingen und wie ein Windglockenspiel sehr hochfrequente Obertöne erzeugten. Scriabin sah sich im Geiste auf der Erde sitzen und den Obertonstimmen der Devas oder Engeln lauschen, die zu einer neuen Ära von Erleuchtung führen sollten.

Im musikalischen Sinne sind die Obertöne eine Reihe von Tönen, die von einem Grundton ausgehen und sich nach oben ins Unendliche ausdehnen. Die steigende Obertonfolge besteht aus ganzen Zahlen: 1, 2, 3, 4, 5, 6, 7, 8, 9 … n, wobei 1:1 der Grundton oder der erste Ton ist. Die Beziehung zwischen den Zahlen der Obertonfolge bildet die Grundlage für die pythagoreischen musikalischen Intervalle und für eine unendlich große Anzahl anderer Intervalle. Das Intervall unmittelbar nach dem Grundton (1:2) ist eine Oktave. Das darauffolgende Intervall (2:3) ist eine Quinte, auf die das Intervall der Quarte (3:4) folgt.

Die Stimmgabeln des Solar-Harmonic-Spectrums sowie die Otto Tuner und die Angel Tuner sind alle nach der Grundfrequenz von 8 Hertz gestimmt. Der Hauptgrund dafür ist die sogenannte Schumann-Resonanz. Im Jahr 1957 errechnete der deutsche Physiker Winfried Otto Schumann für die Ionosphäre – einen Teil der Erdatmosphäre – eine Hohlraum-Resonanz-Frequenz, die seither nach ihm Schumann-Resonanz genannt wird. Die Schumann-Resonanz besteht aus natürlich auftretenden elektromagnetischen Signalen, die zwischen der Erde und der Ionosphäre bei etwa 7,7–8 Hertz zirkulieren und pulsieren. Viele Menschen halten die nahe bei 8 Hertz liegende Schumann-Resonanz für den »Herzschlag« des Erdplaneten und als grundlegend wichtig für jeden Heilungsprozess.

Der 8-Hertz-Grundton gibt zudem Anlass für interessante Spekulationen. Als die Schumann-Resonanz von W. O. Schumann entdeckt wurde, lag sie bei 7,5 Hertz und stieg danach allmählich an. Interpretationen dieses Phänomens vermuten, dieser ansteigende Puls signalisiere eine Veränderung des globalen Bewusstseins. Der 8-Hertz-Grundton soll die Schumann-Resonanz bewirken und die Transformation in höhere Bewusstseinszustände fördern.

Ein anderer Grund für die Wahl der Zahl Acht war der Bezug zur antiken Numerologie. Dort symbolisiert die Acht im oberen Kreis den Himmel und im unteren die Erde. Der Punkt, an dem sich die Kreise kreuzen, liegt in der Mitte und verkörpert einen Ruhepunkt (Stillpunkt) zwischen Himmel und Erde. Wird die Zahl Acht gekippt und auf die Seite gedreht, ist sie das Zeichen für Unendlichkeit. Die liegende Acht gilt auch als Ort des vollkommenen Gleichgewichts zwischen Polaritäten und ist auch unter dem Begriff der »Limniskate« bekannt.

Die folgende Tabelle beginnt mit einem 8-Hertz-Grundton, der um 9 Oktaven auf 4096 Hertz verdoppelt wird. Sie zeigt die Stimmgabeln mitsamt den entsprechenden Oktaven, mit denen sie in Resonanz stehen.

8 Hertz	Grundton
16 Hertz	
32 Hertz	Otto Tuner 32™
64 Hertz	Otto Tuner 64™
128 Hertz	Otto Tuner 128™
256 Hertz	Unteres C des Solar Harmonic Spectrums™
512 Hertz	Oberes C des Solar Harmonic Spectrums™
1024 Hertz	
2048 Hertz	
4096 Hertz	Crystal Tuner™ (Kristall-Tuner)

Die Obertonfolge und das Ansteigen der Obertöne werden oft mit dem Bild der Jakobsleiter in Verbindung gebracht. Die Jakobsleiter beginnt auf der Erde und steigt zum Himmel auf. Die Erde ist eine Metapher für den Grundton, und jede Stufe auf der Leiter verkörpert einen anderen Oberton, der zum Himmel emporsteigt. Die alten Gelehrten der Kabbala glaubten, dass in den Räumen zwischen den ansteigenden Obertönen Engel lebten. Diese Intervallräume galten zudem bei den alten Taoisten als geheimnisvolle Übergänge, die über spezifische Gebirgszüge zu den Königreichen der Engel führten.

Oberton-Stimmgabeln, die zum Klingen gebracht werden, erzeugen einen äußerst hohen Ton, der an die Kommunikation von Delfinen oder Walen erinnert. Die Interaktion zwischen den verschiedenen Oberton-Stimmgabeln erzeugt Pulsationen, die den Zuhörenden eine Art »akustische Massage« gönnen. Sie baden dann in einem sich ständig verändernden Konzert von Klangwellen. Die pulsierenden Wellen der oberen Obertöne erzeugen eine Resonanz in den Knochenstrukturen des Schädels – analog zum Resonanzboden eines Klaviers. Diese Resonanz entspannt die Schädelnähte und ermöglicht dadurch eine verstärkte Bewegung der Schädelknochen. Das wiederum erzeugt eine tiefe innere Resonanz in den intraduralen Schädelmembranen. Wenn wir den Obertönen lauschen, vollzieht sich also eine ganze Kaskade von strukturellen und physiologischen Vorkommnissen im Körper. Die Klangwellen breiten sich in unserem Gehirn aus und laden Millionen synaptischer Nervenverbindungen dazu ein, in Resonanz mit den verschiedenen Intervallen und Oberton-Beziehungen zu suchen.

Wenn wir den Obertönen lauschen, erleben wir gewöhnlich eine verstärkte innere Wärme. Dies ist eine unmittelbare Folge der verstärkten Schädelbewegung, die einen direkten Einfluss auf unsere Stoffwechselzentren hat und unsere Durchblutung intensiviert. In der Mystik wird die innere Wärme auch das Feuer der Verwandlung genannt. Die Bezeichnungen Tumo, Feuer von Shiva oder alchemistischer Ofen sind ebenfalls bekannt. Diese innere Wärme, so die Annahme, besitzt die Fähigkeit, das Karma wegzubrennen und die körperliche Form in reinen Geist zu verwandeln. Die Heiligen des Himalajas sitzen inmitten der hohen, kalten Berge Indiens und tragen nur einen Lendenschurz. Die Tumo-Wärme ihrer Körper, die durch das Wegbrennen des Karmas erzeugt wird, hält den Dharma des Universums am Leben und lässt den Schnee und das Eis um sie herum schmelzen.

Jeder Oberton und jede Kombination von Obertönen sind Frequenzbänder. Diese Frequenzbänder hallen in verschiedenen Zonen unseres Geistes, unserer Emotionen und unseres Körpers wider. Wir haben auf der Schwingungsebene Zugang zu allen unseren Ressourcen. Wenn wir einen Frequenzbereich eliminieren, so kann sich dies in unserem Alltag auf vielerlei Weise bemerkbar machen. Zum Beispiel als immer wiederkehrendes Verhaltensmuster, als Krankheit, Depression oder als allgemeiner Mangel an Wohlbefinden. Ein Radiosender ist ein guter Spiegel dafür, wie Frequenzen wirken. Er sendet eine Menge an Informationen über ein Frequenzband. Ist dieses Band beschädigt, sind auch die Informationen nicht mehr zugänglich.

Angel Tuners™ (Engel-Stimmgabeln)

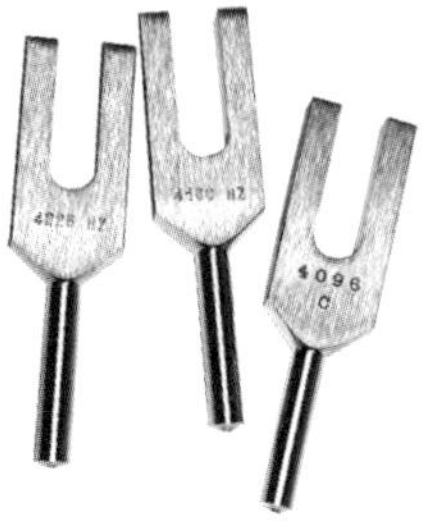

Angel Tuners bestehen aus drei Oberton-Stimmgabeln, die auf 4160 Hertz, 4096 Hertz und 4225 Hertz gestimmt sind. Zum Klingen werden die Angel-Tuner-Oberton-Stimmgabeln gebracht, indem wir die 4096-Stimmgabel in der rechten Hand und die anderen beiden in der linken Hand halten. Die 4096-Stimmgabel wird an den beiden anderen Stimmgabeln, die sich in der linken Hand befinden, angeschlagen.

Crystal Tuner™ (Kristall-Tuner)

Der Crystal Tuner ist eine 4096-Hertz-Stimmgabel und die wichtigste Stimmgabel im Set der drei Nonen-Oktav-Stimmgabeln im Bereich der Obertöne, die wir

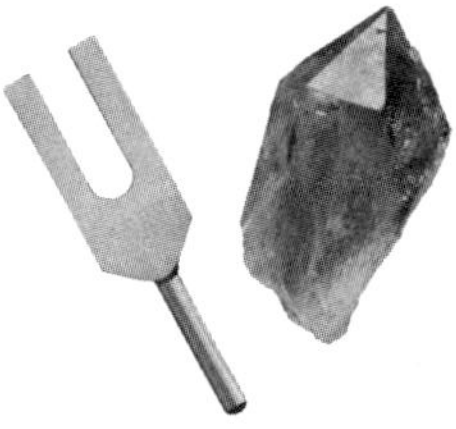

eben als Angel Tuner kennengelernt haben. Der Crystal Tuner ist nach der Nonen-Oktave der Obertonreihe gestimmt. Ihr wird nachgesagt, sie öffne das Tor zu den Königreichen der Engel und zu einem 8-Hertz-Grundton, dem Herzton unseres Planeten Erde. Wenn der Crystal Tuner an der Hinterseite des Quarzkristalls angeschlagen wird, versetzt er das Kristall in Schwingung.

Chakras stimmen

Der Crystal Tuner ist ein machtvolles akustisches Instrument zum Stimmen von Chakras. Der schwingende Quarzkristall verströmt ein großes Lichtspektrum, das durch den Energiestrom zwischen dem Crystal Tuner und dem Quarzkristall vermehrt wird. Wenn wir zudem den Geist auf die Farbkombinationen konzentrieren, mit denen wir ein Chakra zum Zweck der Farbheilung aktivieren, werden die Farben durch die Spitze des Quarzkristalls zu jener Stelle geleitet, die geheilt werden soll.

Und so funktioniert es: Halten Sie den Quarzkristall in Ihrer linken oder rechten Hand zwischen dem Daumen und den übrigen Fingern. Richten Sie den Kristall auf das Chakra oder die Chakras, die Sie aktivieren wollen. Um die Chakras richtig einzuschätzen, ist es hilfreich, das Kapitel über den Klang und die fünf Elemente zu lesen (siehe Seite 35ff., Chakradiagramm). Halten Sie den Crystal Tuner mit der anderen Hand an seinem Griff. Schlagen Sie sanft ein- oder mehrmals mit der flachen Seite des Crystal Tuners an das Ende des Kristalls, auf dem er im Stehen aufliegt (nicht an die Spitze).

Kristalle reinigen

Quarzkristalle nehmen Energie auf und leiten sie. Sie müssen von Zeit zu Zeit gereinigt werden, um einen bestmöglichen Effekt zu haben. Ein Quarzkristall lässt sich leicht mit dem Crystal Tuner reinigen. Halten Sie dazu den Quarzkristall in Ihrer linken oder rechten Hand zwischen dem Daumen und den übrigen Fingern. Schlagen Sie mit der flachen Seite des Crystal Tuners ein oder mehrere Male an das der Kristallspitze gegenüber liegende Ende. Der Crystal Tuner wird klingen, und der Quarzkristall zum Leben erwachen.

Als Nächstes sollten Sie die flache Seite des Crystal Tuners an der Seite des Kristalls entlang bewegen, als wenn Sie leicht darauf klopfen würden. Bewegen Sie den Crystal Tuner immer vom hinteren oder flachen Ende des Kristalls zur Spitze. Bewegen Sie die Gabel langsam, und wenn Sie an der Spitze vorbeikommen, lassen Sie den Crystal Tuner nach außen gleiten und visualisieren Sie dabei die angehäufte überschüssige Energie, die jetzt zum Licht zurückkehrt. Machen Sie das mit jeder Seite des Kristalls ein oder mehrere Male. Diese Form von Reinigung funktioniert auch bei anderen Steinen wie Diamanten, Smaragden, Amethysten, Jade, Onyxen, Rubinen usw.

Space Clearing – Reinigen von Räumen

FENG-SHUI MIT STIMMGABELN

»Space Clearing« bedeutet, Räume von unerwünschter Energie zu reinigen, die das Auftreten von Unordnung, schlecht strukturierten Gedankenprozessen, Verwirrung oder Gefühlen des Überwältigtseins begünstigen – all das verringert die verfügbare Lebensenergie. Das Space Clearing mit einem Crystal Tuner kann in jedem Zimmer eines Hauses stattfinden, um dort die Energie auszubalancieren. Natürlich können Sie damit auch Praxisräume, Meditationsorte, Musikstudios oder Künstlerwerkstätten reinigen, oder auf Reisen Hotel- oder Motelzimmer. Welchen Ort auch immer Sie reinigen wollen – Sie können es mit dem Crystal Tuner tun.

Halten Sie den Quarzkristall in Ihrer linken oder rechten Hand zwischen dem Daumen und den übrigen Fingern. Halten Sie den Crystal Tuner mit der anderen Hand an seinem Griff. Schlagen Sie mit der flachen Seite des Crystal Tuners ein oder mehrere Male sanft an das flache Ende des Kristalls (nicht an die Spitze). Der Crystal Tuner wird klingen, und der Quarzkristall wird zum Leben erwachen. Halten Sie Ihre Hände etwa einen halben Meter auseinander, und dehnen Sie sie zudem in Ihrer Vorstellung in den Raum aus, den Sie reinigen wollen. Erlauben Sie der Energie, zwischen dem Kristall und dem Crystal Tuner hin und her zu fließen und auch im Raum hinaus zu gleiten. Spüren Sie, wie sich die Energie durch die Klangwellen im Raum verteilt, wie Wasser, das von einem Geröllbett aus Kieselsteinen in einen Teich strömt. Stellen Sie sich ein Auffanggefäß vor, einen Abfalleimer oder auch ein schwarzes Loch, das mit weißem, reinigendem Licht gefüllt ist und sich knapp außerhalb des Raums befindet, den Sie säubern. Schicken Sie die Energie ins Auffanggefäß. Falls nötig, wiederholen Sie diesen Reinigungsprozess in verschiedenen Ecken des Raums.

Osteophonische (Otto-)Stimmgabeln

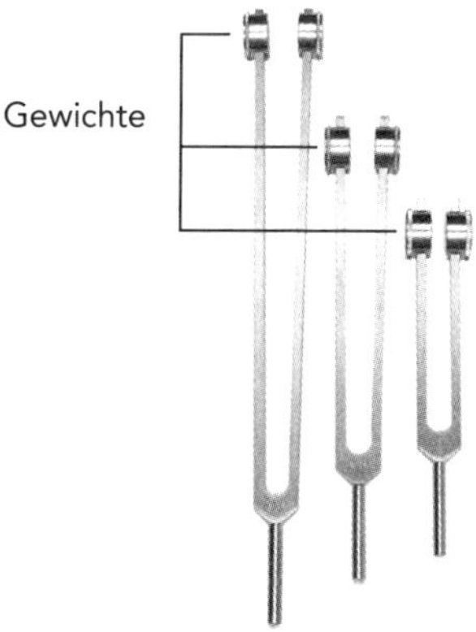

Osteophonische Stimmgabeln sind mit Gewichten ausgestattet, die an den Zinken angebracht sind. Die Gewichte erzeugen eine stärkere Vibration, die durch den Stiel der Stimmgabel direkt ins Gewebe geleitet wird. Das Wort »Otto« ist eine Abkürzung für osteophonisch, was so viel bedeutet wie »die Knochen zum Schwingen bringen« (Osteophonie = Knochenleitung). Es ist spürbar, wie Knochen und Gewebe in Resonanz mit einer Otto-Stimmgabel vibrieren, wenn der Stiel an eine Körperstelle gehalten wird. Otto-Stimmgabeln können auch wie gewohnliche Stimmgabeln zur Erzeugung eines reinen Klangs verwendet werden. Sie können jedoch nicht aneinander geschlagen werden, um Obertöne hervorzubringen. Sie funktionieren am besten bei tiefen Tonlagen, weniger gut hingegen bei mittleren oder hohen Tonlagen.

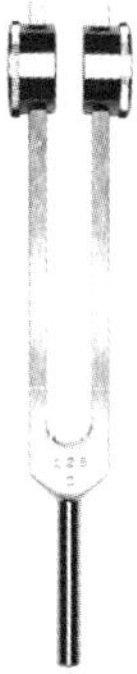

Es gibt drei Otto-Stimmgabeln: Otto 32, Otto 64 und Otto 128. Die Zahlen stehen für die Schwingungen pro Sekunde (im Allgemeinen mit Hertz bezeichnet).

Die Otto-128-Gabel ist die wichtigste Otto-Stimmgabel. Sie vibriert im Puls der reinen Quinte und kann unmittelbar am Körper platziert werden. Ihre Schwingungen verteilen sich direkt in Gelenke, Knochen, Gewebe, Akupunktur- und Triggerpunkte. Die Otto-128-Gabel basiert wie gesagt auf dem Differenzton der reinen Quinte. Lassen Sie mich hier eine kurze fachspezifische Erklärung einfügen: beispielsweise hat das C 256 Schwingungen pro Sekunde (Hertz) und das G 384. Werden die beiden Schwingungen voneinander subtrahiert

(384 minus 256), ergibt das den Differenzton von 128 Schwingungen pro Sekunde (Hertz). Beim Lauschen einer reinen Quinte hören Sie folglich einen 128-Puls, der zwischen der C- und der G-Stimmgabel erzeugt wird. Die Dynamik der reinen Quinte ist bereits ausführlich diskutiert worden.

Um die Otto-128-Gabel zum Klingen zu bringen, muss sie am Stiel gehalten werden. Schlagen Sie die flache Seite der Gewichte an den Knien oder an den eigenen Handflächen an.

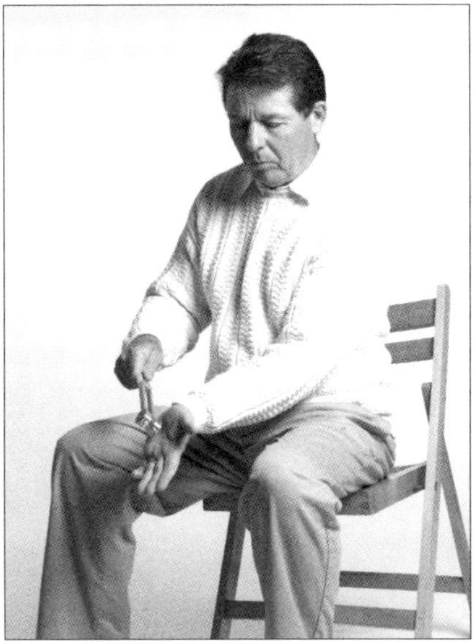

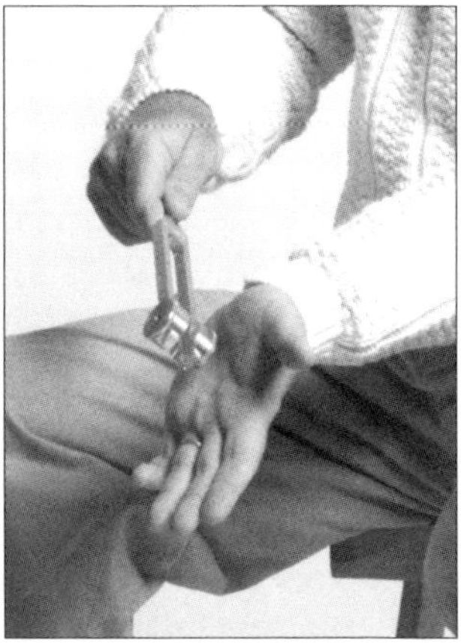

Um diese Technik zu erlernen, müssen Sie wie eben beschrieben die Otto-128-Gabel anschlagen, sie dann an einen Ihrer Fingerknöchel drücken. Sie halten den Stiel mit zwei Fingerspitzen ganz oben am Stiel. Berühren Sie den Fingerknöchel, indem Sie einen Kontakt zum Sockel des Stiels herstellen, und üben Sie behutsam Druck aus, bis Sie fühlen, wie die Vibration in Ihren Körper gleitet. Experimentieren Sie mit verschiedenen Arten von Druck: Beginnen Sie mit leichtem Druck, erhöhen Sie ihn allmählich, bis Sie die höchstmögliche Vibration wahrnehmen.

Und so setzen Sie die Otto-128-Gabel an einem bestimmten Punkt ein:

1. Finden Sie den genauen Punkt, und markieren Sie ihn auf die für Sie passende Weise, zum Beispiel indem Sie den Zeigefinger darauf legen.
2. Bringen Sie Ihre Aufmerksamkeit zum Zeigefinger auf diesem Punkt.

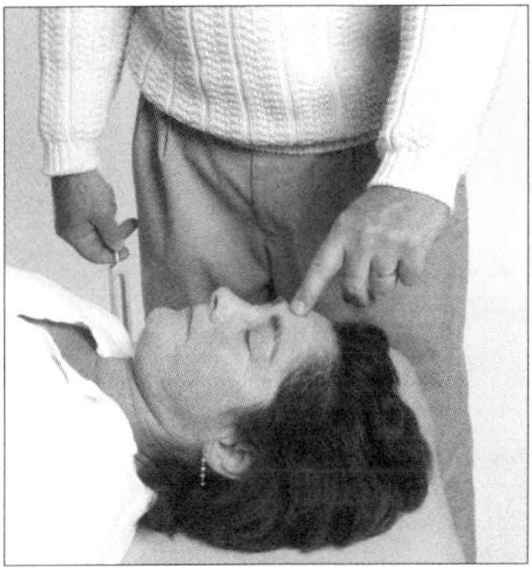

3. Schlagen Sie die Otto-128-Gabel an Ihrem Knie oder an Ihrer Handfläche an.
4. Heben Sie nun die Otto-128-Gabel zu Ihrem Zeigefinger, und lassen Sie diesen gleichzeitig weggleiten, während Sie das Ende des Stiels Ihrer Gabel auf den betreffenden Punkt setzen.

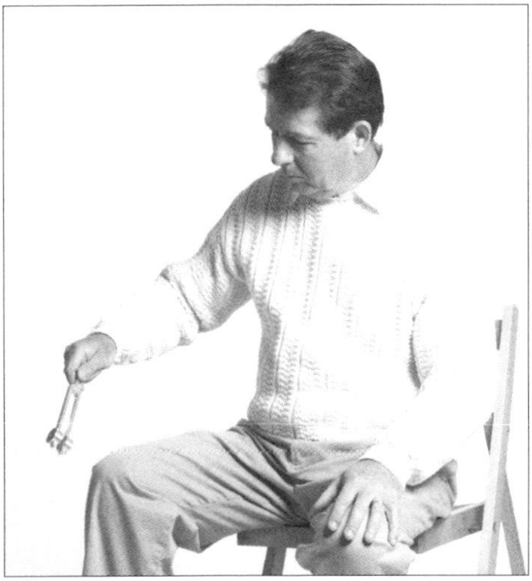

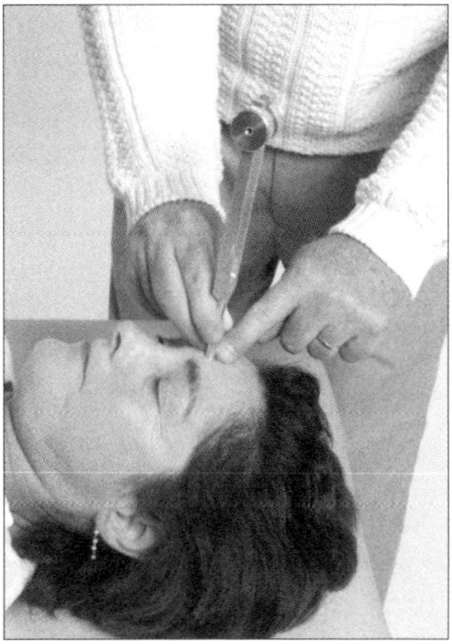

Es ist empfehlenswert, dabei die freie Hand auf irgendeine andere Körperstelle zu legen.

Unserer Erfahrung nach empfiehlt es sich, die Otto-128-Gabel an jeder Stelle zweimal zu verwenden. Zu viel Schwingung stimuliert eine Zone übermäßig und führt dadurch eher zu einer verminderten als zu einer erhöhten Ausschüttung von Stickstoffmonoxid. In diesem Fall ist also im Sinne einer optimierten Behandlung weniger mehr.

Sollten Sie unter Osteoporose leiden oder einen Knochenbruch haben, ist es nicht angesagt, die Otto-128-Gabel an Ihre Knochen zu drücken. Falls Sie einen Schmerz verspüren, sobald Sie die Stimmgabel an einen Knochen drücken, sollten Sie nicht weiterdrücken. Es gibt Rettungssanitäter, die immer eine Otto-128-Stimmgabel bei sich haben, um zu testen, ob Knochenbrüche vorliegen. Die Schwingung der Stimmgabel bringt den Knochen zum Vibrieren. Wenn ein Knochenbruch vorliegt, spürt die verletzte Person einen Schmerz. Natürlich ersetzt eine Stimmgabel nicht die Röntgenaufnahme. Doch im praktischen Einsatz weg von einem Spital gibt sie eindeutige Hinweise.

Die Otto-128-Gabel ist eine sehr vielseitige Stimmgabel mit zahlreichen Anwendungsmöglichkeiten. Sie eignet sich hervorragend für die Arbeit an Gelenken, beispielsweise bei bestehender Unbeweglichkeit. Zudem ist sie ideal für das Ausbalancieren des vegetativen Nervensystems. Im Allgemeinen kann sie auf jedes Gelenk gedrückt werden. Die Vibration bewirkt eine erhöhte Ausschüttung von Stickstoffmonoxid im Nerv und im Gefäßgewebe, was zu einer Gefäßerweiterung, zu einem verbesserten Gleichgewicht im Nervensystem und einer Zunahme der systemeigenen opiumhaltigen Moleküle führt. Die Folge sind ein verbesserter Metabolismus, ein optimierter Blutkreislauf und weniger Schmerz.

Ganzheitliches Gleichgewicht

GLEICHGEWICHT IM HERZEN

Setzen Sie die Otto-128-Gabel auf Ihr Brustbein (Sternum). Spüren Sie die Vibration, und stellen Sie sich vor, wie Ihr Herz weicher und ruhiger wird. Dieser Punkt steigert die Ausschüttung des Stickstoffmonoxids und schickt eine Welle durch den ganzen Körper. (Achtung: Arbeiten Sie an dieser Stelle nicht, falls Sie einen Herzschrittmacher tragen.)

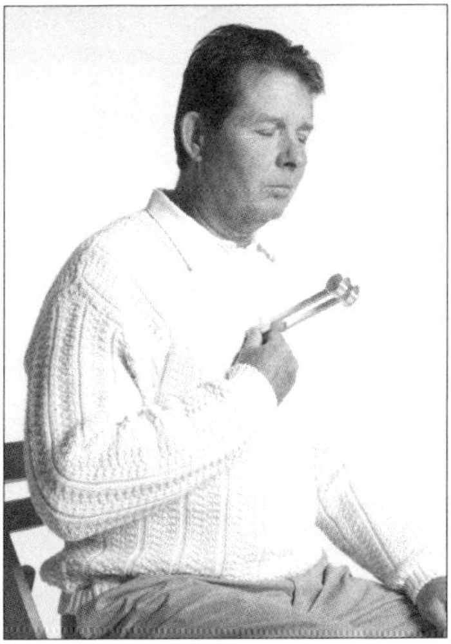

GLEICHGEWICHT BEIM DRITTEN AUGE

Legen Sie die Otto-128-Gabel auf Ihr drittes Auge – der Stelle zwischen und genau über den Augen. Schließen Sie die Augen, und spüren Sie, wie die Vibration durch Ihren Schädel tanzt. Dieser Punkt bringt die Schädelbasis in Balance und verstärkt die Bewegung von Keilbein und Hinterhauptbein.

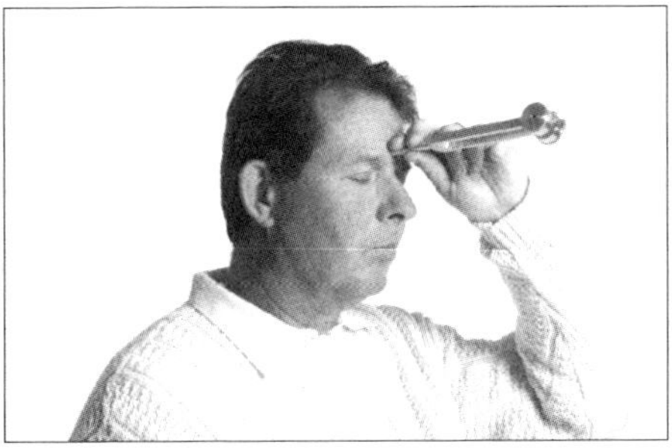

GLEICHGEWICHT IM VEGETATIVEN NERVENSYSTEM

Legen Sie die Otto-128-Gabel auf dem unteren Teil des Kreuzbeins an, dem Knochen am Ende Ihrer Wirbelsäule. Schließen Sie die Augen, und nehmen Sie wahr, wie die Vibration durch Ihr unteres Becken geht. Dieser Punkt balanciert das sympathische und das parasympathische Nervensystem aus, indem das Ganglion impar, das heißt das unterste unpaare Grenzstrangganglion angeregt wird.

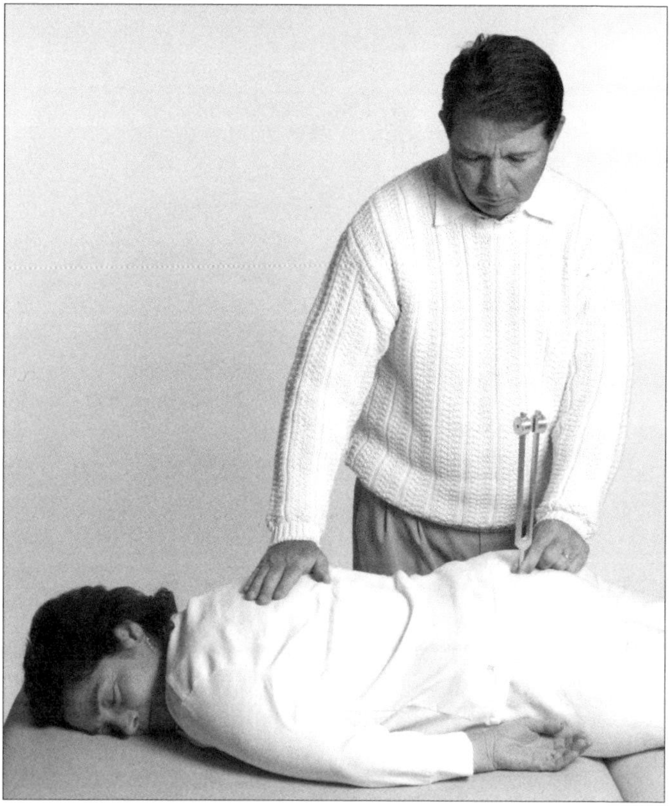

GLEICHGEWICHT DES BECKENS

Legen Sie die Otto-128-Gabel auf der linken und auf der rechten Seite Ihrer Spina iliaca anterior superior (vorderer oberer Darmbeinstachel) an, und spüren Sie, wie die Vibration durchs Becken wandert. Dieser Punkt trägt dazu bei, den Psoas-Muskel (Hüftlendenmuskel) zu lockern, was dem Becken ermöglicht, sich zu öffnen. Dadurch können sich die Organe im Becken entspannen.

VISIONSPUNKT

Legen Sie die Otto-128-Gabel auf der Stirnfontanelle an und spüren Sie, wie sich die Vibration in Ihrem Schädel ausbreitet. Dieser Punkt regt Zirbeldrüse und Visualisierung an.

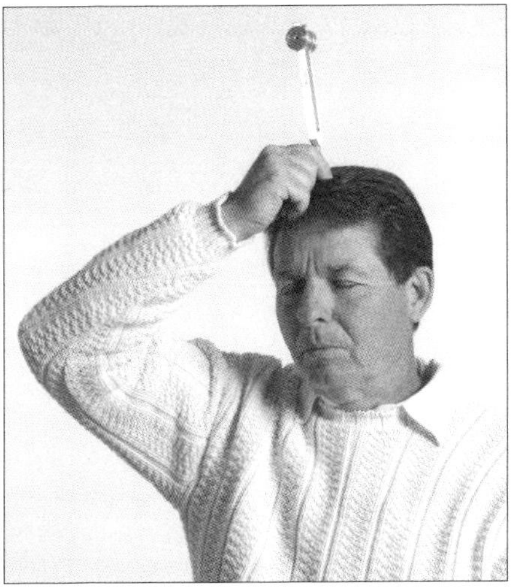

GLEICHGEWICHT DER GELENKE

Die Otto-128-Gabel eignet sich auch zur Entspannung des Gewebes bei den Gelenken. Wegen ihrer Fähigkeit, die Ausschüttung von Stickstoffmonoxid zu erhöhen, kann diese Stimmgabel auch zur Linderung von Symptomen bei Arthritis verwendet werden. Die Otto-128-Gabel kann an jeder Stelle nahe bei einem Gelenk angelegt werden, die Schwingungen fließen dann durch dieses Gelenk. Für die Arbeit an Gelenken gibt es keinen speziellen Punkt, sondern nur den Gelenkbereich als Ganzes.

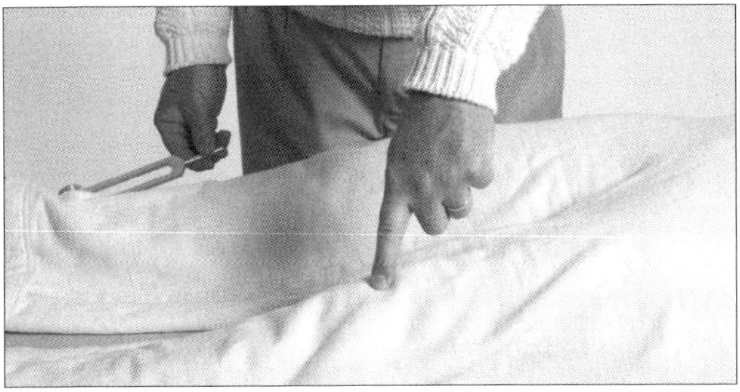

Markieren Sie mit Ihrem Zeigefinger den Ort beim Gelenk, auf den Sie drücken wollen.

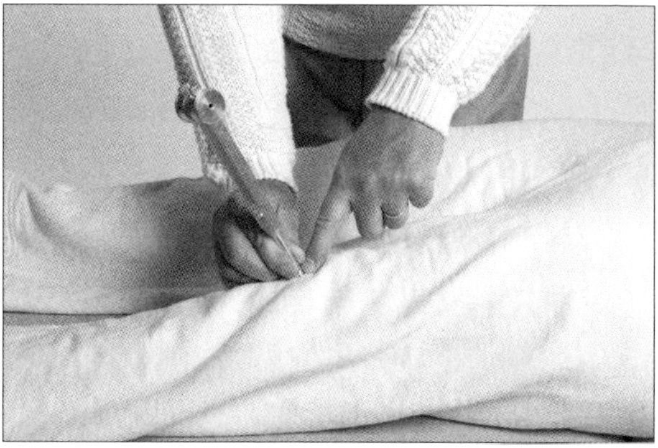

Schlagen Sie die Otto-128-Gabel an, und drücken Sie sie auf den entsprechenden Punkt.

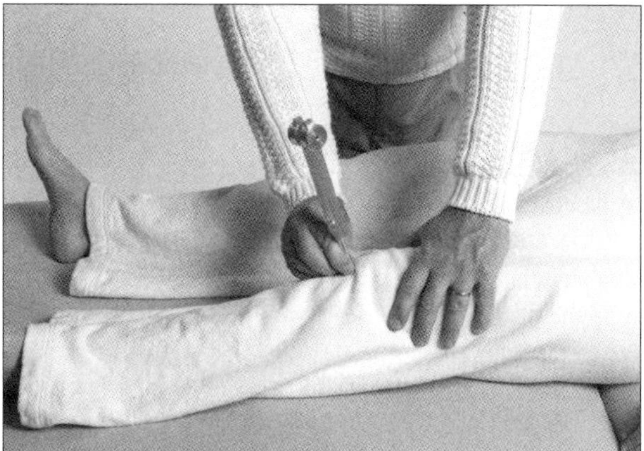

Gehen Sie mit der anderen Hand an jede Stelle des Körpers, die Ihnen angebracht erscheint. Lassen Sie sich hierbei von Ihrer Intuition führen.

Otto-128-Punkte und Sitzungsprotokolle

PROTOKOLL DER 5-STERN-BALANCE-SITZUNG

Die Sitzung des 5-Sterns (siehe Diagramm auf Seite 67) soll das allgemeine Gleichgewicht von Körper und Geist fördern; es beruht auf den Zahlenverhältnissen einer reinen Quinte, die auf die Körperstrukturen »gelegt« werden. Die Otto-128-Stimmgabeln können an sich bei irgendwelchen Stellen, auf welchen sich viele bedeutsame Reflexe befinden, Diagonalen angelegt werden. Eine Sitzung stellt sich wie folgt dar:

1. Schritt: Legen Sie die Stimmgabel direkt auf dem dritten Auge (Glabella) und/oder zirka 2,5 Zentimeter unter dem äußeren Knochenvorsprung des Hinterhaupts an.
2. Schritt: Legen Sie sie erst auf der oberen linken Schulter (Schulterhöhe, Acromion) an, dann auf der rechten Seite.
3. Schritt: Legen Sie sie an der rechten oberen Hüfte, dem Beckenkamm (Crista iliaca) an.
4. Schritt: Legen Sie sie an der oberen rechten Schulter (Acromion) an.
5. Schritt: Legen Sie sie an der linken oberen Hüfte, dem Beckenkamm (Crista iliaca) an.

Im Allgemeinen sollten Sie die Schwingung visualisieren, die sich längs der Diagonalen des 5-Stern-Musters als Welle bewegt.

PROTOKOLL FÜR BEHANDLUNGEN AM KIEFERGELENK

1. Schritt: Legen Sie die Stimmgabel an der Außenseite der beiden großen Nackenmuskeln da an, wo sie am Hinterkopf zusammentreffen.
2. Schritt: Legen Sie sie am Warzenfortsatz des Schläfenbeins an.
3. Schritt: Legen Sie sie am Kiefer unter dem Kiefergelenk oder direkt am Kiefergelenk an – hier allerdings mit sehr leichtem Druck.

Die Otto-128-Stimmgabel als Ergänzung zu Akupunktur, Reflexzonenmassage und Triggerpunkt-Therapie

Die Otto-128-Gabel kann auf akustischem Wege Akupunkturpunkte, Ohr-, Hand- und Fußreflexpunkte und/oder Triggerpunkte anregen. Der Einsatz der Otto-128-Gabel an diesen Punkten erfordert Kenntnisse in Akupunktur, Reflexzonenmassage und Triggerpunkt-Therapie. Die wichtigsten Punkte können aber auch aus Büchern entnommen werden. Zu empfehlen ist hierfür etwa John Beaulieu, »Polarity. Das große Grundlagen- und Arbeitsbuch«, Baden und München 2009.

Otto 64: Das vegetative Nervensystem regulieren

Die Otto-64-Gabel ist eine mit Gewichten ausgestattete Stimmgabel, die 64 Schwingungen pro Sekunde (Hertz) erzeugt. Sie ist auf eine Oktave unter der Otto-128-Gabel gestimmt und erzeugt daher einen tieferen Ton, der analog zur Otto-128-Gabel im Puls der reinen Quinte vibriert. Die Otto-64-Gabel sollte am Kreuzbein angelegt werden und es zum Vibrieren bringen, damit das vegetative Nervensystem sich zu regulieren beginnt. Auch die Otto 128 kann am Kreuzbein eingesetzt werden; doch die Otto-64-Gabel erzeugt eine tiefere Schwingung, die eine stärkere Resonanz mit dem Kreuzbein hervorruft.

Das Kreuzbein (siehe unten) ist ein dreieckiger Knochen zwischen den Krummdarmwänden. Die kleinen Knochen am unteren Ende des Kreuzbeins bilden das Steißbein.

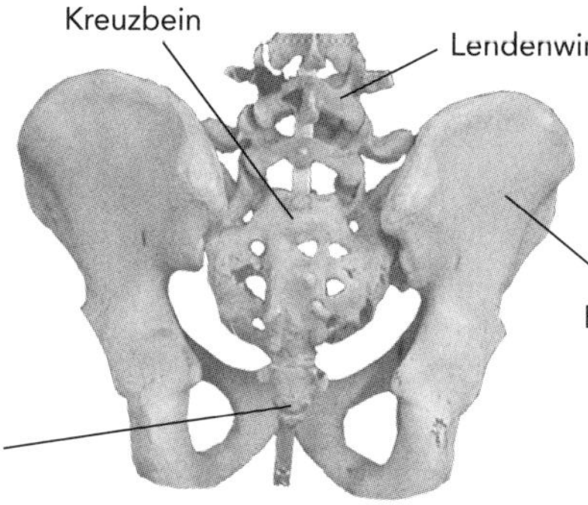

Das vegetative Nervensystem kontrolliert zusammen mit dem endokrinen System die inneren Körperorgane und viele Körperfunktionen wie die Durchblutung, die Körpertemperatur, den Stoffwechsel, den Muskeltonus und die Fähigkeit, sich zu entspannen sowie wachsam und aktionsbereit zu sein. Das vegetative Nervensystem teilt sich in zwei Bereiche: das sympathische und das parasympathische Nervensystem. Obwohl die Beziehung zwischen diesen beiden Aspekten des Nervensystems komplex ist, genügt es hier für unsere Zwecke, die Interaktion des wechselseitigen Zusammenspiels zu betrachten.

Die beiden Äste des vegetativen Nervensystems verhalten sich wie eine Art Wippe. Wenn die Aktivität des sympathischen Nervensystems zunimmt, reduziert sich die Aktivität des parasympathischen Nervensystems, und umgekehrt. Das wechselseitige Zusammenspiel wird von einem Zentrum im Gehirn, dem Hypothalamus, organisiert. Für Gesundheit und Wohlbefinden ist ein Gleichgewicht zwischen Sympathikus und Parasympathikus erforderlich. Ein Verlust des Gleichgewichts führt zu körperlicher, geistiger und emotionaler Unausgewogenheit. Wie sich diese Unausgewogenheit bemerkbar macht, hängt davon ab, welche Seite dominant ist.

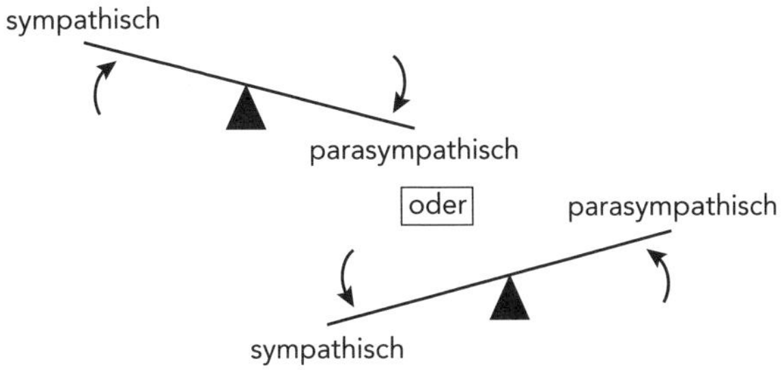

Wird die Otto-64-Stimmgabel auf dem Kreuzbein angesetzt, wirkt das Kreuzbein wie ein Resonator, ähnlich dem Resonanzboden eines Klaviers. Das Kreuzbein schickt den Puls einer Quinte in die umgebenden anatomischen Strukturen, die Muskeln und die Nerven. Die behandelnde Person muss die Otto-64-Gabel nicht auf einen präzisen Punkt drücken, denn sobald das Kreuzbein in Bewegung gesetzt ist, wirkt es durch die sympathische Resonanz wie eine Stimmgabel.

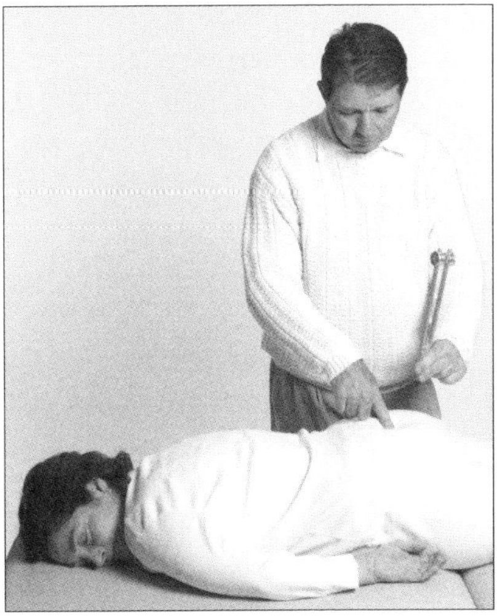

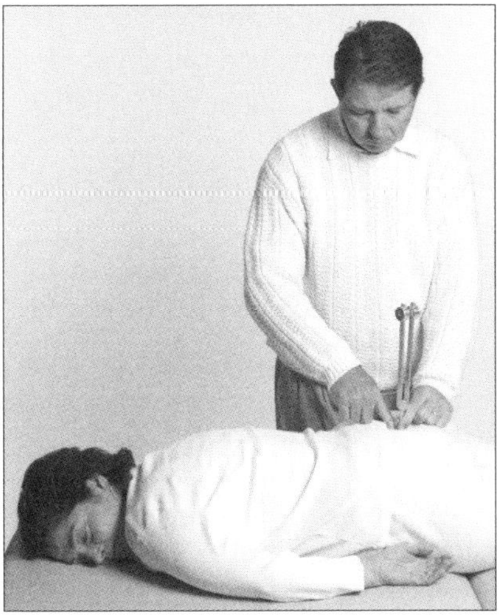

Anatomisch gesehen regt die Vibration des Kreuzbeins das Ganglion impar, das unpaare Steißbeinganglion an, das sich hinter dem Steißbein befindet und einen direkten Einfluss auf das sympathische Nervensystem hat. Kommt das Kreuzbein mithilfe der Otto-64-Gabel zum Schwingen, wird das vegetative Nervensystem »zurückgesetzt«, sozusagen auf Null gestellt, wie beim Neustart eines Computers. Die Stimulation des Kreuzbeins bringt das vegetative Nervensystem zum »Wippen«, es beginnt sich in Bewegung zu setzen und ein neues Gleichgewicht anzustreben.

Wegen der mannigfaltigen Belastungen des täglichen Lebens funktionieren wir oft nur mithilfe des sympathischen Nervensystems. Wir befinden uns in einer ständigen Kampf-oder-Flucht-Reaktion, wachsam, beschäftigt und bestrebt, unsere Ziele zu verwirklichen. In einer gefährlichen Situation wird das sympathische Nervensystem aktiv, um uns vor überwältigenden Erlebnissen zu schützen. Tritt es mit einem traumatisierenden Charakter trotzdem ein, hält das sympathische Nervensystem einen erhöhten Zustand von Wachsamkeit aufrecht. Mit der Zeit kann dieser überreizte Zustand zu zahlreichen körperlichen und psychischen Symptomen führen, wie etwa Schlafmangel, körperlichen Beschwerden, Depressionen, sexueller Dysfunktion, Menstruationsstörungen bei Frauen und einer Vielzahl von Autoimmunkrankheiten und entzündungserregenden Verwirrungen und Störungen im System.

Energetisch betrachtet, hilft die Otto-64-Gabel dem Beckenboden (Perineum), sich zu entspannen. Das Perineum ist die anatomische Entsprechung des Erdchakras. In der Astrologie wird es mit dem Sternzeichen Skorpion assoziiert. Der Skorpion versteckt sich unter Felsen, in der Dunkelheit. Wir Menschen unterdrücken unsere Emotionen und unsere innersten Geheimnisse und drängen sie in den Boden des Perineums; dort werden sie vom Erdchakra festgehalten. Die wichtigste dort konservierte Emotion ist die Angst. Wir fürchten uns davor, unsere Emotionen ans Licht zu bringen. Wenn sie allzu schnell hochkommen, ziehen wir uns entweder noch mehr zurück oder wir brauchen sie destruktiv kathartisch gegen außen.

Die Otto-64-Gabel ermöglicht einen Übergang ins parasympathische Nervensystem, der sanft und schonend ist. Dadurch überfordert er das System nicht und verursacht auch keine neue Reaktion des Sympathikus, die zu einer weiteren Kontraktion und damit zu zusätzlicher Anspannung führen würde. Wenn das Nervensystem in den Modus des Parasympathikus übergeht, nimmt die Durchblutung im Beckenbereich zu. Die Folge ist eine tiefe Entspannung und eine erhöhte Aufnahmebereitschaft. Das System der Person ist wieder offen und auf Empfang eingestellt.

Das Wort »Kreuzbein«, Sacrum, bedeutet heiliger Knochen. Seit altersher wurde das Kreuzbein als Quelle der Kraft betrachtet, in der eine zusammengerollte Schlange liegt. Sie verkörpert die schlafende Wandlungs- und Befreiungskraft der Kundalini-Energie.

Wenn Sympathikus und Parasympathikus im Gleichgewicht sind, nimmt die Kundalini-Energie zu. Randolph Stone schreibt in seinem zweiten Band zur Polarity-Therapie im Kapitel »Das geheimnisvolle Kreuzbein«:

»Wenn die schlafende Kraft durch intensive Konzentration und andächtige Zuwendung zum Gehirn emporgehoben wird, dann steigt die Schlangenkraft den Lebensbaum empor, weckt die latent schlafende Kraft in der Zirbeldrüse und offenbart das Geschenk kosmischen Bewusstseins.« (Stone 1987)

Otto 32

Die Otto-32-Stimmgabel ist eine große Stimmgabel, mit der periphere Nerven, der Lymphfluss und die Beweglichkeit der Schädelnähte angeregt und Richtung Gleichgewicht eingeladen werden. Der mittlere Teil der langen Stimmgabel wird am unteren Teil der Hand angeschlagen. Das setzt die Stimmgabel in Bewegung, Gewichte und Zinken vibrieren nun sichtbar.

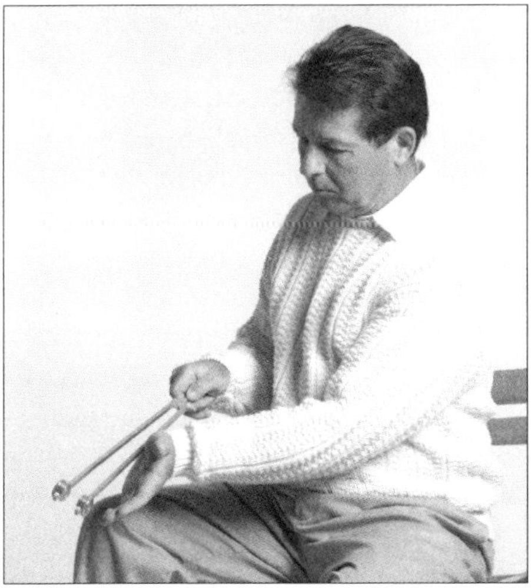

Als Nächstes bringen Sie in der Anwendung die Otto-32-Gabel an die Körperstelle, mit der Sie arbeiten wollen. Halten Sie sie knapp oberhalb von Haut oder Kleidung.

BEHANDLUNG FÜR DAS LYMPHATISCHE SYSTEM

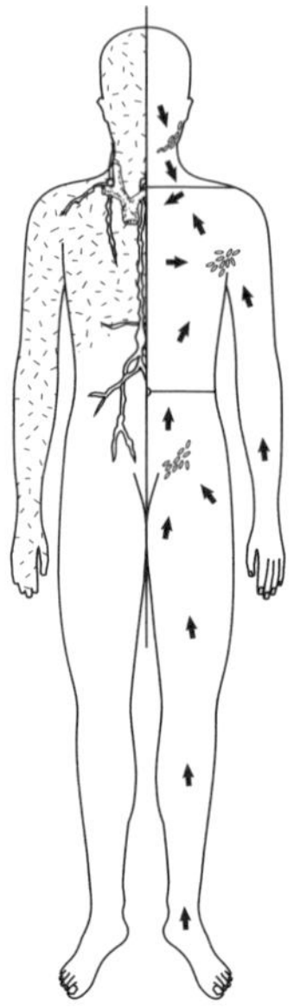

Eine Lymphdrainage-Behandlung kann an jeder Stelle des Körpers durchgeführt werden. Hier kommt die Otto-32-Gabel mit einer fließenden Bewegung in Richtung des Lymphflusses zum Einsatz.

Beginnen Sie damit, dass Sie die Otto-32-Gabel unmittelbar über die Haut halten. Schlagen Sie die Stimmgabel gegen Ihre Hand an, und bewegen Sie sie in Richtung der Pfeile auf dem Schaubild. Denken Sie daran, dass die Bewegung zum Herzen hin erfolgen muss. Die Bewegung sollte langsam und wie eine Welle sein, die nach vorne drängt und sich dann wieder zurückzieht. Eine Lymphbehandlung kann den ganzen Körper einbinden, sie kann aber auch nur an bestimmten Stellen stattfinden. Wenn Sie spüren, dass die Lymphe stockend oder kalt ist und sich zu langsam bewegt, dann sollten Sie die Otto-32-Gabel direkt an dieser Stelle anlegen. Drücken Sie nicht zu stark, nur genug, um die Gewebe zum Schwingen zu bringen und die Lymphe anzuregen.

BEHANDLUNG DER SCHÄDELNÄHTE

Die Beweglichkeit der Schädelknochen ist sehr wichtig für Gesundheit und Wohlbefinden. Während in der herkömmlichen Medizin davon ausgegangen wird, dass die Schädelnähte miteinander verschmolzen sind, ist die Craniale Osteopathie der Meinung, dass sie das ganze Leben lang in Bewegung bleiben. Obwohl diese Bewegungen minimal sind, können sie von erfahrenen Palpierenden wahrgenommen werden. Diese Mikro-Bewegungen der Schädelnähte haben viel mit der menschlichen »Stimmung« zu tun. Der ganze Schädel kann auch mit einer Antenne aus Kristall verglichen werden, bei der sich jeder Knochen frei in verschiedene Richtungen bewegt, um bestimmte Frequenzen zu empfangen.

Ist die Bewegung der Schädelknochen aufgrund von zu fest miteinander verbundenen Nähten gehemmt, kann das zahlreiche Symptome zur Folge haben. Der Begründer der Cranialen Osteopathie, William G. Sutherland, erfand eine Helmvorrichtung, mit der er die Beweglichkeit verschiedener Schädelknochen einschränken konnte. Er berichtete, dass er von seinem Selbststudium mit dem Tragen des Helms ganz unterschiedliche Beschwerden erlebte, angefangen von Schmerzen in mehreren Gelenken, bis hin zu Kopfschmerzen, Depressionen und Verdauungsproblemen.

Im Jahr 1974 begann ich mein Studium der Craniosacral-Therapie bei Arthur Lincoln Pauls, dem Leiter der British School of Osteopathie. Ich war als kritischer Student lange nicht überzeugt von der Theorie, die hinter der praktischen

Arbeit steckte, bis ich in der psychiatrischen Klinik Bellevue in New York City ein Erlebnis mit zwei meiner Patienten hatte.

Als ich dort arbeitete, lernte ich Celia und Tommy kennen, die ganz einzigartige Vorrichtungen an ihren Köpfen trugen; sie wollten damit verhindern, dass bestimmte Frequenzen in ihre Schädel drangen. Die seltsam anmutenden Vorrichtungen waren aus Hängekabeln, Dosenstücken und Aluminiumfolien hergestellt. Jeden Tag suchten die beiden die Straßen nach neuen Stücken von Folie und Blech ab, um ihren Schutz weiter zu verbessern.

Ich bemühte mich, Celia und Tommy zu verstehen, die auf ihre Weise sehr intelligente Menschen waren. Tommy besaß einen Collegeabschluss in Mathematik, und Celia hatte zwei Jahre lang eine Kunstschule besucht. Sie waren New Yorker »Street people« und lebten als Obdachlose auf der Straße. So richtig verrückt benahmen sie sich nur dann, wenn sie unbedingt in das Hospital aufgenommen werden wollten, um sich wieder einmal richtig satt zu essen. Ansonsten waren sie durchaus imstande, für sich selbst zu sorgen.

Ich fragte sie, warum sie diesen speziellen Kopfschutz trugen. Tommy erzählte mir, dass er eines Tages Stimmen gehört habe, die er nicht ausschalten konnte. Celia und er würden beide sehr empfindlich auf bestimmte Frequenzen reagieren und zuweilen eben auch Stimmen hören. Er berichtete mir von seiner Theorie über die Zunahme von Radiowellen und erklärte mir, auf welche Weise der Kopf aus ihrer Sicht diese Wellen aufnimmt. Seine selbst konstruierte Kopfvorrichtung half ihnen, diese Frequenzen und Stimmen auszublenden oder zu dämpfen.

Eines Tages fragte ich Celia, ob ich ein Stück Folie von ihrem Kopfschutz entfernen dürfte. Sie erklärte sich einverstanden, unter der Bedingung, dass es nur für einige Augenblicke sei. Ich entfernte also ein kleines Stück Aluminiumfolie. Sofort verzog sich ihre Miene, und sie fing an, frenetisch drauflos zu plappern. Tommy regte sich furchtbar auf. Er verstand, was sie sagte. Ich brachte das Folienstück eilig wieder an seinen Platz zurück. Darauf entspannte sich Celias Gesicht wieder. Sie konnte sich nicht erinnern, was soeben geschehen war.

An jenem Abend musste ich noch lange an mein Erlebnis mit Celia denken. Ihr Geplapper erinnerte mich an das, was ich als Junge erlebte, wenn ich den Pfingstlern zuhörte, die »in Zungen« redeten, also Sachen verkündeten, die sie nicht wirklich verstanden. Und ich fragte mich, ob Tommy und Celia auf ähnliche Stimmen eingestellt waren. Vielleicht waren die Stimmen und Frequenzen, die sie wahrnahmen, real. Vielleicht waren ihre Kopfvorrichtungen wirklich eine Hilfe. Meine Gedanken über Tommy und Celia kamen mir wie ein verbotenes Terrain vor und schienen an Wahnsinn zu grenzen. Damals teilte ich sie meinen Kollegen in Bellevue nicht mit, sondern behielt sie für mich, aus Angst davor, ich könnte missverstanden werden.

Am anderen Ende des Spektrums an speziellen »Kopfvorrichtungen« gibt es die aus kostbaren Metallen und Steinen gefertigten Kronen. In früheren Zeiten herrschte mancherorts die Auffassung, Könige und Königinnen, die diese Kronen trugen, hätten göttliches Blut und seien imstande, göttliche Botschaften von Geistern zu empfangen. Die kostbaren Metalle und Steine ihrer Kronen hatten eine verstärkende Funktion beim Empfangen der göttlichen Anweisungen. Während Tommy und Celia ihre »Kronen« trugen, um Frequenzen auszublenden, hatten Könige und Königinnen sie an, um Botschaften zu erhalten.

1975 begegnete ich einem Osteopathen aus England, der mir erklärte, dass die Schädelknochen beweglich waren. Von ihm erfuhr ich auch, dass ein bestimmter Zweig der Osteopathischen Medizin, die sogenannte Craniale Osteopathie, sich einzig und allein dem Schädel widmete. Er erzählte mir von Kopfvorrichtungen, die ihr Begründer William Garner Sutherland erfunden hatte, um seine Theorie von der Beweglichkeit der Schädelknochen zu beweisen. Diese Erfindung war so konstruiert, dass sie auf einen Schädel passte und mit einem System von Schrauben ausgestattet war, die Druck auf die Schädelknochen ausübten. Durch Experimente an sich selbst zeigte er auf, dass die Einschränkung der Beweglichkeit unserer Schädelknochen Symptome wie Kopfschmerzen, diverse körperliche Beschwerden, Veränderungen im Denken und in der Stimmung hervorrufen, ja sogar Krankheiten verursachen konnte.

Als ich die Geschichte von William Garner Sutherland und seiner Erfindung hörte, musste ich unwillkürlich an meine Erlebnisse mit Tommy und Celia denken. Später erfuhr ich, dass Sutherland gegen Ende seiner Laufbahn Vorlesungen über »flüssiges Licht«, verstanden als Energiewellen, die durch unseren Schädel gehen, gehalten hatte. Mir dämmerte allmählich, dass Tommy und Celia intuitiv etwas wahrgenommen hatten, was Sutherland aus einer fundierten wissenschaftlichen Perspektive heraus untersucht hatte.

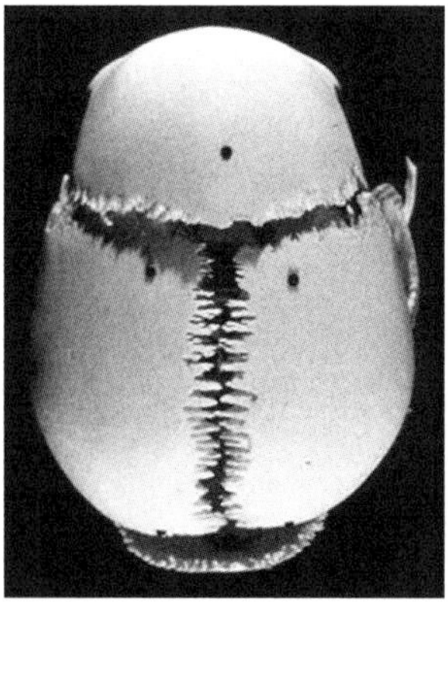

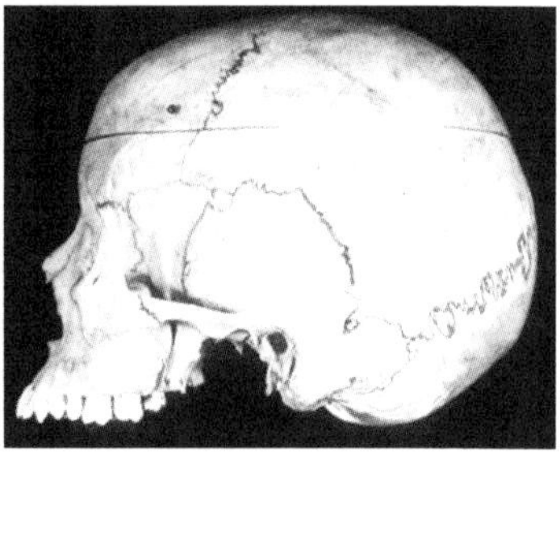

Um die Beweglichkeit der Nähte anzuregen, sollten Sie die Otto-32-Gabel anschlagen und sie dann langsam an jeder Schädelnaht entlang führen. Die unten stehenden Fotos zeigen die Schädelnähte. Es genügt jeweils ein Durchgang für eine Naht. Gehen Sie in einer Sitzung nie mehr als zweimal über eine Naht.

BEHANDLUNG DES PERIPHEREN NERVENSYSTEMS

Das periphere Nervensystem besteht aus sensorischen Rezeptoren, die durch eine Veränderung in unserem inneren oder äußeren Umfeld aktiviert werden. Ein Impuls an einen Rezeptor wird in ein elektronisches Signal umgewandelt und an das zentrale und/oder das vegetative Nervensystem weitergeleitet, wo es einen Einfluss auf verschiedene Organe und auch auf unsere Denkweise haben kann. Die peripheren Nerven sind nicht gut geschützt. Sie sind Toxinen und mechanischen Verletzungen ausgesetzt.

Wenn Sie die Otto-32-Stimmgabel anschlagen und sie sanft über die Haut führen, regt dies das periphere Nervensystem an und hilft ihm, sich zu regenerieren.

Träume im schalldichten Raum

Ein großes Tier kroch durch verzerrte Schatten, es kam von nirgendwoher und hatte kein bestimmtes Ziel. Ich fühlte seine Gegenwart nur durch gewisse Empfindungen, während ich zwischen den Schatten hindurchwanderte und einen Teich entdeckte, der über meinem Kopf schwebte. Verwundert fragte ich mich »Wie konnte das Wasser sich in die Luft heben?« Und in diesem Augenblick vernahm ich den Klang von vielen tausend Stimmen, die den Teich auf einer Art Kissen aus schwingendem Summen schweben ließen.

Ich begann, ihren Klang mitzusummen, und während ich nach oben ins Sonnenlicht blickte, spürte ich, wie ich in das Wasser des Teichs hineingetragen wurde. Das Wasser war kristallklar, und die Sonnenstrahlen brachen sich in Hunderten verschiedener Prismen, die aus unzähligen Farben bestanden.

Nach und nach änderte ich die Tonlage meines Summens, um meinen Klang von dem der anderen abzuheben. Mein Summen schickte Klangwellen nach außen, durch die verzerrten Schatten, in das klare Teichwasser, und diese Wellen zerbarsten in unzählige Farben. Ich summte Welle auf Welle, bis sich in der Traumfabrik in einem Schleier von sich spiralförmig aufsteigenden Farben ein Loch auftat.

Ich begann, nach dem schleichenden Tier zu suchen, indem ich die Tonlage meines Summens änderte, um es an die Schwingung des Tierlauts anzupassen. Da begann ich eine Beziehung zwischen den vielen summenden Stimmen und dem Tier zu spüren, während das akustische Geräuschbild des Tieres allmählich in mein Bewusstsein zurückkehrte und dort wieder Gestalt annahm.

Ich schaute nach oben in den Teich und summte genau denselben Ton wie das Tier. Das Teichwasser wurde aufgewühlt und zerbarst dann in Tausende Blasen von tiefer Traurigkeit. Plötzlich begann es Empfindungen aus vielfarbigen Klängen zu regnen. Ich dachte, der Teich würde herabfallen, und schaute nach unten. Da erkannte ich, dass die Köpfe aller summenden Menschen nach hinten geneigt waren und dass Tausende farbiger Klangtröpfchen in ihre Kehlen fielen.

Planeten-Stimmgabeln und die Sphärenmusik

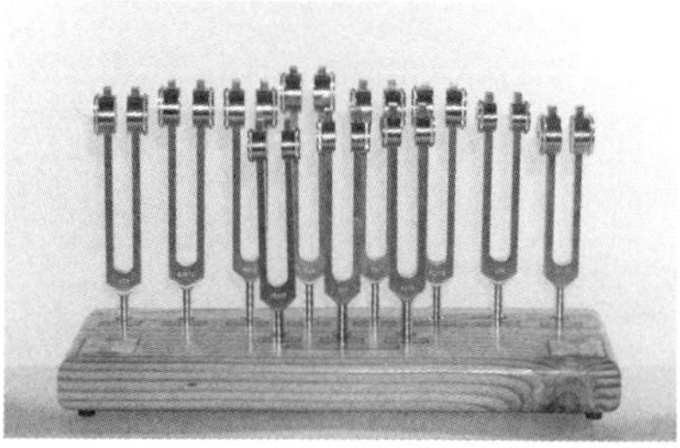

Die Planeten-Stimmgabeln erzeugen eine Resonanz zwischen uns und den Planeten. Die Quantenphysik lehrt uns, dass die Quantenteilchen auch Wellen sind, die sich über einen sehr großen Bereich von Raum bewegen. Die Vorstellung, dass etwas sowohl eine Form ist, die auf einen kleinen Raum begrenzt ist, als auch gleichzeitig eine Welle, die sich über einen sehr großen Raum ausbreitet, widerspricht unserer eigenen intuitiven Auffassung. Deshalb neigen wir dazu, uns mit Form und Distanz zu identifizieren. So haben wir zum Beispiel gelernt, dass ein Planet ein Himmelskörper ist, der sich Millionen von Kilometern entfernt befindet. Aus der Perspektive der Form trifft das auch zu. Wählen wir jedoch die Wellenperspektive, dann ist der Ton eines Planeten sofort durch Resonanz wahrnehmbar. Ein Radio- oder Fernsehsender kann Tausende von Kilometern entfernt sein, doch wir können ihn einschalten und uns auf seine Frequenz einstimmen, auch wenn wir örtlich sehr weit davon entfernt sind. Analog können wir uns auf einen Planeten einstimmen, ohne selbst »auf dem Planeten« sein zu müssen.

Die Quantenphysiker nennen die Eigenschaft, sich aus der Ferne auf Phänomene einzustellen, die »Nichtlokalität«. Der Begriff bezeichnet die Fähigkeit einer Quanteneinheit, wie beispielsweise eines Elektrons, ein anderes Quantenteilchen über eine gewisse Entfernung hinweg zu beeinflussen. Es wird davon ausgegangen, dass Quantenteilchen, die miteinander in Resonanz sind, eine Verbindung aufrechthalten, sodass die Aktion eines Teilchens immer das andere mit beeinflusst. Die Entdeckung der Nichtlokalität hat die Grundlagen der Physik erschüttert, weil Ereignisse keine erkennbare Ursache haben müssen, um in einem lokal erkennbaren Raum stattzufinden.

Sympatheia, ein Begriff der alten Griechen, geht davon aus, dass alle Formen und Prozesse im Universum in *sympathischen* gleichschwingenden Beziehungen existieren. Dem griechischen Philosophen Posidonius (1. Jahrhundert v. Chr.), einem Geschichtsschreiber, Universalgelehrten und überdies Stoiker, wird die Lehre von der »kosmischen Sympathie« zugeschrieben, die zum pythagoreischen Begriff der »Sphärenmusik« führte. Die Pythagoreer ordneten den Sternen und Planeten musikalische Werte zu und bezogen diese Werte auf alle Aspekte des Lebens. Im Laufe der Jahrhunderte wurde dieser Begriff durch Platon, Cicero, Philon von Alexandria und in der Renaissance von Johannes Kepler weiterentwickelt.

Dem Mathematiker und Mystiker Johannes Kepler, der von 1571 bis 1630 lebte, wird die Entdeckung zugeschrieben, dass sich die Erde und die Planeten in Kreisbahnen um die Sonne bewegen. Er beschrieb dies in seinen drei grundlegenden Gesetzen der Planetenbewegungen. Kepler glaubte, dass die Planeten beim Drehen um die Sonne Klänge erzeugten. Zuerst stellte er die Theorie auf, dass diese Klänge harmonisch seien, und ging dabei von seinem akustischen Empfinden für westliche musikalische Harmonie aus. Nach seiner Entdeckung der Ellipsenbahnen der Planeten ging er weiter davon aus, dass die Planeten Klänge erzeugten; doch nun kam er zu einer anderen Schlussfolgerung über ihre Harmonien. In seinem Werk *Weltharmonik* stellte Kepler fest:

»Die Himmelsbewegungen sind nichts anderes als eine fortwährende Musik, die durch den Verstand, nicht das Ohr erfassbar ist. Es ist eine Musik, die durch dissonierende Spannungen, gleichsam durch Synkopen und Kadenzen hindurch (wie sie die Menschen in Nachahmung jener natürlichen Dissonanzen anwenden) auf bestimmte, vorgezeichnete, je sechsgliedrige (gleichsam sechsstimmige) Klauseln lossteuert und dadurch in unermesslichem Ablauf der Zeit unterscheidende Merkmale setzt.«[17]

Die Planeten-Stimmgabeln führen Keplers Vision von den singenden Planeten aus dem Bereich des Verstands in den Bereich des menschlichen Hörens. Die Klänge der Planeten-Stimmgabeln basieren auf den Theorien und mathematischen Berechnungen des Schweizer Wissenschaftlers Hans Cousto (Cousto 2004). Um den Ton eines Planeten zu erfassen, nimmt Cousto den reziproken Wert der Dauer der astronomischen Zeit oder Umlaufzeit eines Planeten. Das ist einfach, klar und genau. Beispielsweise hat die Erde eine Rotationsperiode von 23 Stunden, 56 Minuten und 4 Sekunden, was insgesamt 86 164 Sekunden ergibt. Der reziproke Wert (Kehrwert) ist der mathematische Ausdruck für das

17 Kepler, Johannes: *Weltharmonik,* München 2006, S. 315

Teilen durch 1. Wenn 1 durch 86164 geteilt wird, ergibt das die Frequenz von 0,00001160577.

Diese Frequenz ist nicht hörbar – doch der Klang eines Planeten muss für die gewöhnliche Vernehmbarkeit eines Tons nicht wahrnehmbar sein. Töne existieren, ganz gleich, ob wir sie hören oder nicht. Eine Melodie kann erklingen, auch wenn sie gar nicht gespielt wird; und ein Komponist kann Musik hören, bevor auch nur ein einziger Ton erzeugt worden ist. Hörbarkeit und »Unhörbarkeit« gehören zur fortlaufenden Tonskala. Das menschliche Hörvermögen ist auf 16 000 bis 20 000 Hertz begrenzt. Fledermäuse hingegen können im Überschallbereich von 20 000 Hertz bis 100 000 Hertz hören, das heißt weit über die höchsten Frequenzen hinaus, die dem menschlichen Ohr zugänglich sind. Wale und Delfine sind imstande, sowohl akustische als auch elektromagnetische Wellen aufzunehmen.

Das »Gesetz der Oktave« wird dazu verwendet, den Klang eines Planeten in die Hörweite einer Stimmgabel zu bringen. Eine Oktave ist die Verdoppelung oder die Halbierung eines Tons. In der modernen Forschung ist es durchaus üblich, unhörbare Töne zu verdoppeln oder zu halbieren. Unlängst haben Wissenschaftler die Oktave verwendet, um den Ton, der von einem Tiefseefisch und von Fledermäusen erzeugt wird, vom Überschallbereich in die menschliche Hörweite zu transponieren. Sie wird weiter auch beigezogen, um die Klänge von Pulsaren und Sternen in Hörweite zu bringen und diese damit besser wahrnehmbar zu machen. Wird die Frequenz der Erde um 24 Oktaven angehoben, sie also 24 Mal verdoppelt wird, dann kommen wir in eine hörbare Frequenz von 191,74 Hertz.

Planeten-Stimmen

Himmelskörper	Rotationszeit	Oktaven in Hörbarkeit	Frequenz in Hertz	Annäherung Ton an
Erde	365,24 Tage	32	136,1	
Sonne	Sonnentag	32	126,22	C#
Mond	29,5 Tage	30	210,42	G#
Merkur	87,96 Tage	30	141,27	D
Venus	224,7 Tage	32	221,23	A
Mars	686,98 Tage	33	144,72	D
Jupiter	11,86 Jahre	36	183,58	F#
Saturn	29,45 Jahre	36	147,85	D
Neptun	164,78 Jahre	40	211,44	A
Uranus	84,01 Jahre	39	207,36	G#
Pluto	248,43 Jahre	40	140,25	D

Jeder planetare Ton ist ein Archetyp, der tief in unser kollektives Bewusstsein eingegraben ist. Der Klang jeder Planeten-Stimmgabel aktiviert den Archetyp des entsprechenden Planeten. Wenn wir die Klänge hören, werden Eigenschaften in uns geweckt, die mit dem Planeten in Resonanz sind. Johannes Kepler beschrieb diesen Prozess so: »verissimae Harmoniae archetype, qui intus est in Anima« – der Archetyp der wahrhaftigsten Harmonie, der in unserer Seele liegt.«[18]

Seit Millionen Jahren erklingen die Planeten im kosmischen Raum. Wir sind eingetaucht in ihre Schwingungen, unsere Gene und die aller Lebewesen sind auf die Bewegungen der Planeten eingestellt. Unser Unbewusstes weiß um sie, so wie es weiß, wie man atmet. Wenn wir auf einen oder mehrere Planeten eingestellt sind, dann beeinflussen ihre Klänge unbewusst unser Verhalten. Die Grundlage der uralten Kunst der Astrologie beruht auf dem Verstehen dieser Wirkungen und darauf, sie ins Bewusstsein zu bringen, damit sie besser integriert werden können.

Fachleute gehen davon aus, dass die chaldäischen Astronomen Aufzeichnungen über die Bewegungen der Sterne und Planeten für einen Zeitraum von 490 000 Jahren anfertigten. Berossos, ein chaldäischer Astronom, dem der Ursprung der griechischen Astrologie zugeschrieben wird, ließ sich auf der Insel Kos nieder und soll dort gelehrt haben – bis zum Alter von 116 Jahren. Der römische Geschichtsschreiber Vitruvius, der im späten 1. Jahrhundert vor Christus lebte, schrieb über Berossos und die Chaldäer: »Es sollte möglich sein, aus der Astrologie und den Berechnungen der Chaldäer zu wissen, welche Auswirkungen die zwölf Zeichen und die Sonne, der Mond und die fünf Planeten auf den Verlauf des menschlichen Lebens haben.«[19]

Bei ihrer Beobachtung der Himmelskörper fühlten sich die Chaldäer nicht von diesen abgetrennt. Sie spürten die Planeten durch *Sympatheia*. Das führte später zum hermetischen Grundsatz: »Wie oben, so unten.« Mit diesen Worten wird die Übereinstimmung zwischen dem Makrokosmos und dem Mikrokosmos betont. Charles Musès nahm an, dass die »Kronjuwelen von Alexandrien die Doktrin von der geordneten Wechselbeziehung aller Dinge waren, und zwar durch die Macht dessen, was damals als *Sympatheia* bezeichnet wurde (…) Um diesen weitreichenden Gedanken in unsere analytischen, wissenschaftlichen Begriffe zu übertragen, benötigen wir ein hochentwickeltes Konzept von holistischen Systemen, die hauptsächlich von den Affinitäten (oder Antipathien) gesteuert werden, welche wiederum von Resonanzen (oder Anti-Resonanzen) in verschiedenartigen Wellen erzeugt werden, das heißt, in Zeit-Raum-Periodizitäten«.[20]

18 Kepler, Johannes, op. cit.
19 Vitruvius Pollio, Marcus: *Zehn Bücher über Architektur*, Darmstadt 2008
20 Vitruvius Pollio, Marcus, op. cit.

Das Weltbild, das die chaldäische Zivilisation in ihrer Blütezeit hatte, unterschied sich ganz wesentlich von unserem. Doch die Chaldäer waren keineswegs primitiv oder abergläubisch. Statt sich in Zahlenberechnungen auszudrücken, wählten sie die Sprache der Mythen und Symbole. Was von ihren Entdeckungen übrig blieb, wurde uns durch die archetypischen Symbole der Astrologie überliefert. Die direkte Erfahrung, ganz unmittelbar mit den Planeten zu leben und sie zu spüren – was eine immense Wissensquelle darstellt –, kann mithilfe der Planeten-Stimmgabeln wieder möglich gemacht werden.

Das Konzept der Planeten-Stimmgabeln und der planetaren Resonanz ist nicht so außergewöhnlich, wenn sie im Lichte der Entdeckung der geomagnetischen Wellenfrequenz betrachtet wird – womit wir erneut bei der *Schumann-Resonanz* angekommen sind (siehe auch Seite 142). Diese Resonanz ist eine magnetische Pulsation zwischen der Erdoberfläche und der Ionosphäre, die in einer Frequenz von 7,8 Hertz schwingt. Dieselbe Frequenz spielt bei den Mustern der Alpha-Gehirnwellen eine gewisse Rolle; überdies ist sie an Zuständen tiefer Meditation beteiligt. Möglicherweise ist es auch die Frequenz von Gaia, die bei schamanistischen Ritualen in veränderten Bewusstseinszuständen angestrebt wird. Indem wir uns auf diese Frequenz einstellen, werden wir eins mit der Erde.

Lauschen Sie dem Klang einer Planeten-Stimmgabel oder setzen Sie diese an Ihrem Körper an, dann beginnt er zu schwingen, als befänden Sie sich auf diesem Planeten. Mit den planetaren Stimmgabeln betreten wir also das Schwingungsfeld des Planeten und können uns auf seine Eigenschaften einstimmen. Die folgende Tabelle listet die grundlegenden Eigenschaften jedes einzelnen Planeten auf. Sie dient in Verbindung mit den Übungen zu den Planeten im nächsten Unterkapitel als Orientierungshilfe.

EIGENSCHAFTEN DER PLANETEN

Erde	Stabilität und Erdung
Sonne	Licht, Wärme, Freude und inneres Leuchten
Mond	Liebe, Einfühlungsvermögen, Kreativität, Weiblichkeit, Anima
Merkur	Intellektualität, Beweglichkeit, Aufgewecktheit, Schnelligkeit
Venus	Schönheit, Liebe, Sexualität, Harmonie
Mars	Kraft, Energie, Freiheit, Humor
Jupiter	Wachstum, Erfolg, Gerechtigkeitssinn, Spiritualität
Saturn	Konzentration, Fokussierung, Grenzen
Neptun	Vorstellungskraft, spirituelle Liebe, Geheimnisse
Uranus	Spontanität, Unabhängigkeit, Originalität
Pluto	Macht, Veränderung, Krise

Einstimmung in die Übungen mit den Planeten

Wählen Sie den Planeten, auf den Sie sich einschwingen wollen. Setzen Sie sich an einen ruhigen Ort, und rufen Sie den Planeten an, um mit ihm in Verbindung zu treten. Symbolisch ist es wie bei einem Telefonanruf, wo auch ein Kontakt zu jemand weit entferntem hergestellt wird. Bitten Sie den Planeten, gemeinsam mit Ihnen zu schwingen. Auf diese Weise stimmen Sie sich auf die Wellenqualitäten dieses Planeten ein. Im Augenblick, in dem Ihr Geist den Planeten anerkennt, indem er ihn anruft, sind Sie aufnahmebereit. Es ist, als würden Sie den Knopf Ihres Radios auf einen bestimmten Sender einstellen – oder eben eine bestimmte Nummer anrufen. An diesem Punkt, ob Sie sich dessen bewusst sind oder nicht, empfangen Sie die Frequenzen und die dazu gehörenden Eigenschaften des Planeten.

Bringen Sie nun die Stimmgabel, die mit dem Planeten in Resonanz ist, zum Klingen. Heben Sie sie an Ihr linkes Ohr und summen Sie den Ton mit. Schlagen Sie sie erneut an. Heben Sie die Gabel nun an Ihr rechtes Ohr und summen Sie den Ton mit. Legen Sie die Stimmgabel nieder, schließen Sie die Augen, und summen Sie den Klang des Planeten. Wenn Sie nicht sicher sind, ob Sie »richtig eingestimmt« sind, dann sollten Sie die Stimmgabel noch einmal anschlagen und sie erneut an Ihre Ohren heben. Summen Sie nun allmählich immer leiser, bis Sie den Ton als bloßen »Gedanken eines Klangs« verinnerlicht haben, der durch Sie hindurchschwingt.

BEOBACHTUNGEN

- Empfangen Sie eine besondere Botschaft von dem Planeten?
- Machen Sie sich die Gedanken bewusst, die Ihnen während der Resonanz des Planeten kommen.
- Nehmen Sie die Emotionen wahr, die Sie in diesem Resonanzfeld haben.
- Werden Sie sich aller Veränderungen in Ihrem Körper bewusst, die sich während der Resonanz zeigen.
- Zusätzliche Beobachtungen:

Die Stimmen des Gehirns

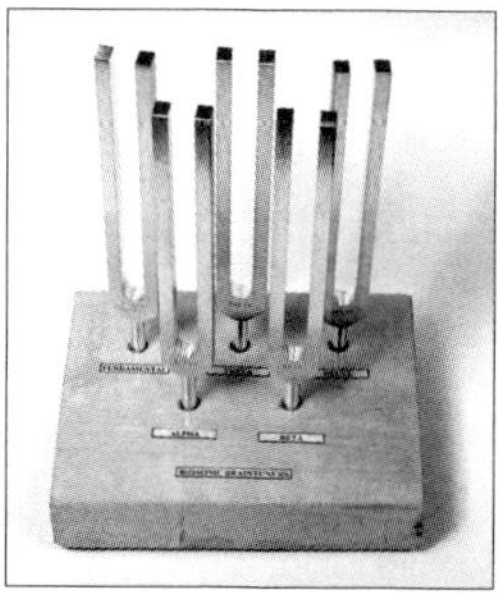

Die Brain Tuners sind Stimmgabeln, die dem Gehirn signalisieren sollen, in andere Bewusstseinszustände – Delta, Theta, Alpha und Beta genannt – überzugehen. Jeder Bewusstseinszustand beruht auf bestimmten Frequenzen der Gehirnwellen, die mithilfe der Elektroenzephalographie (EEG) gemessen werden können. Untersuchungen haben gezeigt, dass wir innerhalb von 24 Stunden auf natürliche Weise in diese Bewusstseinszustände kommen und wieder aus ihnen heraustreten. Sie helfen uns dabei, unsere Alltagsaktivitäten und Aufgaben zu bewältigen. Delta-, Theta-, Alpha- und Beta-Gehirnfrequenzen sind auf einem EEG immer vorhanden. Die höhere Amplitudenfrequenz bestimmt den Bewusstseinszustand. Ist beispielsweise die Alpha-Frequenz in einer hohen Amplitude, dann befinden Sie sich in einem Alpha-Bewusstseinszustand. Theta-, Delta- und Beta-Gehirnwellen sind als Zyklen ebenfalls vorhanden, aber mit niedrigeren Amplituden.

Delta

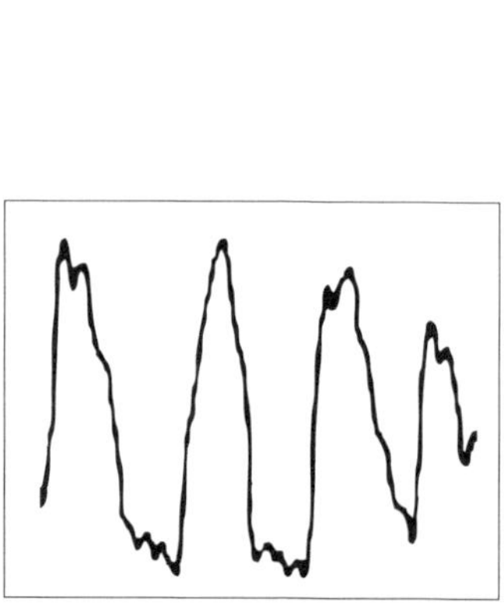

Die Delta-Frequenz liegt bei 1 Hertz bis 3 Hertz und sieht auf einem Elektroenzephalographie-Gerät so aus:

Die Delta-Frequenz wird mit tiefem Schlaf assoziiert. Der große Yogi Patanjali sagte, der Tiefschlaf sei eine Welle der Gedanken über das Nichts. Während der Delta-Frequenz kommen wir wieder in Kontakt mit unserer Quelle, dem universellen Energiefeld, das die Energie zur Verfügung stellt, die wir zum Auftanken, Revitalisieren und Reparieren von blockierten Stellen in unserem Körper und zur Belebung unseres Geistes benötigen.

Theta

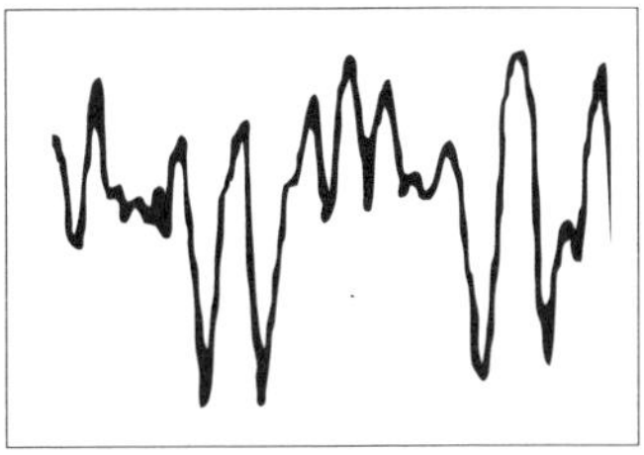

Die Theta-Frequenz liegt bei 4 Hertz bis 6 Hertz und sieht auf dem Elektroenzephalographie-Gerät so aus:

Theta ist als Dämmerzustand bekannt und spielt in mystischen Erfahrungen häufig eine Rolle. In diesem Zustand befinden wir uns, ehe wir in einen tiefen Schlaf versinken. Wenn wir aus dem Tiefschlaf kommen und ins Wachbewusstsein eintreten, befinden wir uns ebenfalls in diesem Zustand. Das Theta-Bewusstsein wird mit einem Zustand des Wachträumens in Zusammenhang gebracht, der von lebhaften bildlichen Vorstellungen und klaren auditiven Wahrnehmungen geprägt ist. Im Theta-Bewusstsein sind wir aufnahmebreit für Informationen aus unserem Überbewusstsein und daher besser in der Lage, die Stimme der heilenden Kraft in uns selbst zu hören.

Theta ist überdies bei Lern- und Erinnerungsprozessen von großer Bedeutung. Während wir im Theta-Bewusstsein sind, haben wir einen besseren Zugang zu unseren unbewussten Ressourcen und können mehr Erinnerungen abrufen. Dies ist beim Lernen hilfreich, da der Stoff, mit dem wir uns beschäftigen, in unser Unbewusstes eingeprägt ist und mithilfe des Theta-Bewusstseins wieder abgerufen werden kann. In Momenten, wo wir etwas wissen oder eine Intuition in Bezug auf etwas haben, sind wir ins Theta-Bewusstsein übergegangen und haben auf wichtige Erinnerungen oder Kenntnisse zugegriffen, die wir in diesem Augenblick brauchen.

Alpha

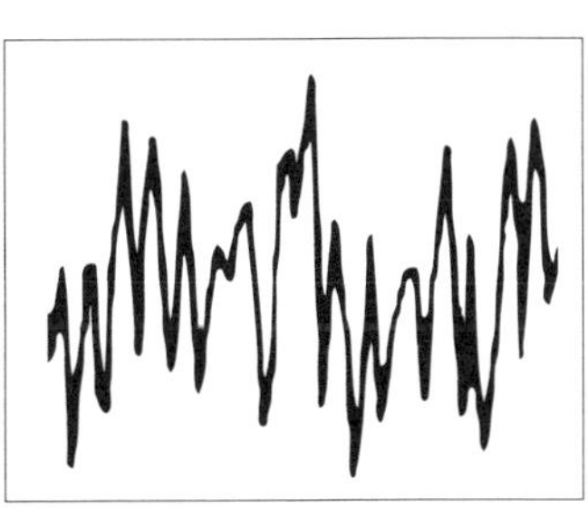

Die Alpha-Frequenz liegt bei 7 Hertz bis 12 Hertz und sieht auf dem Elektroenzephalograhie-Gerät so aus:

Das Alpha-Bewusstsein ist wichtig für eine entspannte und konzentrierte Haltung bei diversen Aktivitäten. Im Sport wird das Alpha-Bewusstsein mit »im Flow« sein umschrieben. Das ist ein Zustand, in dem der

Athlet seine Fähigkeiten maximal ausschöpft. Das Alpha-Bewusstsein ermöglicht uns, eine Vielzahl von Informationen zu verarbeiten. Es wird daher mit höchst effizientem Lernen assoziiert. Ein Sportler kann in diesem Zustand das ganze Spielfeld sehen. Er weiß, was gerade gefordert ist, und tut intuitiv das in besagter Situation Stimmige. Der Durchschnittsmensch gerät ins Alpha-Bewusstsein, wenn er Probleme löst. Das verlangt von ihm ein Innehalten und das Finden von kreativen Lösungen.

Aus diesem Grund wird das Alpha-Bewusstsein stark mit unkonventionellem Denken assoziiert. Wie das Theta-Bewusstsein hat es eine traumähnliche Eigenschaft. Der Alpha-Traum hat mehr mit dem effektiven Wachzustand und den Anforderungen des täglichen Lebens zu tun. Im Alpha-Bewusstsein können wir uns unseren Tagesablauf vorstellen und unsere Handlungen planen. Wir sind introspektiv und kreativ und sehen Lösungen, auf die wir in anderen Zuständen des Bewusstseins nicht kämen. Viele Künstler und Wissenschaftler erzählen davon, dass sie kurz bevor sie zu Bett gehen, Lösungen für Herausforderungen finden, mit denen sie sich gerade beschäftigen und für die sie Antworten suchen. Ihr Wachgeist ist noch aktiv und ihr Bewusstsein weitet sich gleichzeitig über seinen üblichen Fokus aus. Plötzlich »sehen« sie die Dinge anders, und es eröffnen sich neue Lösungen.

Beta

Die Beta-Frequenz liegt bei 13 bis 20 Hertz und sieht auf dem Elektroenzephalographie-Gerät so aus:

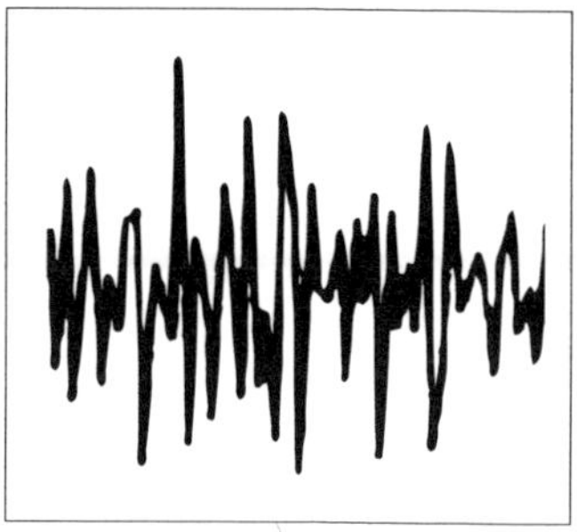

Das Beta-Bewusstsein wird mit erhöhter Wachsamkeit und äußerster Konzentration assoziiert. Während wir im Beta-Bewusstsein sind, fokussieren wir uns sehr konzentriert und können »Dinge effizient erledigen«. Unser Geist arbeitet schnell, und unser Körper folgt uns dabei. Wir sehen eine Herausforderung und gehen sie unvermittelt an. Unser Energielevel ist hoch, und wir sind motiviert. Dank unserem erhöhten Bewusstsein wissen wir, dass wir die Aufgabe meistern werden. Das Mantra für das Beta-Bewusstsein lautet »Los, los, los« und »Mach, mache, mache«.

Ist das Beta-Bewusstsein zu lange vorherrschend, kommt es manchmal zu Belastungsstörungen – die vornehmlich den Persönlichkeitstyp A betreffen und zu vegetativen Erschöpfungszuständen und zu Burnout führen können. Das Beta-Bewusstsein ist notwendig, um eine Aufgabe gut zu bewältigen. Doch es muss mit Alpha, Theta und Delta ausbalanciert werden. Um Dinge zufriedenstellend zu erledigen, erfordert das die Visionskraft von Alpha, die tiefgründigen Ressourcen von Theta und den guten Schlaf von Delta.

Wenn wir die Brain-Tuner-Stimmgabeln gleichzeitig zum Klingen bringen, eine im linken und die andere im rechten Ohr, dann stimmen sich die rechte und die linke Gehirnhälfte aufeinander ab, um die beiden Klänge mithilfe des Differenztons, der zwischen ihnen ist, zu integrieren. Dieser Differenzton wird auch »Binauraler Beat« genannt. Binaurale Beats synchronisieren das Gehirn mit dem gewünschten Bewusstseinszustand. Sie werden als Pulsationen wahrgenommen, die sich zwischen den beiden Gabeln ereignen. So wird beispielsweise die Theta-Frequenz erzeugt, indem die Brain-Tuner-Stimmgabel mit ihren 256 Hertz an dem einen Ohr zum Klingen gebracht wird, und die Delta-Stimmgabel, die bei 261 Hertz liegt, am anderen Ohr. Der Differenzton zwischen ihnen, 261 Hertz minus 256 Hertz, ist ein Binauraler Beat von 5 Hertz. Das ist eine Theta-Frequenz im mittleren Bereich.

Forscher gehen davon aus, dass die Wahrnehmung eines Binauralen Beats im oberen Olivenkern (Nucleus olivaris superior) entsteht, der seinen Sitz im Hirnstamm hat. Das ist ein Bereich des Gehirns, mit dessen Hilfe wir die Quelle von Klängen in drei Dimensionen lokalisieren. Wenn Sie den Binauralen Beat der Stimmgabeln hören, dann ist Ihr oberer Olivenkern bestrebt, die Töne durch einen Mechanismus zu integrieren, den Forscher auch als »Frequenz folgt der Antwort« nennen. Dadurch bewegt sich der Puls des ganzen Gehirns auf den Binauralen Beat der Stimmgabeln zu. Dieser Prozess wird auch »Entrainement« genannt – alles wird dorthin geleitet und mitgenommen, wo der Binaurale Beat ist.

Wer im Alltag ein hohes Maß an Wohlbefinden anstrebt, muss während des 24-stündigen Rhythmus fließend in Delta-, Theta-, Alpha- und Beta-Zustände eintreten und wieder aus ihnen herausgehen. Stellen Sie sich vor, Sie wechseln beim Autofahren die Gänge, um den Anforderungen der Straße gerecht zu werden. Jeder Gang hat einen anderen Zweck: schnelles Beschleunigen, Schritt fahren, eine Anhöhe erklimmen oder langsamer fahren. In ähnlicher Weise müssen wir in verschiedene Zustände des Bewusstseins hinüberwechseln und wieder aus ihnen heraustreten, um den Anforderungen des Lebens gerecht zu werden.

Bewusstseinszustände wechseln

Der Prozess des Wechselspiels zwischen Delta, Theta, Alpha und Beta beginnt damit, dass die Verhaltensweisen Ihres gegenwärtigen Bewusstseinszustands bekannt sind. Dazu sollten Sie Ihre Handlungen beobachten und sie dann mit den Verhaltensweisen assoziieren, die mit den verschiedenen Bewusstseinszuständen einhergehen. Es kann zum Beispiel sein, dass Sie gerade mit einem bestimmten Projekt beschäftigt sind. Gleichzeitig planen Sie, was Sie am nächsten Tag tun wollen; dies deutet auf einen Beta-Zustand hin.

Als Nächstes sollten Sie sich auf den sogenannten »Felt Sense« Ihres gegenwärtigen Bewusstseinszustands konzentrieren. Unter dem Begriff des Felt Sense verstehen wir ein ganzheitliches inneres Empfinden, eine gefühlte Bedeutung. Dabei ist es wichtig, Ihr eigenes Verhalten mit Ihrem Felt Sense in Verbindung zu bringen, und zwar aus mehreren Gründen: Erstens ist der Felt Sense nichts Intellektuelles. Sobald Sie sich eine Zeit lang damit vertraut gemacht haben, werden Sie imstande sein, Ihren Bewusstseinszustand zu erkennen, ohne erst über bestimmte Verhaltensweisen nachdenken zu müssen. Zweitens ist der Felt Sense das Eingangstor für die Wahrnehmung jenes Pulses, der Ihren Bewusstseinszustand spiegelt. Die Klänge der Stimmgabeln wirken zusammen und erzeugen einen Binauralen Beat, der mit dem Puls von Delta, Theta, Alpha und Beta in Resonanz ist. Mit der Zeit können Sie den Binauralen Beat der Stimmgabeln hören und in verschiedene Bewusstseinszustände überwechseln, ohne die Stimmgabeln dafür zu benötigen.

Ihr Felt Sense ist ein ganzheitliches Empfinden, das Ihrem Körper entspringt. Um sich darauf einzustellen, sollten Sie einmal tief Luft holen, intensiv durchatmen und im Nachspüren ein Gefühl für Ihren ganzen Körper bekommen. Zuerst mag Ihnen dieses Erspürte wie eine körperliche Eigenschaft erscheinen. Sie fühlen sich schwer, träge, kribbelig, leicht, nervös, locker oder angespannt. Aussagen wie »Ich fühle mich verkrampft« oder »Ich fühle mich so leicht wie eine Feder« entspringen dem Felt Sense. Erst ist diese ganzheitliche Wahrnehmung da, erst danach entstehen die erklärenden Worte dafür. Der Felt Sense hat primär mit der Wahrnehmung des Körperbewusstseins zu tun und weniger mit dem Intellekt.

Für den nächsten Schritt sollten Sie sich auf den Rhythmus Ihres Felt Sense einstimmen. Vielleicht signalisiert Ihnen der Felt Sense Anspannung. Um diesen Felt Sense noch zu verstärken, sollten Sie einmal die Hand zur Faust ballen und so lange anspannen, bis diese körperliche Spannung Ihrem Felt Sense entspricht. Stellen Sie sich als Nächstes auf den Rhythmus der Spannung ein. Das kann ein leichtes Zittern oder eine andere Art von Bewegung sein, die der Spannung unterliegt. Mehr und mehr wird Ihr ganzer Körper den Rhythmus des gegenwärtigen Bewusstseinszustands erkennen. Die Rhythmen zeichnen sich durch unterschiedliche Geschwindigkeiten aus. Delta ist ein langsamer Rhythmus, Beta ein schneller. Haben Sie Ihren Zustand erkannt und sich auf den Felt Sense und seinen Rhythmus eingestellt, dann wählen Sie jene Stimmgabeln aus, die mit diesem Zustand in Resonanz sind. Haben Sie beispielsweise erkannt, dass Sie im Alpha-Zustand sind, dann sollten Sie die Fundamentale-Brain-Tuner-Stimmgabel und die Alpha-Brain-Tuner-Gabel wählen. Schlagen Sie diese am Knie an, und heben Sie eine an Ihr rechtes und die andere an Ihr linkes Ohr. Verschmelzen Sie mit dem Binauralen Beat, der von den Stimmgabeln erzeugt wird. Assoziieren Sie den Beat gleichzeitig mit allen Eigenschaften Ihres gegenwärtigen Bewusstseinszustands.

Als Nächstes sollten Sie sich fragen, ob Ihr gegenwärtiger Bewusstseinszustand für Sie im gegebenen Augenblick der richtige ist. Lautet die Antwort »Ja«, dann ist der Vorgang beendet. Ertönt aus Ihrem Inneren aber die Antwort »Nein«, dann sollten Sie nächste Schritte machen, um in einen anderen Bewusstseinszustand überzuwechseln. Bestimmen Sie erst den Bewusstseinszustand, den Sie anstreben. Am besten fokussieren Sie einen Zustand, der entweder einen Schwingungsbereich über oder einen unter jenem ist, in dem Sie sich gerade befinden. Sind Sie beispielsweise momentan im Beta-Zustand, dann sollten Sie auf Alpha fokussieren. Befinden Sie sich schon in Alpha, können Sie entweder auf Beta oder Theta fokussieren.

Wählen Sie die Brain-Tuner-Stimmgabel, die mit dem Bewusstseinszustand assoziiert wird, in dem Sie gerne sein möchten. Wenn Sie beispielsweise von Alpha in Theta wechseln wollen, dann sollten Sie die Fundamentale-Brain-Tuner-Stimmgabel und die Theta-Brain-Gabel wählen. Visualisieren Sie den Zustand, in den Sie überwechseln wollen, und rufen Sie sich gleichzeitig den Felt Sense und den Rhythmus dieses Zustands in Erinnerung. Schlagen Sie die beiden Stimmgabeln an Ihren Knien an, und heben Sie eine ans rechte und die andere ans linke Ohr. Tauchen Sie in den Binauralen Beat ein, den die beiden Stimmgabeln hervorbringen.

Eine Übung mit Brain Tunern

Mit den Brain Tunern wollen wir das Nervensystem darauf trainieren, verschiedene Bewusstseinszustände zu erkennen und in sie überzuwechseln. Je mehr das auditive System und das Nervensystem mit dem Binauralen Beat vertraut sind, der mit dem jeweiligen Bewusstseinszustand einhergeht, desto müheloser werden Sie von einem Zustand in den anderen wechseln. Das Ziel der nachfolgenden Übung besteht darin, genau diese Fähigkeit zu schulen.

1. Suchen Sie sich einen Ort, an dem Sie ungestört sind, und legen Sie Ihre Brain-Tuner-Stimmgabeln aus.

2. Fangen Sie die Übung mit Beta an. Halten Sie die Fundamental-Stimmgabel in Ihrer linken und die Beta-Stimmgabel in Ihrer rechten Hand. Visualisieren Sie den Felt Sense des Beta-Bewusstseins, und sagen Sie zu sich selbst: »Ich bin bereit, in Beta überzuwechseln und etwas darüber zu erfahren.«

3. Holen Sie tief Luft, schlagen Sie die Brain-Tuner-Stimmgabeln an Ihrem Knie an, und heben Sie sie dann an Ihre Ohren. Meditieren Sie über den Binauralen-Beta-Beat, und lassen Sie Ihren Körper mit dem Klang verschmelzen.

4. Legen Sie die Stimmgabeln nieder, schließen Sie die Augen. Rufen Sie sich den Binauralen-Beta-Beat in Erinnerung, und suchen Sie eine Stelle in Ihrem Körper, einen sogenannten Ankerpunkt, wo der Felt Sense von Beta geortet werden kann. Berühren Sie diese Stelle und sagen Sie dabei »Beta«.

5. Warten Sie einen Augenblick lang, öffnen Sie anschließend die Augen. Gehen Sie zu Punkt 2 der Übung zurück, wiederholen Sie den Vorgang mit Alpha, Theta und Delta.

6. Arbeiten Sie sich nun von Delta zurück zu dem Bewusstseinszustand, in dem Sie Ihren Tag fortsetzen wollen. Wenn Sie die Brain-Tuner-Übung gemacht haben, bevor Sie zu Bett gehen, möchten Sie vermutlich mit Theta abschließen. Wenn Sie die Brain-Tuner-Übung am Nachmittag gemacht haben, möchten Sie sie wohl eher mit Alpha und Beta abschließen.

Klangträumereien

Die Musen zurückbringen

Studium und Praxis der Künste entwickelten in uns die Fähigkeit, die Feinheiten von Tönen, Farben, Bewegung, Berührung, Geschmack und Rhythmus zu würdigen. Das Künstlerische macht das Leben lebenswert. Die räumliche und visuelle Anordnung von Speisen ist zum Beispiel für die Japaner ebenso wichtig wie deren Geschmack. Der Fluss und die Bewegung haben in der chinesischen Kampfkunst Tai Chi Chuan eine ungleich größere Bedeutung als das Besiegen eines Gegners. Eine Massage mit einem Sinn für Fluss und Rhythmus trägt ebenfalls künstlerische Qualitäten in sich. Ohne diese Qualitäten handelt es sich um einen rein mechanischen, vorprogrammierten Vorgang. Ein Arzt mit einem Sinn für Timing und Resonanz in seiner Stimme hat allein schon durch seine Präsenz eine Heilung unterstützende Wirkung.

Ein Sinn für die persönliche Kunstfertigkeit erschafft auch die nötige Basis für die Arbeit eines Wissenschaftlers. Albert Einstein entdeckte die Relativitätstheorie, während er auf seiner Violine spielte. Das Musizieren führte ihn zum kreativen Verständnis des Universums, welches er dann in Zahlen übersetzte. Er nahm die Violine überall hin mit. Wissenschaftler ohne ein Gefühl für das Künstlerische sind nur Techniker, die wissen, was geschieht, wenn sie auf einen Knopf drücken. Wie sie den Knopf drücken, die Bedeutung der Präsenz beim Drücken des Knopfs, die Beziehung zu ihrer Umgebung während des Knopfdrückens, sind für sie unwichtig.

Die Förderung künstlerischer Qualitäten ist auch im Sport wichtig. Amy Alcott von der »Vereinigung der weiblichen Golf-Profis« bezeichnet sich beim Golfen als Künstlerin. Sie erwähnt ihre Schulung in

Musik und Malerei als notwendige Vorbereitung für die Feinheiten in der Wahrnehmung, die es während einer Golfrunde braucht. Für sie ist das Golfspiel wie das Malen eines Bildes.
Die Musen umgeben uns überall und jederzeit. In jedem Augenblick können sie uns etwas ins Ohr flüstern.

Energie wird
als Klang gehört
als Bewegung gefühlt
als Farbe gesehen
als Geschmack geschmeckt
als Geruch gerochen.
Lauscht …

Präludium

Die Energie zieht, dreht und zerrt uns durch Strömungen und Kanäle. Bilder erscheinen und verschwinden, Gefühle tauchen auf und fallen wieder in sich zusammen wie eine Brise oder starke Winde. Im inneren Ozean sind wir frei, es gibt kein Zurück. Wir müssen mit unseren inneren Ohren steuern, über uns hinaus hören, wenn nötig wenden und unsere Fahrtrichtung anpassen. Wir hören auf die von unserem Kern gesteuerte Frequenz.
Sie zieht uns voran. Wir sind wie Delfine, die ins untergegangene Atlantis schwimmen. Wir singen in ansteigenden Tonlagen, fühlen uns dabei wie unter Wasser. Wir lotsen unseren Weg aus. Stimmt unsere Tonlage, finden wir Resonanz und schwingen plötzlich wie Stimmgabeln. Wir selbst werden zum Ziel, zur gesuchten Frequenz. Es gibt kein Wenn und Aber. Wir sind zu Hause angelangt.

Resonanz

»It don't mean a thing if you ain't got that swing.«
(Es hat alles keinen Sinn, wenn der Swing fehlt.)
Duke Ellington

Der Begriff Resonanz leitet sich vom lateinischen Verb *resonare* ab; es bedeutet »widerhallen« oder »Rückkehr zum Klang«. Er bedeutet »klingen« und »hallen«, wie beim Echo. Normalerweise denken wir beim Wort Resonanz an Klangobjekte wie Glocken, die weiterklingen, wenn sie angeschlagen werden, oder mit einem Originalton mitschwingen. Eine andere Art von Resonanz ist die sogenannte Sympathische Resonanz. Sie entsteht dann, wenn wir eine Stimmgabel zum Klingen bringen und eine andere Gabel mit dem gleichen Klang auch zu vibrieren beginnt. Resonanz kann also als ein Phänomen verstanden, das sich zeigt, wenn Energie sich zwischen zwei oder mehr Körpern hin und her bewegt.

Das Gegenteil von Resonanz ist Dissonanz, also Missklang. Dissonanz entsteht, wenn Energie zwischen zwei oder mehr Körpern hin und her geht, ohne sich zu einer vereinten Schwingung zu finden. Die Pulse schlagen gegeneinander statt miteinander zu tanzen. Die Lösung zeigt sich, wenn die Dissonanz zur Resonanz wird. Unsere ganz persönlichen Empfindungen von Dissonanz, Auflösung und Resonanz in unserem täglichen Leben dienen uns als Klangführung. Diesen Empfindungen zu lauschen, sie zu unterscheiden und sich ihrer bewusst zu werden, ist grundlegend für eine heilsame Neuausrichtung – hin zum harmonischen Urklang.

Für ein qualitativ zufriedenstellendes Leben sind sie eine Voraussetzung. Begegnen wir jemand Besonderem oder tun wir etwas genau richtig, dann erleben wir ein Gefühl von Resonanz. Je länger dieses Erlebnis der Resonanz andauert und je tiefer es geht, desto ekstatischer werden wir. Unsere Sprache hat viele Worte, die den Genuss der Resonanz beschreiben. Redewendungen wie »Ich bin im Einklang« oder »Wir haben dieselbe Wellenlänge« geben die Erfahrungen des Zusammenschwingens wider. Andere Beispiele aus diesem Bereich sind »Es passt einfach«, »Ich bin richtig gut drauf«, »Ich fühle mich tief verbunden« oder »Alles ist schlichtweg umwerfend«. Ist etwas einfach stimmig, sagen wir »Es hat gefunkt.«

Stellen Sie sich das gesamte Universum vor – alles, was wir kennen: Autos, Computer, Flugzeuge, Gebäude, Seen, Ozeane, Kontinente, unsere Knochen, unser Fleisch oder unsere Nerven. Alles sind nur Traumbilder, die durch einen unterschwelligen Ton hervorgerufen und erhalten werden. Stellen Sie sich weiter vor, dass alles, was wir tun und denken, ob gut oder schlecht, moralisch oder unmoralisch, nur einen Versuch darstellt, diesen Ton zu suchen und mit ihm zu verschmelzen. Unser Ziel ist es, zur Quelle dieses Brunnens zurückzukehren. Obwohl wir uns mit den Erscheinungen bestimmter Werte identifizieren können, etwa einem Mann oder einer Frau, einem Auto usw., geht es letztlich um die Resonanz, die wir in der Gegenwart der Person oder Sache empfinden. Diese Erfahrung versetzt uns in Schwingung wie eine Stimmgabel und wird zum klangbezogenen Ziel, das unsere innere Reise steuert.

Im Kindesalter führt uns der Spieltrieb von einer Resonanzerfahrung zur nächsten. Wippen, Schaukeln, Drachen fliegen lassen (die den Wind im richtigen Augenblick aufnehmen), einen Ball werfen oder auffangen, Rad fahren, über einen Stein hüpfen oder eine liebevolle Beziehung zu einer Puppe oder einem Teddybär pflegen – all das gehört zum Reichtum der Kindeswelt. Kinder lernen schnell den Wert des Schwungholens und Zurücklehnens auf einer Schaukel. Sie wiederholen die Bewegung immer wieder, bis sie das »richtige« Gefühl für die Schaukel haben. Das ist der Moment, wenn die Körperbewegung exakt mit dem Rhythmus der Schaukel harmoniert. Sie brauchen keinen Unterricht, keine intellektuelle Begründung für diese Abläufe. Ihr Resonanzsinn, über den sie auf eine natürliche Weise verfügen, ist sowohl Grundlage ihres Handelns als auch das Ziel.

Stellen Sie sich nun vor, Sie seien ein ätherisches Wesen, das in einem fließenden Strom von Licht, in einem Lichtozean schwebt. Eines Tages hören Sie einen besonderen Ton. Beim genaueren Hinhorchen merken Sie, dass es sogar zwei sind, und beim Näherschweben spüren Sie eine schimmernde Strahlung. Da sind tatsächlich zwei Töne, und sie beginnen allmählich eins zu werden. Ihr Lichtkörper beginnt zu pulsieren. Sie geben sich den Tönen hin und erleben einen ekstatischen Zustand der Resonanz.

Wenn wir als Menschen im Körper ankommen, suchen wir sofort die Resonanz. Ein Baby sucht die Bindung mit Mutter und Vater. Es ist eine wunderbare Erfahrung, ein Neugeborenes und seine Mutter zu beobachten. Ihre Körper sind wie Stimmgabeln, die einstimmig vibrieren. Ich erinnere mich an das unbeschreibliche

Gefühl bei der Geburt meines ersten Sohnes: Ich bin im Kreißsaal und gebe mich dem Rhythmus der Wehen hin. Bei jedem Stoß atme ich zusammen mit meiner Frau, während unser Sohn im selben Rhythmus seinen Weg in diese Welt findet.

In der neuen Quantenphysik wird Materie als schwingende Teilchen aufgefasst. Diese Teilchen werden gebildet, wenn Elektronen und Protonen auf nahezu Lichtgeschwindigkeit beschleunigt werden. Durch Zusammenstöße entstehen Energieschübe, in denen sich Partikel formen. Die Energie der Kollisionen schwingt weiter oder es kommt zu einer Rückkoppelung, wie bei einer Glocke, die angeschlagen wird und dann weiterschwingt.

In der Welt der Teilchenphysik ist Materie gleichzeitig Teilchen und Welle. Weil sie eine Welle ist, hat jedes Teilchen auch eine spezifische Frequenz oder Schwingung. Darum bestimmt in der subatomaren Welt die Art, wie etwas schwingt, was es ist. Wir dürfen in diesem Zusammenhang nicht vergessen, dass nicht jede Kollision zu einem Teilchen führt. Nur aus Aufprallen mit Resonanz entstehen Teilchen. Physiker, welche die subatomare Welt nach Teilchen durchforschen, nennen ihre Tätigkeit »Jagd nach Resonanz«.

Der Physiker Werner Heisenberg hat zwei Wörter bei Aristoteles entlehnt – *Potentia* und *Aktualität* –, um seine Erfahrung der Quantenrealität zu beschreiben. Die nicht beobachtete Welt war potenziell. Für Heisenberg war die Quantenwelle ein Abbild des unerforschten Potenzials von Realität. Quantenwellen sind weder Existenz noch Aktualität, sie sind Tendenzen in Richtung Existenz. Die Parallelen zwischen musikalischen Erfahrungen und der subatomaren Wirklichkeit sind erstaunlich. Physiker scheinen sich vornehmlich auf Zahlen und Instrumente zu verlassen, um Resonanzen festzustellen und aufzuzeichnen. Ein Künstler verlässt sich mehr auf seine Sinne und seine Intuition.

Kommunikation lässt sich auch als Form der Resonanz zwischen zwei oder mehreren Personen beschreiben. Kognitive Resonanz tritt dann auf, wenn jemand über eine Idee oder ein Konzept spricht, das unsere Zustimmung findet. Politiker benutzen oft Gemeinplätze, um ihre Chance auf eine kognitive Resonanz bei den potenziellen Wählerinnen und Wählern zu erhöhen. Auf emotionaler Ebene sprechen wir von affektiver Resonanz. Sie ist die Quelle dessen, was wir mit den Begriffen Sympathie, Antipathie, Empathie (Einfühlungsvermögen), Telepathie und Apathie (Teilnahmslosigkeit) beschreiben. Wenn wir uns in den Zustand einer anderen Person versetzen können, sind wir aktiv mitfühlend. Die Person mit ihren Gefühlen ist wie eine Stimmgabel, die in einer anderen Person ähnliche Gefühle auslöst. Wenn die andere Person diese Gefühle ablehnt, zeigt sich Widerstand – und damit Dissonanz. In diesem Fall liegt keine Resonanz vor und wir nennen das Antipathie.

Empathie ihrerseits zeigt sich als Zustand, in dem wir uns eng miteinander verbinden. Wir erlauben uns, mit dem Schwingungsfeld der anderen Person mitzuschwingen. Idealerweise bleiben wir während der empathischen Phase trotz der tiefen Verbundenheit uns selbst. Bewusste Empathie ist die Grundlage jeder wahren Heilkunst und der Schlüssel zum Verständnis einer anderen Person. Wenn wir empathisch sind, existiert Distanz, wie wir sie sonst kennen, nicht mehr im gewohnten Sinn. Wir sind mit dem Gegenüber im selben Resonanzfeld. Daher ist es möglich, die andere Person auch über große Distanzen wahrzunehmen. Dies ist die telepathische oder nicht lokale mitfühlende Reaktion. Apathie schließlich bedeutet »ohne Gefühl«. Wenn jemand apathisch ist, gibt es keine Resonanz.

Kommunikation kann auch über Resonanz auf spiritueller Ebene geschehen. Es entsteht eine Art von Kommunion, ein Eins-Sein im Zusammensein, ein Teilen von Augenblicken, die irgendwie etwas Heiliges in sich tragen. Menschen in Heilberufen werden darauf trainiert, beim Sich-Einfühlen in den Klienten oder die Klientin auf die mentalen, emotionalen oder physischen Vorgänge zu achten. Oft aber berichten sie darüber hinaus von einer speziellen innerlichen Verbindung, einem tiefen Zusammenkommen zwischen ihnen selbst und der anderen Person.

Spirituelle Heiler überspringen diese Ebenen und fokussieren allein auf die spirituelle Ebene. Sie legen ihre Hände auf den Körper und lassen eine empathische Resonanz zu, wo auch immer ihr Geist sie hinführt. Die sich daraus ergebende Interaktion zwischen Klient und Heiler wird zu einer Art göttlicher Kommunion. Die mitschwingende »Rückkehr zum Klang« erzeugt eine Heilreaktion. In diesem Sinne müssen alle, die sich im Feld der Heilkünste bewegen, ungeachtet der akademischen Ausbildung oder eines analytischen Verständnisses, zu spirituellen Begleitern werden und das Eins-Sein im Zusammensein pflegen, damit Einsichten und Bemühen eine optimierte Wirkung zeigen.

Ich erinnere mich an eine Geschichte, welche die Sterbebegleiterin Elisabeth Kübler-Ross einmal erzählte. Sie war verantwortlich für ein Training von Psychiatern in der Betreuung von Sterbenden. Obwohl die jungen Ärzte viel über die Psychodynamik des Sterbens wie auch über die physische Verfassung der Patienten und Patientinnen wussten, stellte Kübler-Ross fest, dass die Sterbenden oft erregt und verstimmt waren, wenn die Ärzte den Raum verließen. Umgekehrt bemerkte sie eines Tages, dass die Patienten sehr friedvoll waren, leichter atmeten und sich für Gespräche offener zeigten, nachdem die Putzfrau den Raum verlassen hatte. Auf entsprechende Nachfrage erklärte die Putzfrau, eine einfache Frau, die nicht einmal eine Grundschule abgeschlossen hatte, dass sie in ihrer Familie oft mit dem Tod konfrontiert gewesen sei. Auch hier versuche sie einfach, sich in die Menschen einzufühlen und setze sich für eine Weile neben sie, wenn sie zum Putzen da sei. Kübler-Ross realisierte, dass ihre Fähigkeit, »einfach so dazusitzen« und mit der sterbenden Person zu sein, genau das war, was den Ärzten fehlte. Trotz großem Unverständnis ihrer Kollegen machte sie die Putzfrau zu ihrer persönlichen Assistentin, als Instruktorin im besagten und in anderen Trainings.

Die Erfahrung empathischer Resonanz über Berührung hat verschiedenste Namen. John Upledger, einer der Vaterfiguren in der Craniosacraltherapie, nennt es »Melding«: das Finden eines gemeinsamen Rhythmus. Er betrachtet es als eine Grundvoraussetzung für jede gute Körperarbeit. Über Berührung und Palpieren soll der Körper der Begleitperson mit dem zu untersuchenden Körper der anderen Person zusammenfinden und sich dessen Bedürfnis nach einer Rückkehr zur pulsatorischen Urform in Dienst stellen. Wenn dies gelingt, macht der abtastende Teil der Begleitperson das, was der Körper des Patienten auch tut. Sie werden synchron. Ziel ist, dass der Körper der Begleitperson genau das ausführt, was der Körper des Patienten selbst ebenfalls tut und gerne auch machen würde, wenn er alleine wäre – und es selbst tun könnte. Milton Trager, der Begründer der Trager-Therapie, brauchte in seiner Terminologie den Ausdruck »hook up«, um empathische Resonanz zu beschreiben. Seine Wortwahl bezieht sich auf ein Zusammenschalten, ein Anschließen, ein gemeinsames Treffen an einem stimmigen Ort. Randolph Stone, der Begründer der Polarity-Therapie, nannte es »tuning into the energy«, also sich auf die Energie einstimmen.

Grundsätzlich geht es immer darum, eine Beziehung, eine Übereinstimmung, ja eine Synchronisation mit dem Gegenüber herzustellen. Im Neurolinguistischen Programmieren (NLP) wird es »Pacing« genannt, ein Gehen im Gleichschritt. Ohne Pacing gibt es keine Kommunikation. William S. Condon, der Begründer des Konzepts von der »Situationsbezogenen Synchronizität«, setzte in seiner Forschung die Mikroanalyse gefilmter menschlicher Interaktionen ein, um die genaue Synchronisation der rhythmischen Körperbewegungen zwischen zwei interagierenden Personen zu zeigen. Diese Synchronizität ist für das Auge oft nicht wahrnehmbar und den Teilnehmenden an einer Kommunikation kaum bewusst.

Milton Erickson, der Begründer der Hypnotherapie, sah es als notwendig an, »sich in die Realität des Patienten zu begeben«. Er brauchte manchmal Jahre, um die Weltsicht eines Patienten mit den Körperbewegungen und Sprachmustern in Verbindung zu bringen und zu verstehen. Der Psychiater R. D. Laing beschreibt das Prinzip des »Sich-in-die-Realität-des-Patienten-Begebens« in seinem Werk »Die schizophrene Reise«. Laing verbrachte ganze Tage mit seinen Patienten unter scheinbar abstrusen Bedingungen. Er ging sogar so weit, dass er mit ihnen in einem abgeschlossenen Raum lebte, um in Resonanz mit ihrer Wirklichkeit zu kommen. Sogar der gemeinsame Aufenthalt in einem Kleiderkasten gehörte zu Laings klinischem Erforschungsbereich.

Die Erfahrung einer Resonanz ganz besonderer Art ist die Liebe. Sie ist so kraftvoll, dass Menschen oft alles tun wollen, um sie nicht zu verlieren. Zuerst ist die Resonanz.

In den Augen der Liebe erfahre ich mich als mysteriös, unbekannt, aufregend und beschwingt. Sie ist die Liebhaberin, die mein Herz erweckt. Jeder Pulsschlag ist eine Offenbarung, eine Vision und ein Traum, der mich daran erinnert, wer ich bin. Sie ist die Verkörperung des süßesten Elixiers. Wir trinken von diesem Elixier und verschmelzen, bis der andere in den Nebeln verschwindet und von der Kraft der Vereinigung aufgefressen wird.

Die Erfahrung ist so großartig, dass wir sie ständig von neuem erleben wollen. Doch sobald wir versuchen, das Gefühl festzuhalten, ist es weg. Die gleiche Person, in die wir uns verliebten, ist plötzlich anders. Es ist bildlich, als ob wir die Innenfläche unserer Hand ausstreckten und an eine klingende Glocke hielten, mit dem willentlichen Ziel, sie für immer weiterklingen zu lassen. Wir sind enttäuscht und erschüttert, wenn die Klangqualität abnimmt. Wir umfassen die Glocke immer stärker, was das Ganze noch verschlimmert. Wir nehmen ihr den Raum. Manchmal schlagen wir sogar auf die Glocke ein, damit sie wieder mehr tönt. Schließlich geben wir auf. Wir können den Versuch, diese Energie zu greifen, nicht mehr in die Länge ziehen. Dann sagen wir resigniert, »die Beziehung ist gestorben« oder »die Spannung ist weg«.

Ein Klient beschrieb mir gegenüber seine Beziehung zu seiner Frau mit den Worten: »Der Klang ist weg.« Er hatte alles getan, um ihn zurückzubekommen, und sie auf jede mögliche Art zu fassen und festzuhalten versucht. Doch Resonanz, diese einem Glockenschlag ähnliche Qualität einer Beziehung, wird nur durch Hingabe genährt. Dies setzt voraus, die andere Person loszulassen, um sie zu halten. Das scheint paradox. Dank den Erfahrungen aus dem Klangbewusstsein ist es jedoch sehr real.

Alle wollen Resonanz. Unabhängig von Verhalten, Beziehungen, Beruf, Aussehen, Kultur, Lebensstil und Geschmack streben wir nach Resonanz. Mit jeder Erfahrung der Resonanz nähern wir uns der Quelle. Je näher wir unserer Quelle kommen, desto mehr sind wir Klangwesen, die in Körper und Geist gesund sind. Resonanz ist uns immer und überall zugänglich. Jede Person hat im kosmischen Konzert einen Sitz in der ersten Reihe.

Interludium

Abfall auf der Straße, Papier und trockene Blätter, ein Windstoß nimmt sie auf und trägt sie in Spiralen nach oben, sich verflechtende, schlängelnde Muster entstehen. Jedes der unterschiedlich geformten Papierstückchen, weggeworfen und unwichtig, wird plötzlich lebendig, pulsierend und beweglich durch die unsichtbare Verschmelzung mit fließender, abtauchender, gleitender, sich biegender und verflechtender Luft.

Höre!

Der spirituelle Meister ist überall.

Dissonanz

Dissonanz zu erkennen, sie zu verstehen und sich ihrer bewusst zu werden, öffnet eine Tür zu neuen Ebenen von Leben und Wohlbefinden.

Dissonanz bedeutet: ohne klangliche Ausrichtung. Sie steht auch für »gegen etwas schlagen«. Unsere erste Reaktion auf Dissonanzen, ob spezifisch in der Musik oder generell im Leben, ist Ablehnung. Wir verleihen ihnen das Etikett »unerwünscht«. Wir versuchen sie zu vermeiden. Als Igor Strawinsky sein Werk »Sacre du Printemps« zum ersten Mal aufführen ließ, randalierten viele Leute im Publikum. Als Grund nannten sie die schrecklichen Dissonanzen in der Musik. Eine Gruppe von Ärzten versuchte sogar, Strawinsky wegen Schädigung der Ohren von Zuhörern zu verklagen. Heute empfinden viele im Publikum die Dissonanzen in diesem Werk als harmonisch.

Im Mittelalter bestimmte die katholische Kirche, welche musikalischen Töne und Intervalle spirituell sein durften. Neue musikalische Klänge einzuführen, galt als Häresie und wurde als Werk des Teufels angesehen. Auch wenn es schwer zu glauben ist, es wurden tatsächlich Menschen hingerichtet oder gefoltert, weil sie »falsche Töne« gespielt hatten.

Gehen Sie zum Klavier und spielen Sie erst C und G, dann die Oktave von C und G. Im Mittelalter wären Sie damit vielleicht auf dem Weg gewesen, ein Star zu werden. Nun spielen Sie C und G, gefolgt von C und Fis. Ein fataler Fehler: Damit wären Sie auf dem Scheiterhaufen gelandet. C und Fis wurden als Intervall des Teufels angesehen.

Unsere Lebenserfahrungen mit Dissonanzen sind sehr unterschiedlich. Eine geläufige Bezeichnung für Dissonanz ist Stress. Hans Selye definiert Stress als »Anpassung an Veränderung«. Wer sich der Veränderung widersetzt, wird Stress als Qual empfinden. Selye nennt das *Distress.* Wer hingegen die Veränderung akzeptiert, mag denselben Stress als Euphorie, als positiven, euphorischen Stress erfahren, der von Selye *Eustress* bezeichnet wird. Anders ausgedrückt: Was den einen Qual ist, wird bei anderen zu Euphorie. Dies mag von einer wissenschaftlichen Warte aus erklären, warum die Dissonanzen einer musikalischen Komposition wie Strawinskys »Sacre du Printemps« für die einen schrecklich, für die anderen aber schön tönen.

Das Prinzip der Dissonanz als notwendige Komponente beim Erlernen einer neuen Fähigkeit lässt sich auch am Beispiel des Kindes veranschaulichen, das zu schaukeln lernt. Nach Hunderten von Fehlversuchen lernt es mit der Zeit, genau im richtigen Moment an den Haltseilen der Schaukel zu ziehen. Weil die falschen Züge nicht das erwünschte Gefühl des runden Schwingens bringen, werden sie vom Kind als frustrierend empfunden. Es stellt sich Fragen wie »Lerne ich das denn je?« oder »Wie soll ich das denn lernen, wenn nichts passiert, wenn ich an den Seilen ziehe?«. Durch die Beobachtung anderer Kinder, durch aktive Mithilfe der Eltern und durch viele kleinere Erfolge verinnerlicht das Kind schließlich das »richtige Gefühl« des Schaukelns. Das falsche Ziehen im Gegensatz zum »richtigen Gefühl« kann ironischerweise zu verstärkter Dissonanz führen. Haben wir vom richtigen Weg keine Ahnung, ist der falsche Weg akzeptabel. Wenn wir jedoch den richtigen Weg kennen, scheint uns der falsche Weg völlig abstrus und umso dissonanter zu sein. Und dann passiert es eines Tages: eine richtige Bewegung, ein Zufall, ein Wort, ein Satz von jemandem, was aus dem Augenblick heraus Sinn ergibt, und plötzlich weiß das Kind, wie es optimiert schaukelt. Fortan zieht es immer und immer wieder zum richtigen Zeitpunkt an den Halteseilen der Schaukel. Das Kind weiß von diesem Moment an und für den Rest seines Lebens, wie es rhythmisch auf einer Schaukel schwingt.

Ilya Prigogine, Gewinner des Nobelpreises für Physik 1977, entdeckte die Bedeutung der Dissonanz, als er chemische Systeme studierte. Er nannte seine Entdeckung »Ordnung aus dem Chaos«. Prigogine zeigte wissenschaftlich fundiert auf, dass ein System, damit es sich verändern und in einen höheren Funktionszustand übergehen kann, erst durch einen Zustand von Zerrüttung oder Chaos gehen muss. Der klangliche Ausdruck von Chaos ist Dissonanz.

Prigogine strich die zentrale Rolle der Dissonanz für lebende Systeme heraus: Sie ist Voraussetzung für eine Entwicklung in Richtung einer höheren Ebene von Ordnung oder Resonanz. Er entdeckte, dass alle lebenden Systeme durch innersystemische Fluktuationen und Dissonanzen mit der Zeit immer mehr Energie abgeben. Dadurch nimmt die Intensität dieser Dissonanzen zu, und das System gerät mehr und mehr aus dem Gleichgewicht. Das Ganze wird zunehmend wackelig und labil. Die Labilität oder Dissonanz nimmt weiter zu, bis jede zuvor existierende Ordnung innerhalb des Systems zerschlagen ist und das System ins Chaos fällt.

Prigogine nennt den genauen Moment, in dem ein System von der Ordnung ins Chaos übergeht, den Bifurkationspunkt (Gabelungspunkt). Nähert sich ein System der Bifurkation, braucht es nur ein sehr kleines und scheinbar unwichtiges Ereignis, um Chaos hervorzurufen. Aus dem Chaos heraus reorganisiert sich das System in ein neues, auf einer höheren Ebene funktionierendes System.

Ob sich Resonanz auf einer höheren oder tieferen Ebene als beim ursprünglichen System einstellt, wird durch sogenannte *strange attractors* bestimmt. Dieser aus der Mathematik stammende Begriff der »unbekannten Attraktoren« bezeichnet Konzentrationspunkte innerhalb eines chaotischen dynamischen Systems und können als sprießende Samen einer neuen Ordnung angesehen werden, die schon in der alten Ordnung ausgesät wurden. Im Beispiel des Kindes, welches das Schwingen auf der Schaukel erlernt, bilden seine kleinen eigenen Teilerfolge, das Vorbild anderer Kinder und die positive Ermunterung der Erwachsenen Attraktoren. Wenn die alte Ordnung zerbricht, entsteht um die Schwingung dieser Erfahrungen die neue Ordnung.

Die auf dem Computer geschaffenen Bilder des Chaos, wie sie nachfolgend zu sehen sind, basieren auf der fraktalen Mathematik von Benoit Mandelbrot. Stellen Sie sich vor, dass sich diese Systeme gerade im Augenblick der Bifurkation befinden. Die Dissonanz ist von höchster Intensität, gerade bevor ein System auseinanderfällt und sich in einen neuen Zustand von Resonanz transformiert. Lassen wir solche Bilder auf uns wirken, dann erkennen wir, dass Dissonanz ihre eigene Schönheit hat. Dies ist eine weitere Erklärung für die sich ständig wandelnde Vorstellung über Dissonanz in der Musik oder im Leben allgemein. Wenn der Zuhörer, die Zuhörerin sich der Dissonanz hingeben kann, wird der Lohn eine neue Gestalt in Form einer neuen Ordnung sein.

Wir müssen lernen, auf die Dissonanz in unserem Leben zu hören, sie anzunehmen und wertzuschätzen. So ist zum Beispiel ein Wecker dissonant zu unserem schlafenden Selbst. Für unser waches Selbst aber produziert der Wecker einen Ton, den wir selbst gewollt und dazu bestimmt haben, uns aufzuwecken. Wir vergessen oft, dass es unser waches Selbst war, welches den Wecker eingestellt hat. Der Alarm ärgert uns, wir werden zornig, vielleicht werfen wir beim Aufwachen den Wecker sogar quer durch den Raum. Nehmen wir die Botschaft aber an, dann wachen wir auf und erinnern uns: »Heute muss ich früh aufstehen, denn ich verreise in den Urlaub. Gott sei Dank habe ich einen funktionierenden Wecker, sonst hätte ich das Flugzeug verpasst.«

Aus der Perspektive des Heilens mit Musik und Klang sind Erfahrungen von Dissonanz unser inneres Alarmsystem. Wenn ein Alarm ertönt, kommt etwas in Gang, wird sich etwas verändern, ob uns dies nun passt oder nicht. Je mehr wir uns dem Weckruf widersetzen, desto stärker wird die Dissonanz in unserem Leben.

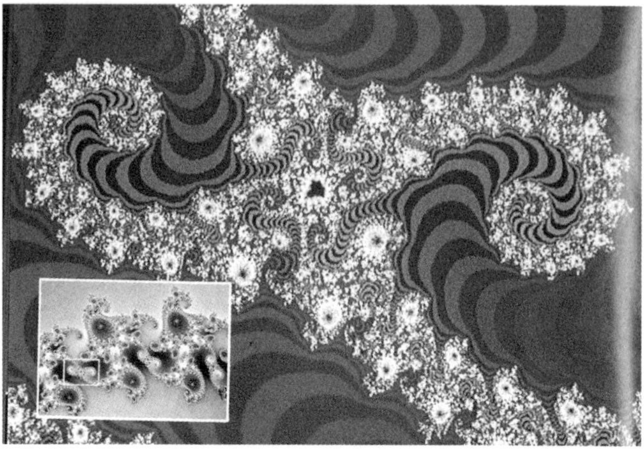

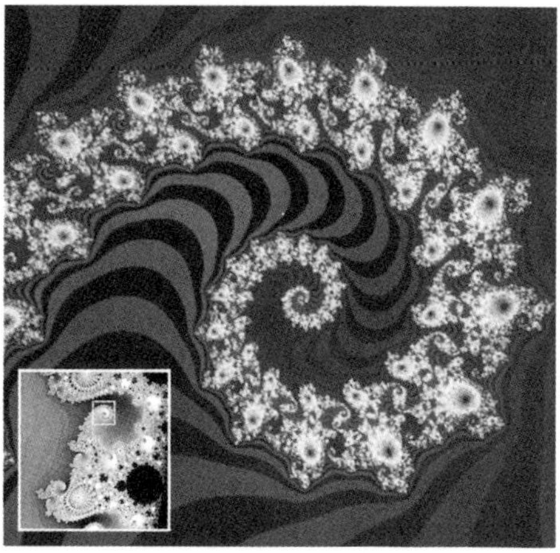

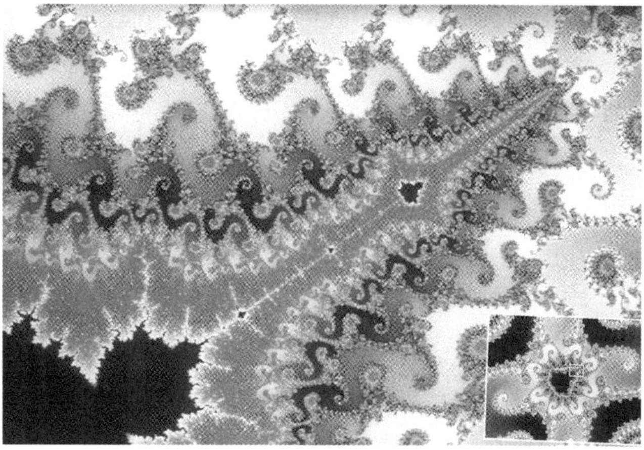

Daher müssen wir lernen, die Dissonanz zu würdigen und unseren inneren Alarmsignalen aktiv zuzuhören. Das folgende alltagsnahe Dissonanz-Wahrnehmungstraining soll helfen, unsere Alarmsignale wirklich zu erkennen und zu erwachen. Jede Lautstärkenstufe entspricht einem immer lauter werdenden Alarmsignal. Es ist uns freigestellt, bei welcher Lautstärke wir aufwachen wollen.

DISSONANZSTUFE 1: KLEINES UNWOHLSEIN

Wir nehmen ein vages Gefühl des Unbehagens wahr, als ob eine innere Stimme uns eine Warnung einflüstern wolle. Oft verspannt sich unser Körper dabei. Manchmal verspüren wir auch ein subtiles Gefühl, als ziehe uns etwas weg. Die Intensität des Alarms ist jedoch so gering, dass er leicht überhört oder übergangen wird. Es ist jene Art von Botschaft, die wir erst rückblickend als Schlüsselmoment erkennen und dann sagen »Ich hätte doch darauf hören sollen« oder »Ich hatte so ein Gefühl«.

DISSONANZSTUFE 2: EIN KLEINES PROBLEM

Haben wir die erste Dissonanzstufe in Verbindung mit einem Unwohlsein hinter uns, können wir nun bewusst, wenn auch meist nur für einen Moment, die Quelle der Irritation identifizieren. Ein Freund oder ein Familienmitglied hinterlässt im Haushalt Schmutz und Unordnung. Wir sagen jedoch nichts. Es ist uns zwar lästig, die Reinigungsarbeit zu übernehmen, es ist aber letztlich nur ein kleines Problem und das Unbehagen entsprechend bald wieder verflogen. Oft legen wir uns dann eine Rechtfertigung zurecht. Im inneren Dialog tönt es dann zum Beispiel so: »Es ist schon okay, er geht ja in wenigen Tagen wieder.« Oder: »Er ist ein so guter Mensch, er ist es wert, dass ich dies für ihn tue, nur damit er hier ist.« Obwohl wir diese Erklärungen vielleicht sogar selbst glauben, verspannt sich unser Körper doch bereits, wenn er mit einem »so kleinen Problem« konfrontiert wird. Psychologisch gesehen, beginnt hier der Prozess der Verleugnung.

DISSONANZSTUFE 3: EIN GROSSES PROBLEM

Die Quelle der Irritation ist erkannt und schon seit geraumer Zeit in unserem Bewusstsein. Es wird zunehmend schwieriger, uns selbst etwas vorzumachen und entschuldigende Sätze und Geschichten zu erfinden. Wir wissen, dass etwas falsch läuft und dass es ein Problem gibt. Die Person, die anfangs vielleicht mal etwas auf dem Boden liegenlassen hat, vergisst nun täglich die Zeitungen irgendwo im Raum, bringt Schmutz herein, bleibt länger, als uns lieb ist, und spielt spät in der Nacht laute Musik. Selbst unsere Nachbarn beklagen sich. Und doch ist es immer noch möglich, das Problem irgendwie zu umgehen. Wir fabrizieren weitere Erklärungen: »Wenn ich nur nett genug bin, geht er vielleicht bald wieder. Es ist nicht sein Fehler, er hatte eine harte Kindheit. Vielleicht hat sein Benehmen auch irgendwie mit mir zu tun.« Auf dieser Stufe der Dissonanz wissen alle, dass ein Problem besteht, bloß wir selbst geben es nicht zu. Wenn wir schließlich doch etwas dagegen unternehmen, sind alle erlöst. Verleugnen wir es jedoch weiter, verschiebt sich das Problem auf eine nächste höhere Stufe der Dissonanz.

DISSONANZSTUFE 4: DIE KRISE

Nun ist die Dissonanz laut und kreischend. Wir können ihr nicht mehr entkommen; wo auch immer wir hingehen, sie begleitet uns. Unser gesamtes Universum wird erschüttert und droht auseinanderzufallen. In der psychotherapeutischen Sicht sind wir ganz unten angelangt. Die einzige Richtung, die uns noch bleibt, weist nach oben. Wir müssen uns der Dissonanz stellen. Viele Menschen erzählen davon, wie sie ganz unten, am Boden waren – und dort ein neues Leben fanden.

Ich habe vor langer Zeit gelernt, über Menschen in der misslichsten Lage nicht zu urteilen. Als ich in der psychiatrischen Klinik Bellevue arbeitete, wurde ich als Therapeut zu einer Absteige in der Bowery, einer heruntergekommenen Gegend in New York, gerufen. Wir versuchten zu jener Zeit die Leute schon zu erreichen, bevor sie in die Klinik eingewiesen wurden. Ich kam bei dieser Gelegenheit in einen kleinen, verschmutzten Raum, in dem es nach Fäkalien stank und von Kakerlaken und Küchenschaben nur so wimmelte. Auf dem Bett lag ein Mann, der mit Spucke bekleckert war. Neben ihm saß ein Priester, der sich anschickte, ihm die Letzte Ölung zu geben. Ich war entsetzt, dass man mich an einen solchen Ort rief, und zornig auf den Mann, der sich selbst derart tief hatte fallen lassen. Aus irgendeinem Grund blieb ich dennoch. Als der Priester die Letzte Ölung vollzog, öffnete der Mann seine Augen und sagte: »Ich sehe Jesus.« Und plötzlich begann er zu leuchten. Ich fühlte, wie sich die Schwingung im Raum anhob, und als ich den Sterbenden betrachtete, wurde er sanft und strahlend. Ich spürte, wie seine Energie den Raum einhüllte. Ich fühlte mich gesegnet und mit Gnade überschüttet.

Nach der Uhr dauerte all das nur ein paar Minuten, aus der inneren Zeitperspektive heraus jedoch eine Ewigkeit. Bei seinem letzten Atemzug hatte sich der dreckige, ekelhafte Säufer in einen wichtigen spirituellen Lehrer meines Lebens verwandelt. Er lehrte mich, dass eine Krise die Chance für außerordentliches Wachstum sein kann und dass ich in meinen Be- und Verurteilungen der Lebensdissonanzen anderer Menschen sehr demütig sein sollte.

Die Jakobsleiter

Die alte Geschichte von der Jakobsleiter zeigt die mythologische Beziehung zwischen Dissonanz und Ordnung auf. Die Jakobsleiter ist eine archetypische Leiter zwischen Himmel und Erde. Wir beginnen als spirituelle Wesen am oberen Ende der Leiter und steigen herab, bis wir zuunterst zu Erdenwesen werden. Unsere spirituelle Reise beginnt dann, wenn wir uns entscheiden, die Leiter wieder hochzusteigen. Jede weitere Stufe entspricht einem höheren Energie- und Bewusstseinszustand.

Die Übergänge von einer Stufe zur nächsten sind auf der Jakobsleiter jedoch anders als auf einer normalen Leiter. Sie sind unregelmäßig, und der Abstand zwischen den Stufen wird immer größer, je höher wir steigen. Der Aufstieg auf der Jakobsleiter braucht daher eine besondere Kletterfähigkeit, die manchmal auch als Quantensprung bezeichnet wird. Wir sind auf einer Schwingungsebene oder Leiterstufe – und plötzlich sind wir auf einer anderen. Ähnlich wie angeregte Elektronen von einem Orbit zum nächsten springen und damit die Eigenschaften eins Atoms verändern, springen auch wir buchstäblich von einer Stufe zur nächsten.

Das mythische Bild der Jakobsleiter hat in unserem Alltagsleben eine sehr reale Entsprechung. Der Prozess der Bewegung in einen anderen Energiezustand beginnt mit Dissonanz. Im Zustand der Dissonanz werden wir in unserem Leben herausgefordert. Je mehr wir diese Herausforderung verneinen, desto größer wird die Dissonanz. Auf der gegenwärtigen Leiterstufe gibt es keine Lösungen. Wir müssen die Veränderung, die Lösung von einer erweiterten Perspektive, einer höheren Warte der Leiter aus suchen. Ich glaube, dass der Mann, den ich in der Bowery angetroffen habe, dem Sprung zur nächsten Stufe bis zum letzten Moment widerstand. Während der Letzten Ölung ergab er sich dann der inneren Dissonanz, die er hatte vermeiden wollen. Er machte einen scheinbar unfassbaren Sprung in eine neue Welt. Sein Geschenk war es, mir zu zeigen, dass Dissonanz sich zu jeder Zeit in einen neuen und höheren Zustand der Resonanz transformieren kann.

Rhythmus

Ich weiß immer, ob ein Kinofilm gut sein wird, wenn ich mir die dazugehörende Musik anhöre. Kreative Filmemacher besitzen eine natürliche Fähigkeit, die Musik mit dem Leben zu verbinden. Filme würden ohne einen guten Soundtrack viel von ihrem Reiz verlieren. In den letzten Jahren haben die Kinos mehr und mehr spezielle Anlagen installiert, die uns den Ton von allen Seiten nahebringen. Heute sind wir uns mehr denn je bewusst, was für eine wichtige Rolle die sogenannte Hintergrundmusik spielt.

Alle guten Komiker betonen, dass Rhythmus und Timing ganz entscheidend für ihre Arbeit sind. Ich sehe mir gern die Filme der Marx Brothers an. Rhythmus und Timing ihrer Handlungen erzeugen eine Realität wie in einem Musical. Zuschauende werden unwillkürlich in ihre absurde Welt mit hineingezogen. Ihre Geschichten scheinen stets ihrem Rhythmus zu entspringen. Die Marx Brothers waren Urmusiker und besaßen ein ausgeprägtes Rhythmusgefühl. Chico, Harpo und Zeppo hatten die Gewohnheit, an Sonntagen mit dem Los Angeles Symphony Orchestra zu musizieren. Nur Groucho sagte, er fände das grässlich, und behauptete, ihm sei Musik nicht so wichtig.

W. C. Fields war einer der größten Jongleure, die je gelebt haben, und zudem ein beliebter Komiker. Wenn ich mir alte Filmsequenzen ansah, in denen er jonglierte, war ich jedes Mal verblüfft über seinen Sinn für Rhythmus und Timing. In seinen Filmen scheinen die Menschen auf eine verrückte Art und Weise mit ihrem Leben zu jonglieren – woraus spontan »jonglierte« Worte auftauchen, die in ihrer jonglierten Wirklichkeit einen Sinn ergeben. Ich spürte ganz deutlich, dass Fields Gespür fürs Komödiantische und seine witzige Sprache seinem inneren Rhythmus entsprangen.

Ich erinnere mich gern daran, wie sehr ich es schätzte, mit meinem Großvater durch den Crown Hill Cemetery von Indianapolis zu spazieren. Dabei redeten wir nicht viel miteinander. Er war ein sehr ruhiger Mensch, der aus Kentucky im

Süden der USA stammte. Sein Rhythmus beim Gehen war wundervoll. Ich erinnere mich daran, dass ich mich von seinem Schritt angezogen fühlte und dass unsere Spaziergänge in einer ganz bestimmten Stimmung verliefen. Wir spazierten immer schweigend hinauf zum Crown Hill und gingen zu einem Grabmal, das wie ein antiker griechischer Tempel aussah. Hier brach er dann jedes Mal unser Schweigen und sagte, dieses Grabmal sei die letzte Ruhestätte des berühmten Dichters James Whitcomb Riley. Dann warfen wir kleine Münzen auf den Boden des Grabmals und gingen anschließend schweigend den Hügel hinunter.

Ich erinnere mich, dass ich ein Gefühl für die rhythmischen Bewegungen einer Katze oder eines Hundes, für Donner und Blitz und für den Wechsel von Tag und Nacht hatte. Ich erinnere mich, dass ich die nonverbalen interaktiven Rhythmen meiner Eltern, meiner Schwestern, meiner Großeltern, Tanten und Cousins spürte. Als ich das Klavier entdeckte, fing ich sofort an, solche Rhythmen zu spielen. Noten interessierten mich kaum. Ich stellte mich einfach auf den Rhythmus ein und spielte musikalische Geschichten über das Spazieren, den Donner, zankende Katzen und Hunde und vieles andere mehr.

Nach jahrlangem Klavierunterricht realisierte ich eines Tages, dass ich nicht mehr aus meinem inneren Rhythmusgefühl heraus spielte, sondern mich stattdessen in Noten und Abzählen verlor. Ich verspürte einen Ansatz von Panik. Verzweifelt rief ich Sophia Rosoff an, eine Klavierlehrerin, die mir empfohlen worden war. Sophia sagte mir gleich zu Beginn unserer Arbeit, sie habe von ihrer eigenen Lehrerin Abby Whiteside nur eine einzige Regel erhalten: Brich nie den emotionalen Rhythmus einer Komposition.

Musik muss aus einem inneren Rhythmus heraus entstehen. Der klassische Pianist entdeckt den emotionalen Rhythmus einer Komposition, verbindet sich mit diesem, und dann sprudelt die Musik ganz natürlich hervor. Auch beim Unterrichten geht es nicht in erster Linie um intellektuelles Wissen, sondern vielmehr darum, sich in den Rhythmus eines Vortrags einzuschwingen und dem darunterliegenden Rhythmus des Wissens zu erlauben, seinen Part zu übernehmen. Noch bevor das geschehen kann, hat ein erstklassiger Lehrer einen anderen unsichtbaren Schritt gemacht: Er hat den Rhythmus der Klasse erkannt und holt sie dort ab – ehe er sie in den von ihm offerierten Rhythmus führt. Das Unterrichten geht dann aus dem Rhythmus hervor, und die Studenten lernen durch rhythmische Synchronisation und Interaktion. Unterrichten ist dann wie das Dirigieren eines Orchesters – zusammen wird ein Kunstwerk berührt.

Als ich bei Vasant Ladd ayurvedische Medizin studierte, fiel mir auf, wie er jede Unterrichtsstunde damit begann, dass er sich in den Rhythmus der Studierenden einstimmte. Wir saßen still da. Im passenden Moment stimmte Vasant Ladd ein Lied an und rezitierte die Veden, die wir an jenem Tag studieren wollten. Der ganze Tag entwickelte sich aus den speziellen vedischen Rhythmen. Jahre später hatte ich zum Teil vergessen, worum es in den einzelnen Vorträgen ging, nie aber vergesse ich den inneren Rhythmus der Veden.

In der Beratung von Paaren lasse ich diese zunächst miteinander sprechen, während ich sie beobachte. Obwohl ich dem, was sie sagen, aufmerksam zuhöre, geht es mir hauptsächlich darum, mich auf die Art einzustimmen, wie sie ihren Körper bewegen, während sie kommunizieren. Ich erlaube mir, ihren Rhythmus zu erspüren. Wenn ihre Körper sich im Gleichklang bewegen, weiß ich, dass sie kommunizieren. Geraten sie etwas aus der Synchronisation, weiß ich, dass sie mir zu zeigen beginnen, weshalb sie hergekommen sind. Wenn sie zwei verschiedene Rhythmen ohne erkennbare Beziehung zueinander aufweisen, weiß ich, dass sie ein Problem haben.

Ich habe gelernt, dass der Inhalt oder die Geschichte ihres Problems im Verhältnis zum Rhythmus immer zweitrangig ist. Ich erinnere mich an eine Geschichte, die ich einem Paar erzählte, die nichts mit dem zu tun hatte, wovon sie sprachen. Doch während ich erzählte, verband ich mich mit dem Gefühl ihrer unterschiedlichen, dissonanten Rhythmen. Als ich dann eine innere Verbindung gefunden hatte, begann das Paar zu weinen. Plötzlich verstanden sie einander. In diesem Moment waren wir alle zusammen im gleichen Rhythmus. Es war egal, was wir sagten. Ich entschied mich dafür sie zu lehren, wie sie rhythmisch anderer Ansicht sein und sich trotzdem auseinandersetzen konnten. Wir verbrachten wundervolle gemeinsame Stunden zusammen.

Wenn wir unseren inneren Rhythmus verlieren, entsteht Krankheit. Zu den alten europäischen Naturheilweisen gehörte es, sich an einen stillen Ort in natürlicher Umgebung zurückzuziehen, um zu den Rhythmen der Natur zurückzufinden. Kuren in der Höhe dienten diesem angestrebten Rhythmuswechsel. In einen rhythmischen Tagesablauf eingebunden und sich von natürlichen Speisen ernährend, erholten sich die Kranken, erfreuten sich an ihrer Umgebung, gingen spazieren, nahmen Sonnenbäder, atmeten frische Luft und badeten in speziellen Wassern. Diese Höhenkliniken waren mehr Gesundheits- als Krankenhäuser. Die Rückkehr zum natürlichen inneren Rhythmus fördert die Gesundheit.

Wie viel anders sind da die Atmosphäre und der Tagesrhythmus unserer heutigen modernen Krankenhäuser. Die beste verbale Umschreibung der Atmosphäre in den Krankenhäusern, in denen ich gearbeitet habe, ist »unangenehme Dissonanz«. Von Neonröhren beleuchtet, mit abgestandener Luft, Industrienahrung und aufbereitetem Wasser, gestört von den aggressiven Tönen aus dem Fernseher, von Telefonen und Radios sowie den Pieptönen verschiedener Geräte. Kein Wunder, dass die Menschen sich vor einem Aufenthalt in einem dieser hochdissonanten Häuser fürchten.

Musikschule

Das Erkennen und die Bewältigung unserer persönlichen Aufgaben und Herausforderungen nenne ich Musikschule. Jeder Mensch ist hier eingeschrieben. Wir alle arbeiten auf unser Diplom hin. In dieser Schule müssen wir – ob es uns passt oder nicht – etwas über Dissonanz und Resonanz lernen. Zum Glück ist die Musikschule eine, die keine Mauern hat und für deren Unterricht wir kein Geld bezahlen müssen – außer wir wollen es. Das Merkwürdige an dieser Lebensschule besteht darin, dass manche Menschen Geld dafür bezahlen, um ja keinen Unterricht nehmen zu müssen. Es ist offensichtlich, wie viele Menschen versuchen, ihn zu »schwänzen«.

Es hat den Anschein, als gäbe es eine Menge Schulabbrecher in dieser Musikschule. Zu ihrem Pech verlangt das Gesetz, manchmal auch »Wort Gottes« genannt, dass sie die Musikschule beenden und alle Prüfungen zu hundert Prozent bestehen müssen. Die Aufseher, wie Petrus und Luzifer, die sich um die Schulschwänzer kümmern, sind sehr streng. Doch zu unserem Glück haben wir alle Zeit der Welt, die wir brauchen, um die Schule zu durchlaufen. Ich habe von Menschen gehört, die mehrere Millionen Jahre dort Schüler waren. Oft reicht zur Erlangung dieser Meisterprüfung ein Leben nicht.

Manchmal versteht unser innerstes Wesen nicht, dass es in einer Musikschule ist. Unser Wesen liebt es, Geschichten zu erfinden, Dinge anders darzustellen, als sie wirklich sind, und viel Zeit damit zu verbringen, bei anderen in einem guten Licht dazustehen. Es versteht nicht, dass Dinge manchmal schieflaufen, wenn kein grundlegender Resonanzboden da ist.

Wir müssen unsere Probleme einfach immer als Dissonanzen verstehen, die nach Resonanz streben. Dadurch haben wir immer eine besondere Gelegenheit, etwas über eine neue Energiestufe zu lernen und einen Quantensprung in unserer Wahrnehmung zu machen. Dissonanz ist aus dieser Warte immer auch eine Chance. Stattdessen verurteilen wir uns oft selbst dafür, wenn wir Probleme haben – was bedauerlich ist. Manchmal gehen wir deswegen zu einem professionellen Therapeuten. Das wiederum bedeutet, dass wir tatsächlich in Schwierigkeiten sind und wir dies vor unseren Nachbarn geheim halten wollen!

Wir müssen die Erfahrung machen, dass Dissonanz ein natürlicher Zustand ist. Mehr noch: Dissonanz kann sogar etwas sehr Schönes sein. Während der Dissonanz sind wir wie eine Raupe, die zu einem Schmetterling wird, wenn wir dem natürlichen Rhythmus vertrauen und das Umfeld dafür optimieren. Wir bereiten uns darauf vor, uns in eine neue Form zu verwandeln. Leider wird uns dann oft suggeriert, mit unserem Charakter sei etwas nicht in Ordnung. Es überrascht deshalb nicht, dass fast alle Menschen versuchen, ihre Dissonanzen zu verbergen und in Übereinstimmung mit geltenden Mehrheitsansichten zu handeln. Ich nenne das »Wer? Ich solle eine Dissonanz haben!?« oder das »Alfred E. Neuman Syndrom«[21].

Früher oder später lernen wir, dass es unmöglich ist, Dissonanz zu verbergen. Verborgene Dissonanz sucht sich ihren eigenen Weg und zieht noch mehr Dissonanz an. Hier bewahrheitet sich das alte Sprichwort: Wo wir Widerstand leisten gegen Veränderung, verstärkt sich die Herausforderung weiter.

Versuchen wir, unsere Dissonanzen zu verbergen, wird es nicht lange dauern, bis dissonante Freunde auf der Bildfläche erscheinen. Sie wollen Spaß an der Dissonanz haben. Wenn ein netter Mensch, der seine Wut zurückhält, einen anderen netten Menschen trifft, der ebenfalls seine Wut zurückhält, dann werden sie bald anfangen, sich gegenseitig auf nette Weise zu beschuldigen. Dann und wann werden sie sogar vergessen, dass sie nette Menschen sind, und sich gegenseitig anbrüllen. Danach werden sie behaupten: »Das war nicht ich.«

Wenn eine Dissonanz sich im Körper einer Person breitmacht, dann bringt sie verschiedene Organe dazu, auf dysfunktionale Weise zu schwingen. Nach einer Weile entwickelt sich eine körperliche Krankheit. Dann fragen Sie sich: »Wie konnte das geschehen?«

Und eines Tages, gewöhnlich inmitten einer Krise, hören wir, wie uns eine Stimme zuflüstert: »Mein Liebster, du bist ein Klangwesen, das aus vielen Tönen besteht. Die Form deines Körpers, deine Bewegungen, deine Wünsche, deine Motivationen und dein Wohlbefinden werden von deinem inneren Konzert bestimmt. Die Quelle deines Konzerts ist ein Kern aus Klang, der sich jenseits deiner Wünsche und Sehnsüchte befindet. Höre auf ihn, und der Klang wird dich heilen.«

Das ist die Musikschule. Alles, was du weißt und fühlst, ist Klang. Wir müssen lernen, mit unseren Dissonanzen zu tanzen. Vielleicht sehen die Partner an-

---

21 Alfred E. Neuman ist das fiktive Maskottchen von *Mad Magazine,* das für seinen Ausspruch »Ich soll mir Gedanken über mich machen? – Nie!« in den USA landesweit bekannt wurde.

fangs merkwürdig aus. Vielleicht zeigen sie sich als Wut, Gram, Trauer, Angst und Verzweiflung. Doch sobald wir auf sie hören, werden sie sich in wunderschöne Klänge verwandeln.

Das spirituelle Konzert ist überall. Wenn wir tanzen, werden unsere Körperorgane Klänge erzeugen, und die Muskeln werden die richtigen Töne spielen. Die Stimme wird Lobpreis singen, und die Sterne werden auf uns herabscheinen.

Das ist der Moment, um die Ohren ganz auf Empfang zu stellen. Der Tag der Abschlussfeier naht.

Anhang

Glossar

cps

Die Buchstaben cps stehen für *cycles per second* oder Zyklen pro Sekunde. Stimmgabeln sind präzise Instrumente; daher müssen wir genau wissen, wie oft sie in einer Sekunde vibrieren. Hat Ihre Stimmgabel beispielsweise 128 cps, so bedeutet dies, dass die Zinken 128 mal in einer Sekunde hin- und herschwingen. Je höher die Anzahl der cps ist, desto höher ist auch die Tonhöhe; und umgekehrt, je niedriger die Zahl, desto tiefer ist die Tonhöhe.

Grundton

Der Grundton ist der erste und tiefste Ton des Solar Harmonic Spectrums oder der Obertonreihe. Alles beginnt mit dem Grundton.

Harmonik

Der Begriff Harmonik ist ein anderes Wort für Obertöne. Manche Menschen sagen »Hast du diese Harmonik gehört?«. Andere hingegen sagen »Hast du die Obertöne gehört?« Beide meinen dieselben Klänge.

Hertz/cps

Allgemein wird heute der Begriff Hertz – abgekürzt Hz – verwendet, um die Zyklen pro Sekunde anzugeben. So entspricht beispielsweise 1 Hertz einem Zyklus pro Sekunde. Der Begriff Hertz kommt vom Namen des deutschen Physikers Heinrich Hertz, dessen Arbeit mit elektromagnetischen Wellen damit gewürdigt wurde.

Intervall

Der Abstand oder die Differenz zwischen zwei Tönen wird als *Intervall* bezeichnet. Beispielsweise ist die Differenz zwischen einer C-256-Hertz-Stimmgabel und einer G-384-Hertz-Stimmgabel das Intervall einer Quinte. Ein Intervall ist also ein Zahlenverhältnis.

Note

Noten werden nach Buchstaben benannt. Beispielsweise nennen wir eine Note C, D, E, F, G, A oder B. Noten sind Töne der Musik. Die genaue Tonhöhe einer Note wird durch die Zyklen pro Sekunde dieser Note und ihre Intervallbeziehung zu anderen Noten bestimmt. Es ist wichtig, zu verstehen, dass es viele verschiedene C's gibt. Nur weil wir sagen, eine Note ist ein C, sagt das noch nichts über die genaue Anzahl der Zyklen pro Sekunde dieser Note aus. Wenn wir präzise sein wollen, müssen wir die Zyklen pro Sekunde kennen.

Obertöne

Töne über Tönen. Stellen Sie sich einen Brunnen vor, der von einem Wasserstrom gespeist wird. Während das Wasser das Rohr verlässt, teilt es sich in viele Wasserströme. Und jetzt stellen Sie sich vor, dass ein Ton zu vielen Tönen wird. Diese Töne, die dem Bild des Brunnens entsprechen, werden Obertöne genannt. Wenn wir zwei Stimmgabeln aneinander schlagen, erzeugen wir Obertöne.

Oktave

Wir nennen diese Intervallbeziehung Oktave, weil sie 8 (lateinisch *octa*) Töne enthält. Der oberste Ton einer Oktave ist das genaue Double des untersten Tons. Die Oktave behält immer das Frequenzverhältnis 2:1. Jede mögliche Intervallbeziehung ist im Abstand einer Oktave enthalten. Aus diesem Grund nannten die Griechen die Oktave Diapason, was so viel bedeutet wie »durch alle«, »durch alle Möglichkeiten«, »durch alle Noten«. In ähnlicher Weise sprachen Alchemisten, Mystiker und spirituelle Philosophen von den »Oktaven« der Schöpfung oder von unterschiedlichen Oktaven der Schöpfung. Dabei handelt es sich immer um relative Einteilungen, abhängig vom Verständnis der Kreation eines Autors.

Otto-Stimmgabel

Eine gewöhnliche Stimmgabel, an deren Zinken zusätzlich Gewichte angebracht sind. Die Gewichte erzeugen stärkere Schwingungen, die durch den Stiel geleitet werden. Daher eignen sich diese Stimmgabeln hervorragend für ein direktes Aufsetzen auf dem Körper.

Protokoll

Als Protokoll wird eine bestimmte Klangfolge bezeichnet, die verwendet wird, um etwas über Stimmgabeln zu lernen und in die Heilkunst einzuführen.

Sinuswelle

Eine reine Klangwelle ohne Obertöne. Wird eine Stimmgabel behutsam am Knie angeschlagen, erklingt eine Sinuswelle.

Stimmgabel

Die Stimmgabel wurde in der heutigen Form 1711 von John Shore erfunden. Sie besteht aus einem Stiel und zwei Zinken. Wenn sie zum Klingen gebracht wird, schwingen die Zinken hin und her und erzeugen damit einen genauen Ton.

Ton

Ein Ton ist eine Klangwelle, die eine ganz bestimmte Anzahl von Zyklen pro Sekunde hat. Eine Klangwelle wird durch Zyklen pro Sekunde bestimmt, wobei eine Welle ein Zyklus ist. Die Anzahl der Zyklen pro Sekunde (cps) bestimmt den genauen Ton eines Klangs. Je geringer die Anzahl der Zyklen pro Sekunde ist, desto tiefer ist der Ton. Je größer die Anzahl der Zyklen pro Sekunde ist, desto höher ist der Ton. Die Tongenauigkeit wurde zum ersten Mal im Jahr 1834 gemessen, als eine Gruppe deutscher Physiker eine Stimmgabel mithilfe eines mechanischen Stroboskops ausprobierten.

Tonhöhe/Tonlage

Ein relativer Begriff, der die hohe oder tiefe Klangqualität einer Stimmgabel bezeichnet. Ist beispielsweise der Ton einer Stimmgabel hoch, so hat sie eine hohe Tonlage. Wenn er tief ist, hat sie dementsprechend eine tiefe Tonlage.

Zahlenverhältnis

Die mathematische Beziehung von zwei Tönen. Das Intervall einer Quinte beispielsweise ist 256 cps/384 cps. Wenn wir die Zahlen durch ihren gemeinsamen Nenner teilen, ergibt sich ein Zahlenverhältnis von 2/3. Ein Zahlenverhältnis ist also ein Intervall.

Chemische Abkürzungen

NO

Stickstoffoxid

NE

Noradrenalin oder Norepinephrin

Anhang A – Klangtagebuch

Datum Ort

Stimmgabel/Intervall

ALLGEMEINE BEOBACHTUNGEN/EINDRÜCKE

BESONDERE BEOBACHTUNGEN

Nehmen Sie eine Farbe in dem Intervall wahr? Ist sie beispielsweise grün, gelb, blau oder rot?

Nehmen Sie eine bestimmte Temperatur in dem Intervall wahr? Ist sie beispielsweise kühl, heiß, warm oder kalt?

Kommen Ihnen bestimmte Gedanken, wenn Sie dem Intervall lauschen, beispielsweise Mitteilungen, Einsichten, Geschichten, Visionen oder Anweisungen?

Erleben Sie bestimmte Emotionen, wenn Sie dem Intervall lauschen?

Nehmen Sie geometrische Gebilde, Muster oder mathematische Formen wahr, wenn Sie dem Intervall lauschen?

Stellen Sie eine Veränderung in Ihrer Körperhaltung fest, wenn Sie dem Intervall lauschen?

ZUSÄTZLICHE BEOBACHTUNGEN

Anhang B – Entspannung über Klangtherapie reduziert Stressprozesse und Stresspathologien

Wissenschaftlicher Artikel[22] *von Elliott Salamon (Neuroscience Research Institute, State University of New York at Old Westbury, USA), Minsun Kim (The Long Island Conservatory, Albertson, New York), John Beaulieu (BioSonic Enterprises Ltd., High Falls, New York), George B. Stefano (Neuroscience Research Institute, State University of New York at Old Westbury, USA)*

Zusammenfassung

Der Einsatz von Musik als Instrument, um positive Emotionen und eine damit verbundene Entspannung zu erzielen, ist von Forschern ausgiebig studiert worden. Ein Großteil dieser Forschungen konzentrierte sich auf die Verwendung von Musik zur Verringerung von Angstzuständen und Stress und zur Linderung zahlreicher Pathologien. Der genaue Mechanismus dieser Wirkungen ist niemals wirklich untersucht worden. In diesem Artikel schlagen wir vor, dass diese physiologischen und psychologischen Entspannungseffekte hauptsächlich auf das Molekül Stickstoffmonoxid (NO) zurückzuführen sind. Doch die Bedeutung dieses Moleküls geht dabei über das Mechanistische hinaus, es ist überdies für die Entwicklung eben dieses Prozesses, den es bewirkt, vonnöten. Es wurde festgestellt, dass Stickstoffmonoxid die Entwicklung des auditorischen Systems fördert und an der cochlearen Durchblutung (Hörschnecke) beteiligt ist. Wir zeigen, dass Stickstoffmonoxid zudem für die hier aufgeführten induzierten physiologischen Wirkungen verantwortlich ist. Wir erläutern den genauen neurochemischen Weg, der zu diesen Wirkungen führt. Außerdem erkunden wir die gegenseitige Beziehung zwischen den verschiedenen Emotionszentren innerhalb des zentralen Nervensystems und erklären, wie man durch den Einsatz von Musik ihre Wirkungen durch das NO erreichen und mittels dieser komplexen Wege optimiert wirken lassen kann.

22 Aus *Medical Science Monitor* 9 (2003) 5, S. 116–121

Die Definition von Stress

Der Begriff »Stress« wird im streng biologischen Sinne als Vorgang oder Reiz definiert, der die bestehende Homöostase innerhalb eines gegebenen Organismus verändert (1). Einige Theoretiker sprechen heutzutage dann von einem »gesunden Zustand«, wenn dieser angesichts von Veränderungen stabil bleibt. Vielfache Ursachen für Stress tragen zu dem bei, was man »allostatische Belastung« nennt, die pathologisch werden kann, wenn sie nicht behoben wird. Der Zustand kann kognitiv oder nicht-kognitiv wahrgenommen werden. Der gestörte Organismus kann diesen Reiz entweder akut oder chronisch erleben. Der Stressor (der Reiz) kann sogar aus dem Organismus selbst kommen, beispielsweise beim interozeptiven psychiatrischen Stress. Eine klare Definition für Stress ist schwierig, weil es viele Arten von Stressoren – oder Reizen – gibt, die diese Störung in der Homöostase hervorrufen können. In einem äußerst komplizierten Prozess der Homöostase sorgen alle lebenden Organismen dafür, dass sie auch angesichts von äußeren und inneren Stressoren ihr Überleben sichern (2, 3).

Wenn Stress als psychologisches Phänomen definiert wird, ist er von Gefühlen der Furcht, der Nervosität und der Hilflosigkeit gekennzeichnet und ist häufig bei Patienten zu beobachten, die sich medizinischen Eingriffen unterziehen müssen. Frühere Forschungen haben gezeigt, dass Stress zahlreiche physiologische Komplikationen hervorrufen kann. Es gilt als erwiesen, dass Stress Bluthochdruck, Herzrasen und Hyperventilation verursacht (4), die nachweislich alle in Zusammenhang mit Mangeldurchblutung stehen und Schwankungen in der Körpertemperatur, plötzlichen Harndrang, erweiterte Pupillen und Appetitmangel hervorrufen können (5). Zudem wurde nachgewiesen, dass Stress zu einem erhöhten Cortisonspiegel führt und damit das Immunsystem schwächt. Schließlich können Zustände, die Stress auslösen, auch Schmerz verstärken (6). Es wurden unzählige Forschungsarbeiten über Methoden zur Linderung von Stressreaktionen und zur Erkundung möglicher Mechanismen, wie diese Abläufe funktionieren, durchgeführt.

Stress und seine Beziehung zur Musik

Der Gebrauch von Musik hat sich in verschiedenen Studien im klinischen Umfeld als Stress abbauend erwiesen. Mulooly und andere (6) haben den Einsatz von Musik bei postoperativem Stress erforscht und dabei entdeckt, dass Patientinnen, denen die Gebärmutter entfernt wurde und nach der Operation Musik hören konnten, im Vergleich zu Patientinnen, die nicht in den Genuss dieser musikalischen Nachbehandlung gekommen waren, weniger Stress erlebten. Studien (7) haben den Musikeinsatz mit verbaler Ablenkung verglichen und kamen zum Schluss, dass die Musik bei der Verringerung von hohem Blutdruck wirksamer war, obwohl die beiden Methoden zur Stressreduktion ähnlich waren. Andere Studien (8) ergaben, dass erwachsene Patienten, die während einer Dialyse Musik hörten, danach einen wesentlich niedrigeren Blutdruck hatten als zuvor. In weiteren Studien wurde die Wirksamkeit von Musik bei der Stressverringerung von Herzinfarkt-Patienten (8) und – ganz allgemein – auf kardiologischen Stationen gemessen (9). Der Einsatz von Musik wurde überdies mit anderen therapeutischen Techniken verbunden, um Stress zu reduzieren. Eine Studie mit Kindern zeigte auf, dass durch Gruppenmusik-Therapiesitzungen, bei denen gemeinsam gesungen und auf Instrumenten gespielt wurde, der Stress bei den Kindern verringert wurde, denen eine Operation bevorstand (5). Geführte Imagination in Verbindung mit Musik linderten Schmerz und Stress bei Patienten, die sich einem elektiven kolorektalen Eingriff, also einer Operation an Dick- und/oder Mastdarm unterzogen (4).

Wie Emotionen Stress hervorrufen und wie Musik ihn verringert: Prozesse im zentralen Nervensystem

Musik und ihre beruhigenden Wirkungen haben eine weitreichende emotionale Komponente. Beim Hören angenehmer Musik werden die Motivations- und Belohnungszentren des Gehirns mit positiver Emotion aufgeladen, die mit der Musik verbunden wird. Das emotionalisierte Gedächtnis beinhaltet viele »somatische Marker«, das heißt körperliche Empfindungen, die von Emotionen begleitet werden. Es gibt den Gefühlston an, demzufolge der jeweilige Mensch sich »stimmig« und »wohl« fühlt (10). Der Musikeinsatz und die Emotion, die er vermittelt, können eindeutig als ein Prozess betrachtet werden, bei dem eine positive Überzeugung, ein optimistischer Glaube, verstärkt wird, sodass rationale Gedanken die Festigkeit dieser Überzeugung nicht stören können (siehe 11, 12). Tatsächlich kann der Glaube an eine Therapie und/oder an einen Arzt und/oder eine Religion physiologische Vorgänge anregen, bei denen auftretende Gesundungsprozesse auf natürlichem Wege intensiviert und ihr Leistungsniveau erhöht werden. Umgekehrt kann emotionaler Stress wie Angst kardiovaskuläre Veränderungen hervorrufen, beispielsweise Herzrhythmusstörungen (13–15). Diese kardiovaskulären Vorgänge können auf der Ebene des cerebralen Cortex in Gang gesetzt werden und Prozesse in der Insula, dem Gyrus cinguli sowie Einwirkungen der Amygdala und des Hypothalamus mit einschließen. Medizinisch sehen wir das dann zum Beispiel an einem erhöhten Cortisonspiegel, was bei Patienten, die unter gravierenden Erkrankungen der Herzgefäße leiden, zum plötzlichen Tod führen kann (16). Außerdem ändert sich in Stresssituationen häufig die Herzfrequenz. Nervenzellen in der Inselrinde, der zentrale Kern der

Amygdala und der laterale Hypothalamus können aufgrund ihrer Rolle bei emotionalen und äußeren sensorischen Inputs an der emotionalen Verbindung mit kardiovaskulären Phänomenen beteiligt sein. Diese schließen Veränderungen im autonomen Tonus des Herzens mit ein, wobei eine Verlagerung von kardioprotektiven Wirkungen der parasympathischen Prädominanz hin zu einer starken sympathischen Aktivierung des Herzens stattfindet (13). Diese autonome Komponente, die mit parasympathischen und sympathischen präganglionären Zellen zur Wirkung kommt – und zwar mithilfe subcortikaler Kerne, denen absteigende zentrale autonome Bahnen entspringen –, kann daher ein wichtiger Indikator dafür sein, wie eine bestimmte Überzeugung, ein bestimmter Glaube die kardiovaskuläre Funktion beeinflusst. Die Bedeutung von Musik und die hervorgerufene emotionale Reaktion (und damit die limbische Aktivierung) wurden ferner bei ischämischen, also durch Minderdurchblutung ausgelösten Herzkrankheiten bewiesen, wo Patienten mit häufigen und schweren ventrikulären ektopischen Rhythmen psychologischem Stress ausgesetzt waren (13). Die Häufigkeit und die Schwere der ventrikulären ektopischen Herzschläge nahmen während der emotionalen Aktivierung der sympathischen Mechanismen dramatisch zu, nicht jedoch während des reflexartig verursachten erhöhten Sympathikotonus.

Die Verbindung von Emotion/Musik und kardiovaskulären Systemen schließt wahrscheinlich viele subcortikale Projektionen ein, die vom Vorderhirn und vom Hypothalamus ausgehen (17–22). Kardiovaskuläre Veränderungen wurden im Laufe von Experimenten beobachtet, bei denen die Oberfläche der motorischen Rinde angeregt wurde, was Tachykardie (Herzrasen) hervorrief, teils mit und teils ohne Veränderungen des arteriellen Blutdrucks (23). Der sigmoidale Cortex (23, 24), der Stirnlappen (25–27), insbesondere der mittlere agranuläre Bereich (28), der subkallosale Gyrus (29), der Septumbereich (30, 31), der Schläfenlappen (32) und der Gyrus cinguli (32–34) scheinen daran beteiligt zu sein. Die Inselrinde, in der Literatur manchmal auch insulärer Cortex genannt, ist für die Herzregulierung aufgrund seiner hohen Verbindungsfähigkeit mit dem limbischen System wichtig, was nahelegt, dass die Insula bei emotionalem Stress an der Herzfrequenz und an der rhythmischen Regulierung beteiligt ist (35–38).

Die Amygdala, der Mandelkern, ist, was die autonom-emotionale Einbeziehung betrifft (39, 40), aus zahlreichen Subnuclei zusammengesetzt, die eine wesentliche Rolle bei der Ausgestaltung der autonomen Reaktionen spielen (41). Es gibt sehr viele Inputs auf diese Region, die aus den insularen und orbitofrontalen Cortices, dem parabrachialen Kern und dem Nucleus tractus soltarii (Geschmackskern) kommen (42–44). Projektionen der Amygdala und des Tegmentums betrachtet man als entscheidende Verbindung in der zerebralen cortikalen Kontrolle der autonomen Funktion (45–46).

Der mittlere Hypothalamus spielt ebenfalls eine Rolle bei der kardialen Arrhythmogenese (47). Beattie et al. (47) behaupten, dass die hypothalamischen Projektionen, die in die periaqueduktale graue Substanz des Mittelhirns hinunterführen, die retikuläre Struktur und der intermediolaterale Kern des Rückenmarks die Reaktion vermitteln. Magoun et al. (48) haben bewiesen, dass der laterale Hypothalamus und große Bereiche des lateralen Tegmentums ebenfalls wichtig für die autonome Funktion sind. Schon lange wurde anerkannt, dass der laterale Hypothalamus eine Rolle bei der Regulierung von Motivation und Emotion und den autonomen Begleitumständen von damit verbundenen Verhaltensweisen spielt (49). Die stärkste cortikale Projektion auf den lateralen Hypothalamus entspringt dem infralimbischen Cortex (50). Blutdruckerhöhende Stellen innerhalb der Inselrinde weisen stärker auf den lateralen Hypothalamus, als es blutdrucksenkende Stellen tun und sind auf der kausalen Ebene erkennbar. Anatomische Studien über den lateralen Hypothalamus beweisen, dass es Projektionen auf die periaquäduktale graue Substanz, auf den parabrachialen Bereich, auf die Kleinzellenstruktur, den dorsal-vagalen Komplex und das Rückenmark gibt (51, 52). Zudem enden absteigende Projektionen des lateralen Hypothalamus in einer Kapsel, die um den dorsal-motorischen Kern des Vagusnervs herum liegt. Von dort aus werden Magenwand, Bauchspeicheldrüse und Dünndarm mit sekretomotorischen Fasern versorgt. Diese neuralen Muster erklären möglicherweise die enge Verbindung von kardialen und gastrischen Reaktionen.

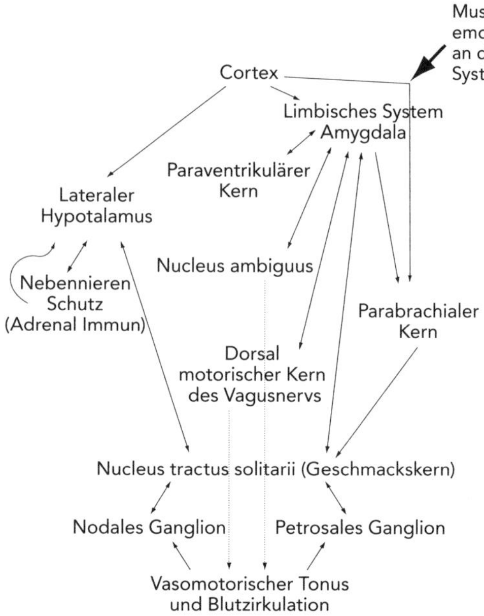

Verbindungen zwischen der limbisch-hypothalamischen pituitären adrenalen Achse, die beweisen, dass diese Zentren mit der vaskulären Tonusregulierung zusammenhängen. Dieses Diagramm erläutert, in welcher Weise die emotionale Reaktion auf Musik eine von oben nach unten verlaufende Kontrolle über die vasomotorische Aktivität und den Kreislauftonus hat. Die Abbildung erhebt keinen Anspruch auf Vollständigkeit.

Stickstoffmonoxid

Die Musik als Methode zur Stresserleichterung hat ihren Ursprung in der frühen Entwicklung des Hörsystems. Gemäß einer Studie von Fassenden und Schacht (53) ist die Stickstoffmonoxidbahn wesentlich an der Entwicklung und der Funktion des sensorischen Systems beteiligt, insbesondere an der Entwicklung der Hörschnecke (Cochlea). Also ist das Stickstoffmonoxid an der induzierten Entspannung beteiligt, angefangen von der Entwicklung des Organismus bis hin zu jenen Mechanismen, mit deren Hilfe die Entspannung geschieht (54). Cochleare Nervenfasern führen in den Hirnstamm und werden durch den Thalamus in den auditiven Cortex geleitet. Nachweislich werden längs dieser Bahn die Emotionszentren im limbischen System aktiviert (wie in der Abbildung links gezeigt, verläuft die Empfindung der Musik im limbischen System über die schematisch dargestellten Nervenbahnen) (55–57). Zudem wurde entdeckt, dass die Übermittlung in diesen Nervenbahnen vom Hörnerv zum Cortex durch Stickstoffmonoxid geschieht (58).

Wenn wir die Stickstoffmonoxid-Signale betrachten, fallen uns zwei Komponenten der konstitutiven NO-Synthase (cNOS) auf: endotheliale und neuronale Isoforme (siehe 59). Die konstitutive NOS (cNOS) wird immer ausgedrückt. Wenn die cNOS angeregt wird, kommt es für eine kurze Zeit zur Freisetzung von NO, und diese Menge an NO kann für eine längere Zeit tiefgreifende Aktivitäten bewirken (59). NO ist nicht nur ein immunes, vaskuläres und neurales Signalmolekül, es wirkt auch antibakteriell und antiviral (60, 61), hat einen Einfluss auf Endothelium und Immunozyten und ermöglicht wichtige physiologische Vorgänge, wie die Gefäßerweiterung (59). Die Freisetzung des Stickstoffmonoxids über das Hören von Musik hat also das Potenzial, einen Organismus vor Mikroben und physiologischen Störungen – wie Bluthochdruck – zu schützen, und verringert eine übermäßige immune und endotheliale Aktivierung. All das passiert vor allem wegen der Gefäßerweiterungen, die durch das NO moduliert werden (59).

Die Endocannabinoide, Anandamid und 2-Arachidonylglycerol, sind natürlich auftretende cNOS-abgeleitete, NO anregende Signalmoleküle, die ebenfalls konstitutiv exprimiert werden (62). Anandamid, ein endogenes Endocannabinoid mit mehrfach ungesättigter Fettsäure, das besonders im zentralen Nervensystem vorkommt, kann ebenfalls die Freisetzung von Stickstoffmonoxid aus menschlichen Immunzellen, Nervengewebe und menschlichen vaskulären endothelialen Zellen hervorrufen (63). Anandamid kann zudem auch aus invertebraten Immunzellen cNOS-abgeleitetes Stickstoffmonoxid freisetzen (64). Östrogen kann ebenfalls cNOS-abgeleitetes Stickstoffmonoxid in menschlichen und Immun- und Gefäßzellen anregen (63, 65). Wir glauben, dass jedes Signalsystem diese gewöhnliche Funktion unter verschiedenen Bedingungen erfüllt. Morphin, ein anderes natürlich auftretendes tierisches Signalmolekül (66) – mit einer langen Latenz, bis eine Zunahme ihrer Pegel zu erkennen ist – entsteht nach einem Trauma oder einer Entzündung und regelt diese Prozesse in Nerven- und Immungeweben durch einen NO-Mechanismus herunter (67). Anandamid dient als Teil der ubiquitären Arachidonat- und Eicosanoid-Signalkaskade dazu, das Stickstoffmonoxid in Gefäßgeweben aufrechtzuhalten und zu vermehren (59). Östrogen bietet durch die Freisetzung von NO dem System eine zusätzliche Möglichkeit, die Funktion der Immunozyten und der Gefäße bei Frauen herunterzuregeln (63). Dies ist möglicherweise auf das immune und vaskuläre Trauma zurückzuführen, das mit zyklischen reproduktiven Aktivitäten in Zusammenhang gebracht wird, wenn intensive Aktivitäten der Gefäße und des Immunsystems geschehen. In Anbetracht des Ausmaßes der proliferativen Wachstumsfähigkeit während des höchsten Östrogenstandes in diesem Zyklus wirkt das NO vermutlich so, dass es die Herunterregulation des Immunsystems verstärkt, um diese Veränderungen zu ermöglichen. Daher hat die verstärkte cNOS-Aktivität offensichtlich einen positiven Effekt innerhalb des Konzepts und des Zeitrahmens gehörter Musik und der darauf folgenden Entspannung, die sie herbeiführt. Folglich haben diese Signalmoleküle, insbesondere Endocannabinoid und Opiat-Alkaloide (68) das Potenzial, im Menschen ein »gutes Gefühl« sowie Entspannung auszulösen und überdies NO freizusetzen, was möglicherweise ein wichtiger Teil dieses komplizierten Prozesses ist.

Signalmoleküle, die zur Entspannung führen

Wie eben erwähnt, erleben Menschen während einer leichten Form von Aktivität wie dem Musikhören eine periphere Gefäßerweiterung, eine Erwärmung der Haut, eine Reduzierung der Herzfrequenz und ein allgemeines Gefühl des Wohlbefindens (7, 69).

Bei der Untersuchung eines potenziellen Mechanismus für eine durch Musik herbeigeführte Entspannung scheinen – neben dem vorrangigen Output des zentralen Nervensystems über das vegetative Nervensystem – periphere neurovaskuläre Prozesse wichtig zu sein. Wir vermuten, dass NO von grundlegender Wichtigkeit für diese Reaktion ist, und zwar wegen der Zunahme der peripheren Temperatur, das heißt, wegen der Gefäßerweiterung (70). Für eine vollständige Übersicht über mögliche damit zusammenhängende Mechanismen sei auf 50 sowie 71–73 verwiesen.

Gestützt auf aktuelle Studien vermuten wir zudem, dass endothelial abgeleitetes Stickstoffmonoxid, das durch normale Pulsation freigesetzt wird, und zwar aufgrund vaskulärer Dynamik, die auf den Herzschlag reagiert (59) sowie eine durch ACh angeregte endotheliale Stickstoffmonoxid-Freisetzung zu jener

Wirkung des NO beitragen kann, die zu einer sanften Muskelentspannung führt (74). Überdies können die vaskulären Pulsationen stark genug sein, dass sie auch die cNOS abgeleitete NO-Freisetzung anregen, wodurch jede basale Noradrenalin-Aktion begrenzt wird (74). Interessanterweise hemmt der nitrosative Stress (vermittelt durch die Beteiligung der reaktiven Stickstoffoxide N_2O_3) die Dopamin-Hydroxylase, die ihrerseits die Noradrenalin-Synthese hemmt und zur Regulierung von Neurotransmission und Gefäßerweiterung beiträgt (75). Dieses System sorgt für einen autoregulatorischen Mechanismus, der an der neuronalen Kontrolle der peripheren vasomotorischen Reaktionen beteiligt ist.

Schlussfolgerungen

Zusammenfassend kann gesagt werden, dass die Entspannung, die peripher durch Musik erzeugt wird, mithilfe eines Regulierungssystems erzielt zu werden scheint, an dem auch das NO beteiligt ist, und zwar als Neurotransmitter und als lokal wirkendes Hormon. Abhängig von der vorausgehenden Gefäßverengung und Depolarisation der Zellmembran wird die Gefäßerweiterung durch das NO erreicht, das von gefäßerweiternden Nerven freigesetzt wird, die die Guanylat-Zyklase in der glatten Muskulatur aktivieren und cGMP (zyklisches Guanosinmonophosphat) produzieren. Während dieser Phase existieren NO und NE Noradrenalin gleichzeitig. Aufgrund der Merkmale des NO vermittelt das NE keine Gefäßverengung mehr; stattdessen aktiviert das NO die Guaylat-Zyklase, die eine Gefäßerweiterung und Entspannung erzeugt, falls eine depolarisierte Zellmembran besteht (siehe 30, 54, 76).

Die oben angeführten Ergebnisse zeigen, dass die Musik zahlreiche tiefgehende Effekte hat (4–6, 68, siehe auch 77 für soziale Auswirkungen). Wir glauben, dass dies durch das NO, durch Opiate und durch das oben erwähnte Hormonsystem geschieht. Zudem wurde gezeigt, dass NO ein notwendiges Molekül für die Entwicklung des Hörsystems ist (53) und es damit möglich macht, dass Musik entspannend wirken kann. All das hat in uns die Überzeugung entstehen lassen, dass das komplexe Signalsystem des Stickstoffmonoxids der primäre und grundlegende methodische Ablauf (von der Entwicklung zum Mechanismus) ist, mit dessen Hilfe die Musik als Entspannungsmittel fungiert.

Quellenangaben

1. McEwen, B. S.: »Protective and damaging effects of stress mediation«, in *The New England Journal of Medicine,* 338 (1998) S. 171–179
2. Chrousos, G. P., Gold, P. W.: »The concepts of stress and stress system disorders. Overview of physical and behavioral homeostasis«, in *Journal of the American Medical Association,* 267 (1992) S. 1244–1252
3. Fricchione, G. L., Stefano, G. P.: »The stress response and autoimmunregulation«, in *Advances in Neuro-immunology,* 4 (1994) S. 13–28
4. Tusek, D. L., Church, J. M., Strong, S. A. et al.: »Guided Imagery. A Significant Advance in the Care of Patients Undergoing Elective Colorectal Surgery«, in *Diseases of the Colon and Rectum,* 40 (1997) S. 172–178
5. Aldridge, K.: »The Use of Music to Relieve Pre-operational Anxiety in Children Attending Day Surgery, in The Australian Journal of Music Therapy, 4 (1993) S. 19–35
6. Mulooly, V. M., Levin, R. F., Feldman, H. R: »Music for Postoperative Pain and Anxiety«, in *The Journal of New York State Nurses Association,* 19 (1988) S. 4–7
7. Steelman, V. M.: »Intraoperative Music Therapy. Effects on Anxiety, Blood Pressure«, in *AORN Journal,* 52 (1990) S. 1026–1034
8. Schuster, B. L.: »The Effect of Music Listening on Blood Pressure Fluctuations in Adult Hemeodialysis Patients«, in *Journal of Music Therapy,* 3 (1985) S. 146–153
9. Zimmerman, M., Pierson, M. A., Marker, J.: »Effects of Music on Patient Anxiety in Coronary Care Units«, in *Heart and Lung,* 17 (1988) S. 560–566
10. Damasio, A. R.: *Descartes' Error. Emotion, Reason and the Human Brain,* Putnam, New York 1994
11. Stefano, G. B., Fricchione, G. L.: »The biology of deception. Emotion and morphine«, in *Medical Hypotheses,* 49 (1995) S. 51–54
12. Stefano, G. B., Fricchione, G. L.: »The biology of deception. The evolution of cognitive coping as a denial-like process«, in *Medical Hypotheses,* 44 (1995) S. 311–314
13. Lown, B., DeSilva, R. A.: »Roles of psychologic stress and autonomic nervous system changes in provocation of ventricular premature complexes«, in *American Journal of Cardiology,* 41 (1978) S. 979–985
14. Lown, B., Verrier, R. L.: »Neural activity and ventricular fibrillation«, in *The New England Journal of Medicine,* 294 (1976) S. 1163–1170
15. Wellens, H. J., Vermeulen, A., Durrer, D.: »Ventricular fibrillation occurring on arousal from sleep by auditory stimuli«, in *Circulation,* 46 (1972) S.661–665
16. Schiffer, F., Hartley, L. H., Schulman, C. L., Abelmann W. H.: »Evidence for emotionally-induced coronary arterial spasm in patients with angina pectoris«, in *British Heart Journal,* 44 (1980) S. 62–66
17. Holstege, G.: »Some anatomical observations on the projections from the hypothalamus to brainstem and spinal cord, an HRP and autoradiographic tracing study in the cat«, in *The Journal of Comparative Neurology,* 260 (1987) S. 98–126
18. Holstege, G., Meiners, L., Tan, K.: »Projections on the bed nucleus of the stria terminalis to the mesencephalon pons and medulla oblongata in the cat«, in *Experimental Brain Research,* 58 (1985) S. 375–91
19. Hopkins, D. A.: »Amygdalotegmental projections in the rat, cat and rhesus monkey«, in *Neuroscience Letters,* 1 (1975) S. 263–270
20. Hopkins, D. A., Holstege, G.: »Amygdalomental projections to the mesencephalon, pons and medulla oblongata in the cat«, in *Experimental Brain Research,* 32 (1978) S. 529–547
21. Kuypers, H. G. J. M., Maisky, V. A.: »Retrograde axonal transport of horseradish peroxidase from spinal cord to brainstem cell groups in the cat«, in *Neuroscience Letters,* 1 (1975) S. 9–14
22. Swanson, L. W., Kuypers, H. G. J. M.: »The paraventricular nucleus of the hypothalamus: cytoarchitectonic subdivisions and organization of projections to the pituitary, dorsal vagal complex and spinal cord as demonstrated by retrograde fluorescence double-labeling methods«, in *Journal of Comparative Neurology,* 194 (1980) S. 555–570
23. Schiff, M.: »Untersuchungen über die motorischen Funktionen des Großhirns«, in *Archiv für experimentelle Pathologie und Pharmakologie,* Naunyn-Schmiedeberg 3 (1875) S. 171–179
24. Cerevkov, A.: *Über den Einfluss der Gehirnhemisphäre auf das Herz und auf das Gefäßsystem,* Gusell, Kharkov, Russland 1892
25. Crouch, R. L., Thompson, J. K.: »Autonomic function of the cerebral cortex«, in *Journal of Nervous Mental Disease,* 89 (1939) S. 328–334

26. Hsu, S., Hyang, K., Chu, H.: »A study of the cadiovascular changes induced by stimulation of the motor cortex in dogs«, in *The American Journal of Physiology,* 137 (1942) S. 468–472
27. Winkler, C.: »Attention and respiration«, *Proceedings of Academic Science,* Amsterdam, 1 (1899) S. 121–138
28. Buchanan, S. L., Valentine, J., Powell, D. A.: »Autonomic responses are elicited by electrical stimulation of the medial but not lateral frontal cortex in rabbits«, in *Behavioural Brain Research,* 18 (1985) S. 51–62
29. Hoff, E. C.: »The role of the cerebral cortex in the central nervous regulation of cardiovascular function«, in *Confin. Neurol.,* 9 (1949) S. 166–176
30. de la Torre, J. C., Stefano, G. B.: »Evidence that Alzheimer's disease is a microvascular disorder. The role of constitutive nitric oxide«, in *Brain Research Review,* 11 (2000) S. 1581–1585
31. Deutsch, D. G., Goligorsky, M. S., Stefano, G. B. et al.: »Production and physiological actions of anandamide in the vasculature of the rat kidney«, in *Journal of Clinical Investigation,* 100 (1997) S. 1538–1546
32. MacLean, P. D.: »Discussion«, in *Physiogical Review,* 40 (1960) S. 113–114
33. Smith, W. K.: »The functional significance of the rostral cingular cortex as revealed by its responses to electrical excitation«, in *Journal of Neurophysiology,* 8 (1945) S. 241–254
34. Ueda, H.: »Arrhythmias produced by cerebral stimulation«, in *Japanese Circulation Journal,* 26 (1962) S. 225–230
35. Fimiani, C., Liberty, T., Aquirre, A. J. et al.: »Opiate, cannabinoid and eicosanoid signaling converges on common intracellular pathways nitric oxide coupling«, in *Prostaglandins,* 57 (1998) S. 23–34
36. Russchen, F. T.: »Amygdalopetal projections in the cat, I. Cortical afferent connections. A study with retrograde and anterograde tracing techniques«, in *The Journal of Comparative Neurology,* 206 (1982) S. 159–179
37. Calareso, F. R., Ciriello, J.: »Projections to the hypothalamus from buffer nerves and nucleus fractus solitaries to the cat«, in *Journal of American Physiology,* 239 (1980) S. 130–136
38. Melville, K. L., Blum, B., Shister, H. E., Silver, M. D.: »Cardiac ischemic changes and arrhythmias induced by hypothalamus stimulation«, in *American Journal of Cardiology,* 12 (1963) S. 781–791
39. Davis, M.: »The role of the amygdale in fear and anxiety«, in *Annual Review of Neuroscience,* 15 (1992) S. 353–375
40. Kapp, B. S., Frysinger, R. C., Gallagher, M., Haselton, J. R.: »Amygdala central nucleus lesions: effect on heart rate conditioning in the rabbit«, in *Physiology & Behaviour,* 23 (1979) S. 1109–1117
41. Manson, E., Bare, L. A., Yang, D.: »Isolation of the human kappa opioid receptor cDNA from placenta«, in *Biochemical and Biophysical Research Communications,* 202 (1994) S. 1431–1437
42. Yasui, Y., Itoh, K., Kaneko, T.: »Topographical projections from the cerebral cortex to the nucleus of the solitary tract in the cat«, in *Experimental Brain Research,* 85 (1991) S. 73–84
43. Friedman, R., Zuttermeister, P., Benson, H.: »Alternative Medicine and relaxation. Letter to the editor«, in *New England Journal of Medicine,* 329 (1993) S. 1201
44. Bonvallet, M., Bobo, F. G.: »Changes in phrenic activity und heart rate elicited by localized stimulation of amygdala and adjacent structures«, in *Electroencephalography and Clinical Neurophysiology,* 32 (1972) S. 1–16
45. Allen, G. V., Saper, C. B., Hurley, K. M., Cechetto, D. F.: »Organization of visceral and limbic connections in the insular cortex of the rat«, in *Journal of Comparative Neurology,* 311 (1991) S. 1–16
46. Kapp, B. S., Schwaber, J. S., Driscoll, P. A.: »Frontal cortex projections to the amygdaloid central nucleus in the rabbit«, in *Neuroscience,* 15 (1985) S. 327–346
47. Beattie, J., Brow, G. R., Long, C. N. H.: »Physiological and anatomical evidence for the existence of nerve tracts connecting the hypothalamus with spinal sympathetic centres«, *Proceedings of the Royal Society B,* 106 (1930) S. 253–275
48. Magoun, H. W., Ranson, S. W., Hetherington, A.: »Descending connections from the hypothalamus«, in *Archive of Neurological Psychiatry,* 39 (1938) S. 1127–1149
49. Saper, C. B., Swanson, L. W., Cowan, W. M.: »An autoradiographic study of the efferent connections of the lateral hypothalamus area in the rat«, in *Journal of Comparative Neurology,* 183 (1979) S. 689–706
50. Hurley, K. M., Herbert, M., Moga, M. M., Saper, C. B.: »Efferent projections of the infralimbic cortex of the rat«, in *Journal of Comparative Neurology,* 308 (1991) S. 249–276
51. Hosoya, Y., Matsushita, M.: »Brainstem projections from the lateral hypothalamic area in the rat as studied with autoradiography«, in *Neuroscience Letters,* 24 (1981) S. 111–116
52. Ter Horst, G. J., Luiten, P. C., Kuipers, F.: »Descending pathways from hypothalamus to dorsal motor vagus and ambiguous nuclei in the rat«, in *Journal of Autonomic Nervous System,* 11 (1984) S. 59–75
53. Fessenden, J. D., Schacht, J.: »The nitric oxide/cycle GMP pathway: A potential major regulator of cochlear physiology«, in *Hearing Research,* 118 (1998) S. 168–176

54. Stefano, G. B., Goumon, Y., Bilfinger, T. V. et al.: »Basal nitric oxide limits immune, nervous and cardiovascular excitation: Human endothelia express a mu opiate receptor«, in *Progress in Neurobiology*, 60 (2000) S. 514–544
55. Blood, A. J., Zatorre, R. J.: »Intensely pleasurable responses to music correlate with activity in brain regions implicated in reward and emotion«, *Proceedings of the National Academy of Sciences*, 98 (2001) S. 11818–11823
56. Blood, A. J., Zatorre, R. J., Bermudez, P., Evans, A. C.: »Emotional responses to pleasant and unpleasant music correlate with activity in paralimbic brain regions«, in *Nature Neuroscience*, 2 (1999) S. 382–387
57. Zatorre, R. J., Evans, A. C., Meyer, E.: »Neural mechanisms underlying melodic perception and memory for pitch«, in *Journal of Neuroscience*, 14 (1994) S. 1908–1919
58. Michel, O., Hess, A., Bloch, W. et al.: »Localization of the NO/cGMP pathway in the cochlea of the guinea pig«, in *Hearing Research*, 133 (1999) S. 1–9
59. Chung, J. W., Schacht, J.: »ATP and nitric oxide modulate intracellular calcium in isolated pillar cells of the guinea pig cochlea«, in *Journal of the Association for Research in Otolaryngology*, 4 (2001) S. 399–407
60. Benz, D., Cadet, P., Mantione, K. et al.: »Tonal nitric oxide and health. A free radical and a scavenger of free radicals«, in *Medical Science Monitor*, 8 (2002) S. 1–4
61. Benz, D., Cadet, P., Mantione, K. et al.: »Tonal nitric oxide and health. Ant-Bacterial and -Viral Actions and Implications for HIV«, in *Medical Science Monitor*, 8 (2002) S. 27–31
62. Stefano, G. B., Salzet, M., Magazine, H. I., Bilfinger, T. V.: »Antagonism of LPS and IFN-gamma induction of iNOS in human saphenous vein endothelium by morphine and anandamide by nitric oxide inhibition of adenylate cyclase«, in *Journal of Cardiovascular Pharmacology*, 6 (1998) S. 813–820
63. Stefano, G. B., Salzet, M., Bilfinger, T. V.: »Long-term exposure of human blood vessels to HIV gp120, morphine and anandamine increases endothelial adhesion of monocytes. Uncoupling of nitric oxide release«, in *Journal of Cardiovascular Pharmacology*, 6 (1998) S. 862–868
64. Stefano, G. B., Salzet, B., Salzet, M.: »Identification and characterization of the leech CNS cannabinoid receptor: Coupling to nitric oxide release«, *Brain Research*, 753 (1997) S. 219–224
65. Stefano, G. B., Cadet, P., Breton, C. et al.: »Estradiol-stimulated nitric oxide release in human granulocytes is dependent on intracellular calcium transients. Evidence for a cell surface estrogen receptor«, in *Blood*, 95 (2000) S. 3951–3958
66. Stefano, G. B., Goumon, Y., Casares, F. et al.: »Endogenous morphine«, in *Trends Neuroscience*, 9 (2000) S. 436–442
66a. Lembo, G., Vecchione, C., Izzo, R. et al.: »Noradrenergic vascular hyper-responsiveness is dependent on oxygen free radical impairment of nitric oxide activity«, in *Circulation*, 102 (2000) S. 552–557
67. Tonnesen, E., Brix-Christensen, V., Bilfinger, T. V. et al.: »Endogenous morphine levels increase following cardiac surgery: Decreasing proinflammatory cytokine levels and immunocyte activity«, in *International Journal of Cardiology*, 62 (1998) S. 191–197
68. Snyder, M., Chlan, L.: »Music therapy«, in Annual Review Nursing Research, 17 (1999) S. 3–25
69. Krumhansl, C. L.: »An exploratory study of musical emotions and psychophysiology«, in *Canadian Journal of Experimental Psychology*, 4 (1997) S. 336–338
70. Stuart, E. M., Caudill, I., Leserman, C.: »Nonpharmacologic treatment of hypertension. A multiple-risk-factor approach«, in *Journal of Cardiovascular Nursing*, 4 (1987) S. 1–14
71. Okamura, T., Avaijki, K., Uchiyama, M. et al.: »Neurogenic vasodilation of canine isolated small labial arteries«, in *Journal of Pharmacology and Experimental Therapeutics*, 3 (1999) S. 1031–1036
72. Toda, N.: »Mediation by nitric oxide of neurally-induced human cerebral artery«, in *Experientia*, 49 (1993) S. 51–53

Anhang C – BioSonic Repatterning™

BioSonic Repatterning ist ein Zugang zur Klangtherapie auf der Basis von energiemedizinischen Gesetzen, der von John Beaulieu entwickelt wurde. BioSonic bedeutet LifeSound – also Lebensklang. BioSonic Repatterning steht für einen Prozess des Sicheinschwingens auf die der Natur innewohnenden Rhythmen. Der Lebensklang eines Menschen geht mit diesen Naturklängen in Resonanz. BioSonic Repatterning basiert auf dem Verständnis von Leben als einem Schwingungszustand der Natur. Der grundlegende Faktor, der unser Wesen gestaltet und ihm Kraft gibt, ist der Klang – englisch *Sound,* geschrieben mit einem großen K bzw. S. Wie eine schwingende Saite teilt sich unser LifeSound immer wieder und immer weiter, um Harmonie zu erzeugen. Die natürlichen Rhythmen unseres Körpers sind die Harmonik unseres Lebensklangs. Wenn wir uns auf unsere Körperrhythmen einstellen und auf sie hören – das heißt, auf den Atemrhythmus, den craniosacralen Rhythmus, den Herzrhythmus und die Rhythmen der Organe –, haben wir Zugang zu ihrem Ursprung, ähnlich einem Tänzer, der mit seinen Bewegungen durch verschiedene Musikrhythmen hindurch ihrem eigentlichen zugrundeliegenden Takt folgt.

Der Weg von den harmonischen Rhythmen zu unserem LifeSound ist ein Prozess. Dabei durchlaufen wir unterschiedliche Schwingungszustände. Diese Zustände zeigen sich der geschulten Begleitperson in einer Abfolge von Bildern, Gedanken, Emotionen, Körperhaltungen, Bewegungsmustern, Gewebereaktionen und körperlichen Empfindungen. Das Leitprinzip ist ein Körpergefühl – ein »felt body sense« – von Resonanz, Stille und Dissonanz. Bleibt der Behandelnde zentriert und offen, wird das Ergebnis eine harmonische Verbindung zwischen Harmonik und LifeSound sein.

Zum BioSonic Repatterning gehört ganz wesentlich, dass wir unseren Körperbau mithilfe des Skeletts als harmonische Erweiterung unseres LifeSounds verstehen. Körpertherapeutinnen und -therapeuten können dieses Wissen wie eine Art Landkarte nutzen, um bestimmte Körperbereiche mit visuellen harmonischen Mustern in Übereinstimmung zu bringen. Dieser Prozess der körperlichen harmonischen Einmittung erzeugt oft eine Resonanz im ganzen Menschen, die zu den tieferen Ebenen akustischer Entspannung und zu einer besseren rhythmischen Ausrichtung führt. Dies kann überdies mithilfe von BioSonic-Stimmgabeln, die nach den pythagoreischen Intervallen und in Konvergenz mit den harmonischen Skelettproportionen gestimmt sind, unterstützt werden.

BioSonic Repatterning wird in die Arbeitsmethode der behandelnden Person einbezogen. Beispielsweise kann ein Physiotherapeut unterschiedliche rhythmische Streichbewegungen ausführen, die auf der energiemedizinisch fundierten BioSonic-Evaluation in Kombination mit der anatomischen Evaluation des Muskelskelettsystems basieren. Ein Craniosacral-Therapeut kann dem craniosacralen Rhythmus in verschiedenen harmonischen Ebenen folgen. Eine Polarity-Therapeutin als Spezialistin für subtile Energiearbeit kann dehnende Griffe an der Wirbelsäule und gezielte Bindegewebsmassage einsetzen, um einen Körper mit seinen natürlichen harmonischen Formen in Einklang zu bringen. Zusätzlich kann eine Person, die in BioSonic Repatterning Erfahrung mitbringt, spezielle Modalitäten einsetzen, wozu Stimmgabeln, Musik, Farben und Licht, Edelsteine, Mantras, Gesang, Arbeit mit der Stimme, musikalische Improvisationen sowie rhythmische Bewegungen gehören, um dadurch eine Resonanz mit dem LifeSound eines Menschen zu erzeugen.

In Verbindung mit verbaler Kommunikation bezieht das BioSonic Repatterning Stimmrhythmen, verschiedene Tempi, Tonlagen und Lautstärken, emotionale Rhythmen und allgemeine Bewegungsmuster zwischen den Menschen mit ein. Körper- oder Psychotherapeuten können diese Qualitäten nutzen, um eine Beziehung zu einem Klienten herzustellen, eine Klientin einzuschätzen oder zu intervenieren, um die Rhythmen zwischen verschiedenen verbalen Ausdrucksbereichen einer Person miteinander in Einklang zu bringen. Praktizierende, die sich dafür entscheiden, die zu BioSonic Repatterning gehörenden Fähigkeiten bezüglich Stimme und Zuhören einzubeziehen, berichten von neuen Dimensionen in ihrer Arbeit. Sowohl die verbale als auch die nonverbale Kommunikation werden enorm erweitert und führen zu erhöhtem Wohlbefinden.

BioSonic Repatterning wurde von John Beaulieu entdeckt und entwickelt. In den frühen 1970er Jahren verbrachte Beaulieu zwei Jahre lang mehr als 500 Stunden in einem schalldichten Raum, der vollkommen still und dunkel war, und lauschte auf die Klänge seines Körpers. Dank seinem Hintergrund als Musiktherapeut und Komponist konnte er verschiedene Klänge, Rhythmen und Intervallphänomene in seinem eigenen Körper wahrnehmen, die ihm dabei halfen, Heilungen in seinem eigenen Leben zu erleben. Diese Erfahrungen wurden zu Leitlinien in seiner Entwicklung neuer Ansätze für die Musik- und Klangtherapie. Die von ihm entdeckten Möglichkeiten für ein Prozessieren dissonanter Zustände bei Hilfe suchenden Menschen fasste er im BioSonic Repatterning zusammen. In dieser Begleitform spiegelt sich sein Lebenswerk.

BioSonic-Repatterning-Übungsprogramme sind auf DVD erhältlich und können bei John Beaulieu in Kursen/Workshops erlernt werden. In Europa gastiert er regelmäßig in der Schweiz und bietet beim Polarity Bildungszentrum in Zürich (www.polarity.ch) und bei der Schule für Holistische Naturheilkunde (www.shn-international.com) in Zug Seminare an. Andere Länder besucht er unregelmäßig und auf spezielle Einladungen hin. BioSonics-Stimmgabeln können direkt in seinen Kursen, über den Online-Shop des Polarity Bildunszentrums oder seine eigene Website in den USA bestellt werden. Weitere Informationen unter www.biosonics.com.

Anhang D – BioSonic-Stimmgabeln: Qualitätsstandards

Die in diesem Buch vorgestellten Stimmgabeln werden von BioSonic Enterprises Ltd. produziert. Sie sind nach wissenschaftlichen Standards konzipiert und aus einer Aluminiumlegierung von höchster Qualität hergestellt. Sie sind genau gestimmt mit einer Marge von maximal 0,5 Prozent der angezeigten Frequenz von 20 Grad Celsius. Alle Stimmgabeln werden mindestens drei Fertigungskontrollen unterzogen, um die Qualität zu garantieren. Die speziell entwickelte Aluminiumlegierung macht sie härter, haltbarer und stoßfester; zudem sind sie resistent gegen Frequenzveränderungen durch Temperaturschwankungen. Die spezielle Legierung führt zu einem längeren Klangton und zu einer reineren Tonqualität, wenn die Gabel am Knie angeschlagen wird, sowie zu einem vollständigen Obertonspektrum, wenn die Gabeln aneinandergeschlagen werden. Dank der hochwertigen Aluminiumlegierung sind die BioSonic-Stimmgabeln auch gegen Rostbildung immun und weisen den höchsten Qualitätsstandard an Oberflächenbeschaffenheit auf. Außerdem haben sie keine scharfen Kanten.

BioSonic-Stimmgabeln sind aus Aluminium der Firma Alcoa hergestellt. Das Aluminium wird nach den in den USA gültigen Vorschriften erzeugt und erfüllt alle Vorgaben der nationalen Umweltgesetze. Alcoa wurde vom Weltwirtschaftsforum in Davos, Schweiz, als eine der drei Top-Firmen für umweltverträgliche Produkte anerkannt. 2005 zählte die Zeitschrift *Business Week* – zusammen mit der Climate Group – Alcoa zu einer der besten »grünen« Firmen (»Top Green Companies«), was die Verringerung ihrer Kohlendioxidemissionen angeht.

Getestete Aluminium-Stimmgabeln von anderen Firmen sind weicher, weisen höhere Grade an Verunreinigung auf und sind anfälliger für Rostbildung und Frequenzveränderungen aufgrund von Temperaturschwankungen. Sie sehen gröber aus, ihre Klangdauer ist um 20 oder mehr Prozent kürzer, und die für den Heilungsprozess wichtige Tonqualität kann um mehr als 2 Prozent variieren. Aufgrund der Weichheit des Aluminiums sind viele Obertöne, die in der neuralen Übertragung für die Stressverringerung notwendig sind, abgesenkt und nicht dauerhaft zuverlässig. Nicht zuletzt haben jene Firmen, die Stimmgabeln aus weicherem, unreinerem Aluminium liefern, gewöhnlich eine schlechtere Umweltverträglichkeit und oft auch fragwürdige Arbeitsbedingungen.

Bibliografie

Arroyo, Stephen: Astrologie, *Psychologie und die vier Elemente,* Saarbrücken 2009
Ashton, Anthony: *Harmonograph. A Visual Guide to the Mathematics of Music,* New York 2003
Beaulieu, John: *Heilen mit Musik und Klang,* Aarau 2010
Beaulieu, John et al.: *Polarity. Das große Grundlagen- und Arbeitsbuch,* Aarau 2009
Becker, Rollin E.: *Leben in Bewegung und Stille des Lebens,* Pähl: Jolandos 2007
Benson, H., und W. Proctor: *The Break-Out Principle,* New York 2003
Bertalanffy, Ludwig von: *General System Theory. Foundations, Development, Applications,* New York 1968
Bomberger, C., und J. Haar: »Effects of sound stress on the migration of prethymic stem cells«, in *Annals of the New York Academy of Sciences,* 540 (1988) S. 700–701
Cage, John: *Silence,* Berlin 2011 (Original: Wesleyan University Press 1965)
Castaneda, Carlos: *Die Lehren des Don Juan. Ein Yaqui-Weg des Wissens,* Frankfurt/Main 1973
Castaneda, Carlos: *Der Ring der Kraft. Don Juan in den Städten,* Frankfurt/Main 1978
Cooke, J. P.: *The Cardiovascular Cure,* New York 2002
Cousto, Hans: *Die Oktave. Das Urgesetz der Harmonie,* Berlin 1988
Cousto, Hans: *Die kosmische Oktave: Der Weg zum universellen Einklang,* Essen 2004
Coxhead, David, und Susan Hiller: *Träume. Eine Bilddokumentation,* Frankfurt/Main 1976
Dahl, M., E. Rice und D. Groesbeck: »Effects of fiber motion on the acoustic behavior of an anistropic flexible fibrous membrance«, in *Journal of the Acoustical Society of America,* 87 (1990), S. 416–422
Doczi, Gyorgy: *Die Kraft der Grenzen. Harmonische Proportionen in Natur, Kunst und Architektur,* Stuttgart 1996
Earleywine, Mitch: *Understanding Marijuana,* Oxford 2002
Epstein, R. H.: »Puff the Magic Gas«, in *Physicia's Weekly online,* 19. August 1996
Fountain, H.: »Discovering the Tricks of Fireflies. Summertime Magic«, in *New York Times,* 3. Juli 2003, D4
Garland, Trudi, und C. Kahn: *Math and Music Harmonious Connections,* Parsippany 1995
Gendlin, Eugene: *Dein Körper, dein Traumdeuter,* Stuttgart 2009
Goldman, Jonathan: *Heilende Klänge, die Macht der Obertöne,* München 1994
Hall, Manly P.: *The Therapeutic Value of Music,* Los Angeles 1955
Henry, J. L.: »Circulating opioids. Physiological roles in central nervous function«, in *Neuroscience and Biobehavioral Reviews 6* (1982) 3, S. 229–245
Jeans, James: *Science and Music,* New York 1987
Jenny, Hans: *Kymatik. Wellenphänomene und Schwingungen,* Baden 2003
Khan, Hazrat Inayat: *Vom Glück der Harmonie,* Bd. 2, Weinstadt 1995
Khan, Hazrat Inayat: *Musik,* Weinstadt 1996
Khanna, Madhu: *Das große Yantra-Buch (Das Tantra Symbol der kosmischen Einheit),* Freiburg i. Br. 1980
Klossowski de Rola, Stanislas: Alchemie. *Die geheime Kunst,* München 1982
Lauterwasser, Alexander: *Wasser, Klang, Bilder. Die schöpferische Musik des Weltalls,* Baden 2002
Lincoln, Jill, C. Hoyle und G. Burnstock: *Nitric Oxide in Health and Disease,* Cambridge 1997
Lenhardt, M., R. Skellett und P. Wang: »Human ultrasonic speech perception«, in *Science,* 253 (1991) S. 82–85
Livio, Mario: *The Golden Ratio,* New York 1992
Magoun, Harold Sr.: *Osteopathie in der Schädelsphäre,* Pähl 2009
Metzner, Ralph: *Ayahuasca. Human Consciousness and the Spirits of Nature,* New York 1999

Mookerjee, Ajit: *Kundalini. Die Erweckung der inneren Energie,* Bern 1984
Ouspensky, Peter: *Auf der Suche nach dem Wunderbaren,* Frankfurt/Main 2005
Petsch, H.: »Approaches to verbal, visual und musical creativity by EEG coherence analysis«, in *International Journal of Psychophysiology,* 24 (1996) S. 145–159
Rael, Joseph: *Being and Vibration,* Tulsa 1993
Rudhyar, Dane: *Die Magie der Töne. Musik als Spiegel des Bewusstseins,* München 1988
Schneider M.: *A Beginners's Guide to Constructing the Universe. The Mathematical Archetypes of Nature. Art and Science,* New York 1994
Scott, Cyril: *Musik. Ihr geheimer Einfluss durch die Jahrhunderte,* München 1991
Schwenk, Theodor: *Das sensible Chaos. Strömendes Formenschaffen in Wasser und Luft,* Stuttgart 2010
Stefano, G. B., G. L. Fricchione, B. T. Slingsby, H. Benson: »The Placebo Effect and the Relaxation Response. Neural Processes and their Coupling to Constitutive Nitric Oxide«, in *Brain Research Reviews,* 35 (2001) 1, S. 1–19
Stefano, G. B., und M. Salzet: »Invertebrate opioid precursors. Evolutionary conversation and the significance of enzymatic processing«, in *International Review of Cytology,* 187 (1999) S. 261–286
Stone, Randolph: *Polarity Therapie. Das ABC der ganzheitlichen Heilkunst,* München 2006
Stone, Randolph: *Polarity Therapy. The Complete Works. Volume II,* Reno 1987
Strassman, Rick: *DMT. Das Molekül des Bewusstseins,* Baden 2004
Sutherland, W. G.: *Das große Sutherland-Kompendium,* Pähl 2004
Tansley, David: *Energiekörper,* München 1985
Upledger, John, und Jon Vredevoogd: *Lehrbuch der Craniosacralen Therapie,* 2 Bde, Stuttgart 2009
Urazaev, A. K., und A. L. Zefirov: »The physiological role of nitric oxide«, in *Uspekhi Fiziologicheskikh Nauk,* 30 (1999) S. 54–72
Wieder, June: *Song of the Spine,* Brookridge 2004

Danksagung

Viele Menschen haben mir beim Fertigstellen dieses Buches geholfen.

Zuallererst möchte ich allen meinen Studentinnen und Studenten dafür danken, dass sie da sind und mir eine Menge Fragen stellen.

Ferner danke ich:

Meiner Mutter und meinem Vater dafür, dass sie mir all das gaben, was ich brauchte, um mich selbst zu sein.

Meiner Frau Thea Keats Beaulieu und meinen Zwillingssöhnen Daniel und Lukas Beaulieu, den Intervallen meines Lebens.

Meinem Sohn Lars Beaulieu und meiner Enkelin Lua Beaulieu, den Obertönen meines Lebens.

Pamela Kersage für ihre jahrelange Unterstützung und dafür, dass sie immer da ist.

Jackson MacLow dafür, dass er alles, was er berührt, mit Poesie erfüllt.

Sathya Sai Baba für seine spirituelle Unterweisung.

Franz Kamin für seine musikalische Unterweisung.

Sofia Rosoff für den authentischen Rhythmus innerhalb des Rhythmus.

William R. Howell dafür, dass er eine neue Perspektive aufzeigt, bei der Wissenschaft und Energie miteinander in Zusammenhang gebracht werden.

Scott Jefferies sowie Zak und Jacob Smith für all ihre Unterstützung und dafür, dass sie BioSonics in das 21. Jahrhundert gebracht haben.

Georgio und Camille Palmisano für all ihre Liebe und Unterstützung.

Dem »Cell Dynamic Research Team«: George B. Stefano, Elliott Salamon und Minsun Kim für ihren wissenschaftlichen Enthusiasmus und für ihre Bereitschaft, mit Klängen zu arbeiten.

Peter und Julie Wetzler für ihre Lebenskunst und dafür, dass sie alle Menschen in ihrem Umfeld dazu anregen, kreativ zu sein.

Bob und Mary Swanson der Riverbank Laboratories GmbH., die dafür sorgen, dass wir gut gestimmt bleiben.

Gerry und Barbara Hand Clow für ihre Freundschaft, ihren Weitblick und ihren Rat bei Fragen zum Thema Energie.

Philippe Garnier (Sage Center, Woodstock, New York), der uns einen visionär anmutenden Bucheinband schenkte.

Gary Strauss und Tracy Griffith (Polarity Healing Arts, Los Angeles, Kalifornien) für ihre Unterstützung und dafür, dass sie ein Zentrum der Heilkünste geschaffen haben, in dem die Polarity-Therapie in ihrem eigentlichen Wesen repräsentiert wird.

Andreas und Brigitta Raimann Ledermann (Schule für Holistische Naturheilkunde, Zug, Schweiz) für ihre jahrelange Freundschaft und Unterstützung.

Rex und Alaea Beynon (Brynoch Farm), Wales, für ihre jahrelange Unterstützung und Freundschaft.

Jeff Volk von Macromedia für seine jahrelange Unterstützung und Diskussionen über den Klang.

Jonathan und Andi Goldman, die in der Welt der Klangheilung wie Stimmgabeln schwingen und meine Arbeit immer gefördert und unterstützt haben.

George Quasha und Charles Stein für ihre jahrelange Unterstützung und viele anregenden Gespräche.

Frank und Judy Rubin Bosco, David und Lisa Sokoloff Gonzales, die alle führende Musiktherapeuten sind und das Wesen der Heilung durch Musik repräsentieren.

Vicki Genfann, die so singt und klingt, dass es alle hören können.

Swami Srinivasan, Swami Swaroopananda und allen Mitgliedern des Sivananda Yoga Centers für ihre spirituelle Unterstützung, Weitsicht und für die wundervollen »karibischen« Gespräche.

Silvia Nakkach und Michael Knapp (Vox Mundi Berkley, Kalifornien) dafür, dass sie alle Menschen in ihrem Umfeld an ihrer Liebe für Musik und Klang teilhaben lassen und für alle eine Quelle der Inspiration darstellen.

Ueli Gasser und Peter Wydler dafür, dass sie nun schon viele Jahre lang ihre Kenntnisse über Energie, Alchemie, Musik und Heilung teilen.

David Holtz und Tim Leach (SomaEnergetics) für ihre Unterstützung und ihre Klangarbeit.

Catherine Vitte für ihre Unterstützung, Freundlichkeit und hervorragende Gespräche über Klang und Schädel.

Zacciah Blackburn (New England Sound Healers) dafür, dass sie an die Klangheilung glaubt und diese Überzeugung in die Welt bringt.

Phil Young (Polarity Network) dafür, dass er mich an seiner Vision der Polarity-Therapie teilhaben lässt.

Isa Dollyhigh, R. P. P., die uns mit ihrem Gesang das Wesen der Klangheilung vermittelte.

John Cage, der ganz ruhig dasaß und mir die Stille im Klang zeigte.

Iannis Xenakis, dessen formalisierte Musik mich zur unendlichen Mathematik des Klangs führte.

Karen Krane (High Vibes Distribution) für ihre Unterstützung bei vielen meiner Projekte und für ihr wertvolles Feedback zu vielen meiner Projekte.

Michael Kopel für seine besonderen Einsichten und für seine große Hingabe.

Urs Honauer und Paki Heisserer (Polarity Bildungszentrum Zürich) für viele Jahre Freundschaft, Support und inspirierende Gespräche.

John Beaulieu ist Komponist, Musiker, Musik- und Psychotherapeut sowie Naturarzt. Gründer von BioSonic Enterprises, eines Unternehmens, das sich der Klangheilung mittels Stimmgabeln verschrieben hat. Er war Leiter der Musiktherapie in einer psychiatrischen Klinik in New York; Lehrtätigkeit an verschiedenen amerikanischen Universitäten.
John Beaulieu ist ein Experte für Stressforschung und leitet Projekte zur molekularen Forschung über die Heilwirkungen von Klang und Musik. Er ist Autor der Bücher »Heilen mit Musik und Klang« sowie »Polarity. Das große Grundlagen- und Arbeitsbuch« (Letzteres in Zusammenarbeit mit A. Ledermann und R. Schnetzer) und hat zahlreiche CDs veröffentlicht. Weltweite Vortrags- und Kurstätigkeit.